全国医药类高职高专规划教材

供中医学专业用

中医五官科学

主　编　迟立萍　王　秀

副主编　蔚　慧　何爱国　徐宏举　尉晓娟

编　委　（按姓氏笔画排序）

于兴娟　山东中医药高等专科学校

于明宇　山东中医药高等专科学校

王　秀　山东中医药高等专科学校

朱俊楠　山东中医药高等专科学校

李庆龄　山东中医药高等专科学校

何爱国　济宁市中西医结合医院

迟立萍　山东中医药高等专科学校

徐宏举　山东中医药高等专科学校

尉晓娟　莱阳市沐浴店中心卫生院

蔚　慧　山东省东平县银山镇中心卫生院

西安交通大学出版社

XI'AN JIAOTONG UNIVERSITY PRESS

图书在版编目(CIP)数据

中医五官科学 / 迟立萍,王秀主编. — 西安 : 西安交通
大学出版社,2019.12(2023.7 重印)
ISBN 978 - 7 - 5693 - 1385 - 7

Ⅰ. ①中… Ⅱ. ①迟… ②王… Ⅲ. ①中医五官科学-
高等职业教育-教材 Ⅳ. ①R276

中国版本图书馆 CIP 数据核字(2019)第 240663 号

书　　名	中医五官科学
主　　编	迟立萍　王　秀
责任编辑	王银存　张永利

出版发行　西安交通大学出版社
　　　　　(西安市兴庆南路 1 号　邮政编码 710048)
网　　址　http://www.xjtupress.com
电　　话　(029)82668357　82667874(市场营销中心)
　　　　　(029)82668315(总编办)
传　　真　(029)82668280
印　　刷　西安日报社印务中心

开　　本　787 mm×1092 mm　1/16　印张 12.5　字数 309 千字
版次印次　2020 年 1 月第 1 版　　2023 年 7 月第 5 次印刷
书　　号　ISBN 978 - 7 - 5693 - 1385 - 7
定　　价　38.00 元

如发现印装质量问题,请与本社市场营销中心联系。
订购热线:(029)82665248　(029)82667874
投稿热线:(029)82668803
读者信箱:med_xjup@163.com

前　言

中医五官科学是中医学专业的临床课程，是阐述中医五官科学基本理论和基本诊疗技能的一门学科。

本书遵循教育部"教材一定要保持中医药特色，体现继承性、科学性、先进性、启发性和实用性"的原则，按照中医药高职高专的培养目标，由专业教师联合临床专家共同编写而成。教材的编写突出体现应用型人才的培养目标，并坚持体现"三基"，即基本理论、基本知识、基本技能的教学，注重教学内容的科学性和实用性。本教材系统体现了中医学理论、中医五官科学的特点，同时反映了西医学的相关知识和技能在临床中的应用，适合中医学及其相关专业的学生使用。

本教材分为中医眼科学和中医耳鼻咽喉科学两部分，分别介绍了其解剖生理、与脏腑经络的关系、病因病机、诊断概要、治疗概要，以及各科常见病、多发病的辨证论治原则。通过对本课程的学习，可使学生掌握中医五官科学的基本理论、基本知识和基本技能，并能运用中医学的整体观念于临床实践之中，掌握常见病、多发病的辨证治疗方法。全书共设置了 44 种疾病，每种疾病分别介绍了病因病机、诊断与鉴别诊断、治疗、预防与调护等内容，并在书末附有常用方剂的组成。

本书在编写过程中参考了部分相关教材，并且得到了各位编者所在单位各级领导的关怀和帮助，在此表示感谢。

由于本书编写时间较为仓促，加之编者水平有限，因此缺点、错误、疏漏之处在所难免，恳请各位同道和读者在使用过程中提出宝贵意见，以便今后进一步修订、完善。

主　编

2019 年 11 月

目 录

第一章　眼的解剖与生理功能

眼是视觉器官,由眼球、视路和附属器三部分组成。眼球接受外界信息,由视路向视皮质传递,完成视觉功能。眼的附属器除眼外肌主要司眼球运动外,其余皆对眼球具有保护作用。

第一节　眼球的解剖与生理功能

眼球近似球形,成人眼球前后径平均为 24 mm,垂直径为 23 mm,水平径为 23.5 mm。眼球位于眼眶内部,借眶筋膜与眶壁联系,周围有脂肪等组织衬托,后面有视神经直接与脑相连。眼球向前方平视时,突出度为 12～14 mm,两侧相差不超过 2 mm。由于眶外缘较上、下、内眶缘稍后,因此眼球外侧部分比较显露,易受外伤。

眼球接受外来光线的刺激,所产生的神经冲动借神经的传导到达大脑视觉中枢而产生视觉,是视觉器官的重要组成部分。

一、眼球壁

眼球壁分为外、中、内三层(图 1-1)。

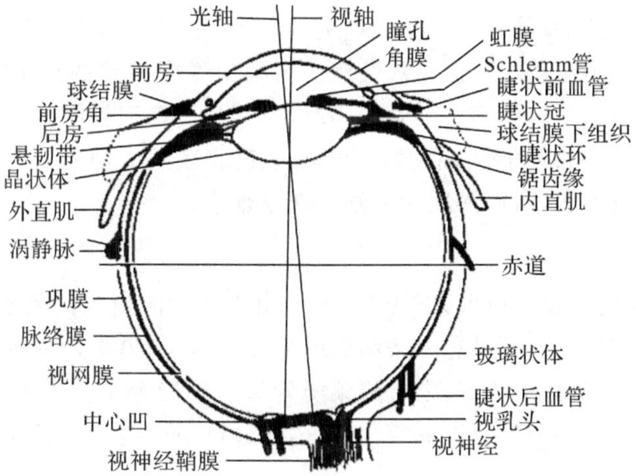

图 1-1　眼球水平切面示意图

(一)外层

外层由致密的纤维组织构成,称纤维膜。前 1/6 为透明的角膜,后 5/6 为白色的巩膜,二者移行处称角巩膜缘。纤维膜坚韧而有弹性,具有保护眼内组织和维持眼球形状的作用。

1. 角膜

角膜位于眼球前面,质地透明,表面光滑,其前表面的曲率半径为 7.8 mm,后面约为 6.8 mm,是重要的屈光间质。

角膜的组织结构由前向后分为 5 层。①上皮细胞层:是球结膜上皮的延续,由 5～6 层细胞组成,易与前弹力层分离。上皮再生能力强,损伤后在无感染的条件下,一般 24 小时可以修复,不遗留瘢痕。由于上皮层与球结膜上皮层相互连续,故病变时可以相互影响。②前弹力层:是一层均匀一致无结构的透明薄膜,终止于角膜边缘,损伤后不能再生。③实质层:占整个角膜厚度的 9/10,约由 200 层纤维薄板组成,薄板又由纤维束组成,与角膜表面平行,排列规则,具有同等屈光指数,周围延伸至巩膜组织中,故炎症时可相互影响;无再生能力,一旦损伤,则被瘢痕组织所代替。④后弹力层:为一透明的均质膜,由胶原纤维所组成,在前房角处分成细条,移行于小梁组织中,损伤后能再生;本层富有弹性,较为坚韧,角膜溃疡穿孔前常可见后弹力层膨出,甚至可持续数日之久。⑤内皮细胞层:由整齐的单层内皮细胞组成;与虹膜表层相连,具有角膜-房水屏障功能。内皮细胞损伤后易引起基质水肿;本层在成年后损伤不能再生,缺损区主要由邻近的内皮细胞扩展和移行来覆盖。

角膜本身无血管,其营养主要靠角膜缘血管网和房水供应,而代谢所需的氧,80% 来自空气。角膜含有丰富的三叉神经末梢,故感觉特别敏锐,一旦受到外界刺激,则立即引起眼睑保护性闭眼反应。

2. 巩膜

巩膜位于眼球中后部,前接角膜缘,占整个纤维膜的 5/6。巩膜表面被眼球筋膜包绕,前面被球结膜覆盖,内面与睫状体、脉络膜相连,后极部稍偏内侧有视神经穿过,穿过处的巩膜极薄,上有许多筛状孔,为巩膜筛板。巩膜颜色呈白色,但儿童因巩膜较薄,内面的色素组织可隐露而呈淡青色,老年人因脂肪沉着而呈浅黄色。巩膜由致密交错的纤维组织构成,质地坚韧,不透明,具有保护球内组织的作用。巩膜的厚度不均匀,后极部较厚,向前逐渐变薄,在直肌附着处更薄,仅 0.3 mm。巩膜的血管和神经较少,但巩膜表层的血管相对要多一些,故较易发生炎症,且疼痛症状较为明显,而深层病变则常迁延难愈。

3. 角巩膜缘

角巩膜缘即角膜与巩膜移行区,宽约 1 mm。由于透明的角膜嵌入不透明的巩膜内,并逐渐过渡到巩膜,因此在眼球表面没有一条明确的分界线,角巩膜缘是一些眼内手术常用的切口部位。角巩膜缘又是前房角的外壁,内有施莱姆管和小梁网等结构。施莱姆管是围绕前房角一周的房水排出管道,外侧和后方被巩膜围绕,内侧通过小梁网与前房沟通。

(二)中层

中层称为色素膜,因富含色素而得名。因含有丰富的血管,故又称血管膜。去除外层后,其外观似紫色葡萄,故又称葡萄膜。中层由前向后分为虹膜、睫状体、脉络膜三部分。

1. 虹膜

虹膜为位于角膜之后、晶状体前面的一圆盘状隔膜,根部与睫状体相连,表面有很多精细条纹,呈放射状排列,称为虹膜纹理。纹理与纹理之间呈凹陷,称为隐窝。虹膜中央的圆孔,称为瞳孔。距瞳孔缘约 1.5 mm 处有一环形锯齿状隆起环,称为虹膜卷缩轮。虹膜的颜色因人种而异,白色人种色素少,虹膜色浅,呈浅黄或浅蓝色;有色人种色素多,虹膜呈深棕褐色。

瞳孔直径为 2.5～4 mm。虹膜内含有瞳孔开大肌和瞳孔括约肌,前者受交感神经支配,使瞳孔开大;后者受副交感神经(动眼神经纤维)支配,使瞳孔缩小。瞳孔受光刺激时即缩小,称为对光反射。虹膜的主要功能是根据外界光线的强弱而使瞳孔缩小或开大,以调节进入眼内的光线强度,保证视网膜成像清晰。

虹膜内血管丰富,其感觉神经来源于第 V 对脑神经眼支的分支,故虹膜有炎症时可引起疼痛。

2. 睫状体

睫状体位于巩膜内面,前端起于虹膜根部,后端止于脉络膜前缘,呈环带状,宽约 6 mm,内侧环绕晶状体赤道部。睫状体由睫状冠与睫状环组成,纵切面为三角形。

睫状体前部较为肥厚,称为睫状冠,血管极为丰富,误伤此处最易出血。其内侧表面有 70～80 个纵行突起,称为睫状突,可产生房水。睫状体后部较为扁平,称为睫状环,或称为睫状体扁平部,针拨白内障手术常在此部做切口。睫状体与晶状体赤道部之间有纤细的韧带相连,称为晶状体悬韧带。

睫状体内含睫状肌,受动眼神经和副交感神经支配。当睫状肌环形纤维收缩时,晶状体悬韧带松弛,晶状体凸度相应增加,屈光力增强,使眼能看清近处物体,这种作用称为调节。睫状体的感觉神经纤维分布丰富,故发生炎症时可产生剧烈疼痛。

3. 脉络膜

脉络膜位于巩膜与视网膜之间,前接睫状体扁平部,后至视神经盘周围,有丰富的血管和色素。

脉络膜主要由血管组成,由外向内分为 5 层,即脉络膜上腔、大血管层、中血管层、毛细血管层、玻璃膜。脉络膜为眼球血管最丰富的组织,占眼球血供总量的 65%,具有营养视网膜外层组织和玻璃体的作用。脉络膜与巩膜之间有一空隙,称为脉络膜上腔,临床上所说的脉络膜脱离即自此腔分离。脉络膜无感觉神经纤维,故发生炎症时无疼痛感觉。

(三)内层

内层即视网膜,位于脉络膜与玻璃体之间,前至锯齿缘,后至视神经盘,分为色素层和感光层。除色素层为色素上皮外,感光层为透明的薄膜。视网膜具有感光和传导神经冲动的作用。

锯齿缘乃视网膜前端的终止部位,形如锯齿状。该处为视网膜血管的终末端,因而营养相对较差,易出现退行性改变。在视网膜后极部,离视神经盘颞侧约 3 mm 处,有一浅漏斗状小凹区,称为黄斑,范围约 2 mm,此处无血管,中心有一小凹,称为中心凹,是视网膜上视觉最敏锐的部位。此区色素上皮细胞含有较多色素,因此在检眼镜下颜色较暗。黄斑鼻侧约 3 mm 处有一直径约 1.5 mm 的圆盘形区,称为视神经盘,又称视盘。它是视网膜神经纤维集中穿出眼球的部位,其中央呈漏斗状凹陷,称为生理凹陷。凹陷内有暗灰色小点,为视神经穿过巩膜处,称为巩膜筛板。视神经盘没有感光细胞,无视觉,在视野中是一盲点,称为生理盲点。视神经盘的颜色为淡红色,其上有许多微血管,鼻侧较颞侧多一些,故鼻侧较颞侧稍红。视神经盘边缘清晰,但上、下及鼻侧边缘因视神经纤维较为集中,故不如颞侧清晰。

视网膜组织由外向内可分为 10 层,即色素上皮层、视细胞层(杆、锥细胞层)、外界膜、外颗粒层、外丛状层、内颗粒层、内丛状层、神经节细胞层、神经纤维层、内界膜。色素上皮为排列整齐的单层六角形细胞,黄斑部色素上皮较厚,周边变薄,具有多种复杂的生化功能及支持光感受器活动的色素屏障作用,并具有传递脉络膜营养的作用和阻止脉络膜血管的正常漏出液进入视网膜,起到视网膜外屏障的作用。

视信息在视网膜内形成视觉神经冲动,以三个神经元传递,即光感受器—双极细胞—神经节细胞。神经节细胞轴突即神经纤维,沿视路将视信息传递到视中枢,形成视觉。第一神经元为光感受器细胞,是一种特殊分化的神经上皮,由两种细胞组成,一种形状如圆锥状,称为锥细胞,具有感受强光和辨别颜色的作用,主要分布在黄斑部,故黄斑区的视力最为敏锐;另一种细胞形状如杆状,称为杆细胞,具有感受弱光的作用,主要分布在视网膜周边,越近黄斑区越少,至黄斑中心凹时没有这种细胞。正常人在暗处有一定的视力,就是杆细胞的作用,但这种杆细胞的感光色素为视紫红质,而视紫红质需要维生素 A 才能合成。当维生素 A 缺乏时,杆细胞的作用减弱,至暗处时看不见物体,称为夜盲。第二神经元与第三神经元主要是传导神经冲动,即光线达到视细胞后,经化学变化产生光冲动,传至双极细胞(第二神经元),再至节细胞(第三神经元),然后由节细胞节后纤维沿视路传达到大脑视中枢,产生视觉。色觉是眼在明亮处视网膜锥细胞所产生的主要功能之一。明适应时,视网膜黄斑部的色觉敏感度最高,离黄斑部越远,色觉敏感度越低,周边部视网膜则几乎无色觉存在,这和锥细胞的分布是一致的。

二、眼球内容物

眼球内容物包括房水、晶状体、玻璃体。它们与角膜一并构成眼的屈光间质,是光线进入眼内到达视网膜的通路。

(一)房水

1. 房水的生成及作用

房水由睫状突产生,是无色透明的液体,98.75%是水分,其余是少量的氯化钠、蛋白质、维生素 C 和无机盐等。房水有营养玻璃体、晶状体、角膜及维持正常眼压等作用。

2. 前房和后房

前房和后房为房水存留的腔隙。前房为角膜的后面与虹膜和瞳孔区晶状体的前面所围成的间隙。前房中央部最深,约 3 mm,周边部渐浅。前房最周边处为前房角,前房角的前壁为角巩膜缘,后壁为虹膜根部和睫状体的前面。后房为虹膜后面、睫状体的内面与晶状体之间形成的环形间隙。

3. 房水排出途径

房水由睫状突产生后,由后房经过瞳孔进入前房,再经前房角的小梁网进入施莱姆管,通过房水静脉,最后流入巩膜表面的睫状前静脉,回到血液循环。若房水排出受阻,则可导致眼压增高。

(二)晶状体

晶状体为双凸面的弹性透明体,位于瞳孔与虹膜之后,玻璃体之前,周边通过悬韧带与睫状体相联系。晶状体前面的中央为前极,后面的中央为后极,前后面交界处为赤道部,直径约 9 mm,厚 4~5 mm。悬韧带是一种极细的纤维组织,起于睫状体,附着于晶状体赤道部,将晶状体固定在正常位置上;若外伤致悬韧带断离,可致晶状体脱位。

晶状体由晶状体囊膜、晶状体皮质和晶状体核组成。晶状体囊膜是位于晶状体外面的既富有弹性，又很透明的薄膜，在前面的称为前囊，在后面的称为后囊。赤道部上皮细胞向前后伸展延长，形成晶状体纤维。在人的一生中，上皮细胞不断地形成纤维，并将旧的纤维挤向中心，形成晶状体核，核外较新的纤维称为晶状体皮质。因此，随着年龄的增长，晶状体核就会不断扩大、变硬。

晶状体主要起屈光调节作用，是屈光间质的重要部分，有高度的屈折力，与睫状肌共同完成调节作用。晶状体的调节主要靠自身厚度的改变，而其厚度的改变又由囊膜与皮质的弹性决定。人至老年，晶状体核变硬，弹性降低，调节力减退，以致视近物时晶状体凸度不能增加而成为老视。晶状体无血管，营养来自房水。当晶状体受损或房水代谢发生变化时，可发生混浊，称为白内障。

(三)玻璃体

玻璃体为无色透明的胶质体，充满在晶状体后面的玻璃体腔内。玻璃体腔是眼内最大的腔，前界为晶状体的后面，后界为视网膜。玻璃体前面有一凹陷，称为玻璃体凹，以容纳晶状体。

玻璃体周围部分密度较高，称为玻璃体膜，位于晶状体后面者为前界膜，位于视网膜前面者为后界膜。在玻璃体内，中央有一玻璃状管，此管的两端分别与晶状体及视神经盘相连，胎儿时管内有玻璃体动脉，出生后即可消失。如出生后仍不消失者，称为玻璃体动脉残留，一般不影响视力。

玻璃体的主要成分是水，占98％以上，还含有少量胶原与透明质酸等。玻璃体本身无神经、血管，依靠房水及脉络膜等组织供给营养，新陈代谢也甚微，丢失后不可再生。玻璃体是透明的，如因周围组织外伤、炎症或出血等，即可引起玻璃体混浊，影响视力。玻璃体除参与屈光和维持眼球形态外，还有支撑固定视网膜的作用。若玻璃体液化或手术时丢失过多，则支撑力减弱，容易发生视网膜脱离。

第二节　视路的解剖与生理功能

视路是视觉信息传导的通路，包括从视神经开始，经视交叉、视束、外侧膝状体、视放射至皮质视中枢的六部分组成(图1-2)。

视神经是由视网膜神经节细胞发出的神经纤维汇集而成，起于视神经盘，止于视交叉，全长约50 mm，分为眼内段、眶内段、管内段和颅内段。眼内段位于眼球内的部分，即自视神经盘开始至视神经纤维成束穿过巩膜筛板部分，长约1 mm，此段神经无髓鞘，自此处起即有髓鞘包绕。眶内段长约30 mm，呈"S"形弯曲，有利于眼球的自由转动。管内段位于骨性视神经管内，长6~10 mm，该段神经与骨膜紧密结合，故骨管外伤时最易挫伤视神经。颅内段由骨性视神经管出口处至视交叉前角止，长约10 mm。

包绕视神经的髓鞘可分为3层，由外至内为硬膜、蛛网膜及软膜。硬膜与蛛网膜之间的空隙称为硬膜下腔，蛛网膜与软膜之间的空隙称为蛛网膜下腔，均与脑之同名腔相通，向前终止于眼球而形成盲管，腔内充满着脑脊液，所以当颅内压增高时，常见视神经盘水肿。眼眶深部组织的感染也能沿视神经周围的脑膜间隙扩散至颅内。视神经髓鞘上富有感觉神经纤维，故当发生炎症时，球后常有疼痛感。

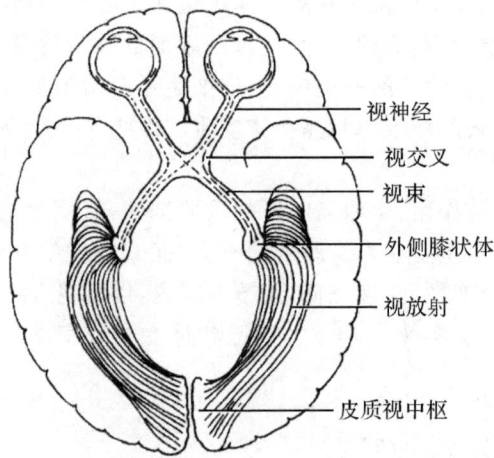

图 1 - 2　视路示意图

视交叉位于颅内蝶鞍处,双眼视神经纤维在此处进行部分性交叉,即双眼视网膜鼻侧的纤维交叉至对侧。当邻近组织病变影响视交叉部位时,可出现视野缺损,最常见的是颞侧偏盲。

视束即自视交叉至大脑外侧膝状体节细胞止。因视神经纤维已进行了部分交叉,故每一视束包括同侧的颞侧纤维与对侧的鼻侧纤维。因此,当一侧视束有病变或损失时,可出现同侧偏盲。

外侧膝状体位于大脑脚外侧,收容大部分由视束而来的纤维,发出视放射纤维,为视分析器的低级视中枢。

视放射为外侧膝状体发出的视觉纤维向上、下做扇形散开所形成。

视中枢位于大脑枕叶皮质纹状区,全部视放射均终止于纹状区,为人类视觉的最高中枢。

由于视觉纤维在视路各段排列不同,因此在神经系统某部分发生病变或损害时对视觉纤维损害各异,表现为特殊的视野异常改变,对中枢神经系统病变的定位诊断具有重要的意义。

第三节　眼附属器的解剖与生理功能

眼的附属器包括眼眶、眼睑、结膜、泪器和眼外肌五部分。

一、眼眶

眼眶(图 1 - 3)为四边锥形的骨窝,其底边向前,尖朝后,由额骨、蝶骨、筛骨、腭骨、泪骨、上颌骨、颧骨等 7 块骨组成,深约 5 cm,内有眼球、脂肪、肌肉、神经、血管、筋膜、泪腺等。眼眶与额窦、筛窦、上颌窦、蝶窦相邻,故鼻旁窦的炎症或肿瘤可影响至眶内。眶尖有一孔、二裂,尖端即为视神经孔,有视神经和眼动脉通过。视神经孔外下侧有眶上裂,动眼神经、滑车神经、展神经、三叉神经眼支交感神经纤维丛和眼上静脉由此通过。在眶下壁与眶外壁之间有眶下裂,三叉神经的第二支和眶下动脉由此通过。在眶上缘内 1/3 与外 2/3 交界处为眶上切迹,有眶上神经及眶上动、静脉通过。在眶下缘正中下方距眶缘 4 mm 处有眶下孔,有眶下神经通过,是泪囊手术麻醉点之一。

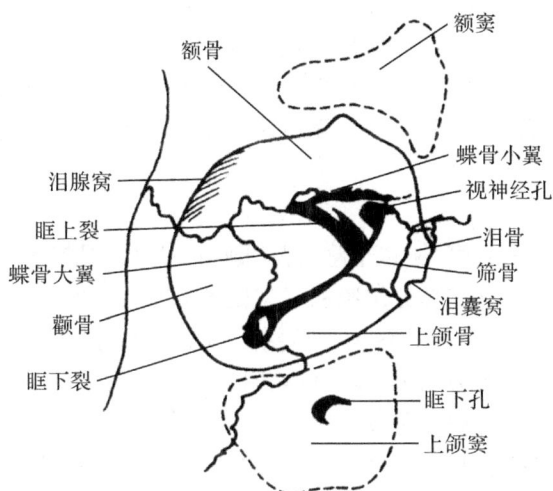

图1-3 眼眶示意图

二、眼睑

眼睑(图1-4)位于眼眶前部,覆盖于眼球表面,分上、下两部分,有保护眼球的作用。上、下眼睑间的裂隙称为睑裂。正常睁眼时,上睑缘可覆盖角膜上缘下2 mm内。上、下眼睑相连处为眦,靠近鼻侧者为内眦,靠近颞侧者为外眦。内眦处有肉状隆起,称为泪阜;泪阜周围的浅窝称为泪湖;泪阜外侧有一淡红色纵行皱褶,称为半月皱襞。眼睑的边缘称为睑缘,睑缘前唇有2~3行排列整齐的睫毛,后唇有睑板腺开口,前、后唇之间称为唇间线或灰白线。

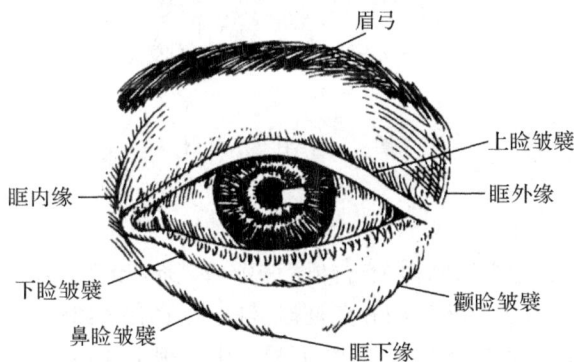

图1-4 眼睑外观

眼睑的组织结构由外向内分为皮肤、皮下组织、肌肉、睑板、睑结膜五层。眼睑皮肤为全身最薄的皮肤,血管分布丰富,易形成皱褶。皮下组织为疏松的结缔组织和少量脂肪,在炎症和外伤时,易发生水肿和淤血。肌肉主要有两种肌肉,一是眼轮匝肌,其肌纤维与睑缘基本平行,专司闭眼,由面神经支配;一是提上睑肌,起源于眶尖的总腱环,沿眶上壁向前至眶缘,呈扇形伸展,一部分止于睑板上缘,一部分穿过眼轮匝肌,止于上睑皮肤,具有提睑作用,受动眼神经支配。睑板为致密的结缔组织,质硬似软骨,是眼睑的支架;睑板内、外两端各连一带状结缔组织,即内、外眦韧带;睑板内有垂直排列的睑板腺,开口于睑缘,分泌脂质,构成泪膜的最表层,可稳定泪膜并阻止水分的蒸发,且有对眼表面起润滑及防止泪液外溢的作用。睑结膜是紧贴在睑板后面的黏膜组织,不能移动,透明而光滑,有清晰的微细血管分布;在睑缘内 2 mm 处,有一与睑缘平行的浅沟,称为睑板下沟,是异物最易存留的地方。

三、结膜

结膜为一层菲薄透明的黏膜,覆盖于睑板及巩膜的表面。根据解剖部位不同,结膜可分为睑结膜、球结膜、穹窿结膜。这三部分结膜和角膜在眼球前面形成一个以睑裂为开口的囊状间隙,称为结膜囊。睑结膜覆盖在眼睑内面。球结膜覆盖在眼球前部巩膜的表面,附着较为疏松,可以移动,在角膜缘处移行为角膜上皮,此处附着较紧。穹窿结膜是睑结膜与球结膜相互移行的皱褶部分,组织疏松,有利于眼球自由转动。

结膜含有杯状细胞、副泪腺等分泌腺,能分泌黏蛋白与水样液,以参与组成泪膜,维持眼表保护功能。

四、泪器

泪器(图 1-5)包括分泌泪液的泪腺及排泄泪液的泪道两部分。

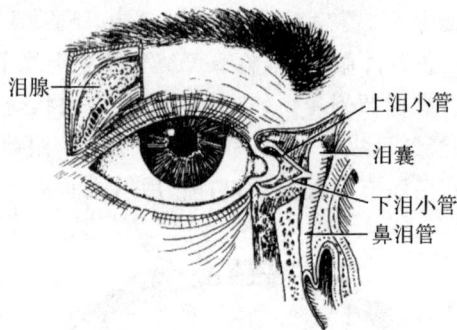

图 1-5　泪器示意图

1. 泪腺

泪腺位于眼眶外上方的泪腺窝内,有排泄管 10～20 条,开口于外上方穹窿结膜,能分泌泪液,湿润眼球。泪液中含有少量溶菌酶和免疫球蛋白 A,故有杀菌作用。血液供应来自泪腺动脉。泪腺神经为混合神经,由三叉神经眼支、面神经中的副交感神经纤维和颈内动脉丛的交感神经纤维支配。

2. 泪道

泪道是排泄泪液的通道,由泪点、泪小管、泪囊、鼻泪管组成。

泪点是引流泪液的起点,位于上、下睑缘内侧端乳头状突起上,直径为 0.2～0.3 mm。孔口与泪湖紧靠,利于泪液进入泪点。泪小管是连接泪点与泪囊的小管,长约 10 mm,开始约 2 mm 与睑缘垂直,后与睑缘平行,到达泪囊前,上、下泪小管多先汇合成泪总管,然后进入泪囊,也有上、下泪小管各自分别进入泪囊者。泪囊位于眶内壁前下方的泪囊窝内,是泪道最膨大的部分。泪囊大部分在内眦韧带的下方,上端为盲端,下端与鼻泪管相接,长约 12 mm,宽

4～7 mm。鼻泪管位于骨部的鼻泪管内,上端与泪囊相接,下端开口于下鼻道前端。正常情况下,依靠瞬目和泪小管的虹吸作用,泪液自泪点进入,经鼻泪管排泄至鼻腔。若某一部位发生阻塞,即可产生溢泪。

五、眼外肌

眼外肌(图1-6)是司眼球运动的肌肉,每眼有6条,即4条直肌和2条斜肌。直肌有上直肌、下直肌、内直肌和外直肌,斜肌有上斜肌和下斜肌。

所有直肌及上斜肌均起自眶尖的总腱环,下斜肌起自眶下壁前内缘,它们分别附着在眼球赤道部附近的巩膜上。眼外肌能使眼球向一定方向运动:内直肌使眼球内转;外直肌使眼球外转;上直肌主要使眼球上转,其次为内转、内旋;下直肌主要使眼球下转,其次为内转、外旋;上斜肌主要使眼球内旋,其次为下转、外转;下斜肌主要使眼球外旋,其次为上转、外转。

神经支配:内直肌、上直肌、下直肌及下斜肌均受动眼神经支配,外直肌受展神经支配,上斜肌受滑车神经支配。

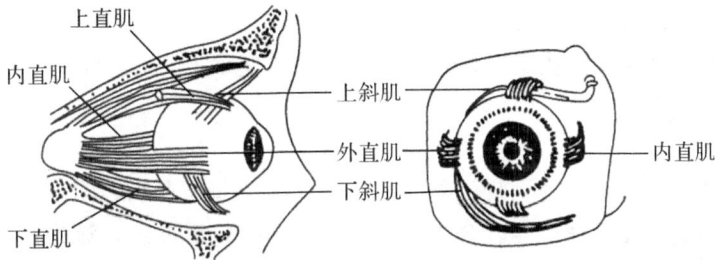

图1-6 眼外肌示意图

第四节 眼球的血液供应与神经支配

一、血液供应

(一)动脉系统

眼球的血液来自眼动脉分出的视网膜中央血管系统和睫状血管系统。

1. 视网膜中央动脉

视网膜中央动脉为眼动脉眶内段的分支,在眼球后10～12 mm处穿入视神经中央,前行至视神经盘穿出,分为鼻上、鼻下、颞上、颞下动脉,然后又分成若干小支,分布于视网膜,直达锯齿缘,以营养视网膜内五层组织,黄斑部中心凹无血管分布,而由脉络膜毛细血管网供应营养。视网膜中央动脉属终末动脉,一旦阻塞,可导致视网膜严重损害而影响视力。视网膜血管是人体唯一用检眼镜可直视观察到的血管,有助于视网膜疾病的诊断和病情的判定。

2. 睫状动脉

睫状动脉营养除视网膜内五层与部分视神经以外的整个眼球。睫状动脉的分支具体如下。

（1）睫状后短动脉：自视神经周围穿入巩膜，在脉络膜内逐级分支，以营养脉络膜与视网膜的外五层组织。

（2）睫状后长动脉：于视神经的鼻侧与颞侧穿入巩膜，在巩膜与脉络膜之间到达睫状体部，与睫状前动脉吻合，形成虹膜大环，营养虹膜与睫状体，并有返支向后，与后短动脉吻合，营养脉络膜的前部。

（3）睫状前动脉：由眼直肌的动脉在肌腱止端处分支，其中巩膜上支前行至角膜缘，组成角膜缘血管网，并发出小支至前部球结膜，称为结膜前动脉；巩膜内支穿过巩膜，终止在施莱姆管周围；大的穿通支在距角膜缘 3～5 mm 处垂直穿过巩膜的脉络膜上腔，到达睫状体，参与组成虹膜大环，营养虹膜和睫状体。

（二）静脉系统

（1）视网膜中央静脉：与视网膜动脉伴行，收集视网膜内层的静脉血液回流至眼上静脉，经眶上裂入海绵窦。少数可不经眼上静脉直接进入海绵窦。

（2）涡静脉：有 4～6 条，收集部分虹膜、睫状体和全部脉络膜的血液，于眼球赤道部后方穿出巩膜，经眼上、下静脉进入海绵窦。

（3）睫状前静脉：收集虹膜、睫状体和巩膜的血液，经眼上、下静脉进入海绵窦。

二、神经支配

眼球是受睫状神经支配的。睫状神经节位于视神经和外直肌之间，距眶尖约 1 cm。睫状神经含有感觉、交感和副交感纤维，分为睫状长神经和睫状短神经。睫状长神经为三叉神经第 I 支眼神经的鼻睫状神经的分支，睫状短神经发自睫状神经节。睫状长神经和睫状短神经均在眼球后极穿入巩膜后，前行到睫状体，组成神经丛，由此发出分支，支配虹膜、睫状体、巩膜、角膜的知觉，以及瞳孔开大肌、瞳孔括约肌和睫状肌的运动。

附：中医学、西医学眼部解剖名称对照表

中医学名称	西医学名称
眼珠（目珠、睛珠）	眼球
胞睑（眼睑、眼胞、目睥）	眼睑
上睑（上胞、上睥）	上眼睑
下睑（下胞、下睥）	下眼睑
睑内（内睑、睥内）	睑结膜
睑弦（眼弦、胞沿、眼棱、睥沿）	睑缘
睫毛	睫毛
睑裂（目缝）	睑裂
内眦（大眦）	内眦
外眦（锐眦、小眦）	外眦
泪泉	泪腺

中医学名称	西医学名称
泪窍(泪堂、泪膛、泪孔)	狭义泪点、广义泪道
白睛(白眼、白仁、白珠、白轮)	球结膜、前部巩膜
黑睛(黑眼、乌睛、乌珠、乌轮、黑珠、青睛、神珠)	角膜
黄仁(眼帘、虹彩)	虹膜
神水	房水
瞳神(瞳子、金井、瞳仁、瞳人)	狭义指瞳孔,广义指瞳孔及眼内组织
晶珠(黄睛、睛珠)	晶状体
神膏(护睛水)	玻璃体
视衣	视网膜,脉络膜
目系(眼系、目本)	视神经及其血管
眼带(睛带)	眼外肌
眼眶(目眶)	眼眶

第二章　眼与脏腑、经络的关系

眼为人体的视觉器官,是机体的一个重要组成部分。它通过经络与脏腑和其他组织器官保持着密切的联系,共同构成有机的整体。如果脏腑、经络功能失调,以及气、血、津液失常,均可反映于眼部,甚至引起眼病。反之,眼部疾病也可通过经络影响脏腑,以致气、血、津液失常,出现全身性反应。因此,在研究眼的生理、病理及诊治眼病时,必须具有整体观念,应该联系眼与脏腑、经络、气、血、津液等的关系而进行全面观察。

第一节　眼与脏腑的关系

眼能够明视万物,辨别颜色,有赖于五脏六腑精气的滋养。《灵枢·大惑论》说:"五脏六腑之精气,皆上注于目而为之精。"这里的"精",指精明,即眼的视觉功能。如果脏腑功能失调,精气不能充足、流畅地上注入目,就会影响眼的正常功能,甚至发生眼病。

一、眼与五脏六腑的关系

(一)眼与心和小肠的关系

1. 心主血脉,诸脉属目

《素问·五脏生成》说:"诸血者,皆属于心。"《素问·脉要精微论》说:"夫脉者,血之府也。"由此可知,心主血脉,脉中血液受心气推动,循环全身,上输于目,目受血养,才能维持视觉。

2. 心主藏神,目为心使

《灵枢·大惑论》说:"目者心之使也,心者神之舍也。"这里的"神"指人之精神、思维活动。因神藏于心,其外用又在于目,故眼之能视,受心主使。《审视瑶函》认为:"心神在目,发为神光,神光深居瞳神之中,才能明视万物。"

3. 眼与小肠的关系

人食水谷,由胃腐熟,传入小肠,小肠则进一步消化,分清别浊,其清者,包括津液和水谷之精气,由脾转输全身,从而使目受到滋养。

心与小肠脏腑相合,经脉相互络属,经气相互流通,故小肠功能是否正常,既关系到心,也影响到眼。

(二)眼与肝和胆的关系

1. 肝开窍于目

《素问·金匮真言论》所说的"东方青色,入通于肝,开窍于目,藏精于肝",指出目为肝与外界联系的窍道。因此,肝所受藏的精微物质也能源源不断地输送至眼,使眼受到滋养,从而维持其视觉功能。

2.肝受血而能视

《素问·五脏生成》说:"肝受血而能视。"肝主藏血,具有贮藏血液、调节血量的功能。虽然五脏六腑之精气皆上注于目,但目为肝之窍,尤以肝血的濡养为重要。

3.肝气通于目

《灵枢·脉度》说:"肝气通于目,肝和则目能辨五色矣。"肝主疏泄,具有调畅人体气机的重要功能。气能生血、生津,又能行血、行津。凡是供给眼部的血液、津液,无不依赖气的推动,而人体气机是否调畅,又与肝的疏泄功能所反映的主升、主动的特点密切相关。只有肝气条达,眼才能够辨色视物。此外,《素问·宣明五气》说:"五脏化液,……肝为泪"。泪液对眼珠具有濡润和保护作用,它的分泌和排泄要受肝气的制约,同样与肝的疏泄功能相关。

4.肝脉连目系

《灵枢·经脉》认为足厥阴肝脉"连目系"。通观十二经脉,唯有肝脉是本经直接上连目系的。肝脉在眼与肝之间起着沟通表里、联络眼与肝脏、为之运行气血的作用,从而保证了眼与肝在物质上和功能上的密切联系。

5.眼与胆的关系

肝与胆脏腑相合,互为表里。肝之余气溢入于胆,聚而成精,乃为胆汁。胆汁的分泌和排泄都要受肝的疏泄功能的影响,如《灵枢·天年》说:"人年五十,肝叶始薄,胆汁始减,目始不明。"由此可知,胆汁减则神膏衰,瞳神遂失养护。

(三)眼与脾和胃的关系

1.脾输精气,上贯于目

脾主运化水谷,为气血生化之源。李东垣《兰室秘藏·眼耳鼻门》说:"夫五脏六腑之精气,皆禀受于脾,上贯于目。……脾虚则五脏之精气皆失所司,不能归明于目矣。"这就突出了眼赖脾之精气供养的关系。

2.脾主统血,血养目窍

《景岳全书·杂证谟·血证》说:"盖脾统血,脾气虚则不能收摄;脾化血,脾气虚则不能运化,是皆血无所主,因而脱陷妄行。"由此可知,血液之所以运行于眼络之中而不致外溢,有赖于脾气的统摄。若脾气虚衰,失去统摄的能力,则可引起眼部的出血病症。

3.脾主肌肉,睑能开合

《素问·痿论》说:"脾主身之肌肉。"脾运水谷之精,以生养肌肉,胞睑肌肉受养,则开合自如。

4.眼与胃的关系

脾、胃脏腑相合,互为表里,共为"后天之本"。胃为水谷之海,主受纳、腐熟水谷,下传小肠,其精微通过脾的运化以供养周身。李东垣《脾胃论·脾胃虚实传变论》说:"胃气一虚,耳、目、口、鼻俱为之病。"由此可见胃气于眼之重要性。

(四)眼与肺和大肠的关系

1.肺为气之主,气和则目明

张景岳说,"肺主气,气调则营卫脏腑无所不治"(《类经·藏象类》注)。因肺朝百脉,主一身之气,肺气调和,气血流畅,则脏腑功能正常,五脏六腑精阳之气充足,皆能源源不断地输注入目,故目视精明。若肺气不足,以致目失所养,则昏暗不明,即《灵枢·决气》所谓:"气脱者,目不明"。

2.肺主宣降,眼络通畅

肺气宣发,能使气血和津液敷布全身;肺气肃降,又能使水液下输膀胱。肺之宣降正常,则血脉通利,目得卫气和津液的温煦濡养,卫外有权,且浊物下降,不得上犯,目不易病。

3.眼与大肠的关系

肺与大肠脏腑相合,互为表里。若大肠积热,腑气不通,影响肺失肃降,则可导致眼部因气、血、津液壅滞而发病。

(五)眼与肾和膀胱的关系

1.肾精充足,目视精明

人体之精乃生命活动的基本物质。《素问·上古天真论》说:"肾者主水,受五脏六腑之精而藏之。"故眼的视觉是否正常,与肾所受藏脏腑的精气充足与否,关系至为密切。

2.肾生脑髓,目系属脑

《黄帝内经》说:"肾生骨髓,脑为髓海,目系上属于脑。"脑和髓异名而同类,都由肾所受藏之精化生,目系连属于脑,也就关系到肾。因此,肾精充沛,髓海丰满,则思维灵活,目光敏锐。若肾精亏虚,髓海不足,则脑转耳鸣,目无所见。

3.肾主津液,上润目珠

《素问·逆调论》说:"肾者水脏,主津液。"《灵枢·五癃津液别》又说:"五脏六腑之津液,尽上渗于目。"津液在目化为泪,则为目外润泽之水;化为神水,则为眼内充养之液。总之,眼内外水液的分布和调节与肾主水的功能有密切关系。

4.眼与膀胱的关系

肾与膀胱脏腑相合,互为表里。在人体水液代谢的过程中,膀胱主要有贮藏津液、化气行水、排泄尿液的功能。膀胱的气化作用主要取决于肾气的盛衰。此外,膀胱属足太阳经,主一身之表,易遭外邪侵袭,亦常引起眼病,故不可不引起重视。

(六)眼与三焦的关系

三焦为孤府,主通行元气与运化水谷、疏通水道的功能,故上输入目之精、气、津液无不通过三焦。若三焦功能失常,致水谷精微之消化、吸收和输布、排泄紊乱或发生障碍,则可引起眼部病变。三焦功能失常,可致神水衰竭而发生目病。

实际上,眼与五脏六腑之间的关系各具特点,其密切程度虽不等同,但人体毕竟是一个有机整体,因此,临证时不可片面强调某些脏腑的作用,而应从实际出发,全面地进行观察和分析,才能做出正确的判断。

二、五轮学说

五轮学说源于《黄帝内经》(简称《内经》),如《灵枢·大惑论》说:"五脏六腑之精气,皆上注于目而为之精。精之窠为眼,骨之精为瞳子,筋之精为黑眼,血之精为络,其窠气之精为白眼,肌肉之精为约束,裹撷筋骨血气之精而与脉并为系,上属于脑,后出于项中。"大体指出了眼的各个部分与脏腑的关系。后代医家在此论述的基础上,将眼局部划分为五轮,分属于五脏,借以说明眼的解剖与生理、病理,并用于指导临床辨证论治的理论,即五轮学说,现概述如下。

1. 肉轮

肉轮指胞睑,包括解剖学之眼睑皮肤、皮下组织、肌肉、睑板和睑结膜。胞睑在脏属脾,脾主肌肉,故称肉轮。因脾与胃相表里,故肉轮疾病常责之于脾和胃。

2. 血轮

血轮指两眦,包括解剖学之眦部皮肤、结膜、血管,以及内眦的泪阜、半月皱襞和泪点。上、下眼睑之鼻侧联合处交角钝圆,称为大眦,又名内眦;颞侧联合处交角锐小,称为小眦,又名锐眦或外眦。两眦在脏属心,心主血,故称为血轮。因心与小肠相表里,故血轮疾病常责之于心和小肠。

3. 气轮

气轮指白睛,包括解剖学之球结膜和前部巩膜。白睛在脏属肺,肺主气,故称为气轮。因肺与大肠相表里,故气轮疾病常责之于肺和大肠。此外,白睛环绕于黑睛周围,紧密相连,一旦发生病变,容易相互影响。

4. 风轮

风轮指黑睛,主要指解剖学之角膜。黑睛在脏属肝,肝主风,故称为风轮。因肝与胆相表里,故风轮疾病常责之于肝和胆。此外,黑睛与黑睛之后的黄仁之间充满神水,瞳神位于黄仁中央,故当黑睛疾病病邪深入时,容易影响黄仁、神水,并波及瞳神。

5. 水轮

水轮指瞳神。狭义的瞳神专指解剖学之瞳孔;广义的瞳神不仅指瞳孔,还包括葡萄膜、视网膜、视神经,以及房水、晶状体、玻璃体等。水轮一般多指广义的瞳神,是眼能明视万物的主要部分。瞳神在脏属肾,肾主水,故称为水轮。因肾与膀胱相表里,故水轮疾病常责之于肾和膀胱,但由于瞳神结构复杂,经古今不少医家的实践证明,其生理、病理不仅与肾和膀胱有关,与其他脏腑也有着同样重要的密切关系。

第二节 眼与气、血、津液的关系

《灵枢·本脏》说:"五脏者,所以藏精神血气魂魄者也;六腑者,所以化水谷而行津液者也。"眼具有视觉功能,有赖于脏腑所受藏与化生之气、血、津液的滋养和濡养。

一、眼与气的关系

气是维持眼的生理活动的基本物质。《太平圣惠方·眼内障论》说:"眼通五脏,气贯五轮。"若眼的组织缺乏气的贯注,或气失和调,则会导致眼病发生。《灵枢·决气》谓:"气脱者,目不明",即指气虚所致视物模糊。气对眼的主要作用可归纳为三个方面。

1. 温养作用

眼受五脏六腑上输之精气温煦和濡养,才能维持眼内外各种组织的正常功能。其中,瞳神"乃先天之气所生,后天之气所成"(《证治准绳·杂病·七窍门》),所受精气尤其充足,故能视物辨色。

2. 推动作用

只有气的升降出入运动不息,才能推动精、血、津液等源源不断地运行上头,入目养窍。真气冲和流畅,则目视精明;若有亏滞,则能引起眼病。不过,目中真气的运动又与肾气的盛衰、脾气的升降、心气的推动、肝气的疏泄、肺气的敷布密切相关,不可孤立地看待。

3.固摄作用

真气充足,固摄有力,则血行于脉中,不得外溢,目内所含津液亦不致干枯。此外,气的固摄作用还关系到瞳神的聚散,正如《银海指南》所说,"气不裹精",则"瞳神散大"。

二、眼与血的关系

血富含营养,亦是眼部赖以维持生理活动的主要物质。刘河间《素问宣明论方·眼目门·眼科总论》说:"目得血而能视"。流注于眼中之血液,古代医家称之为"真血"。《审视瑶函》说:"夫目之有血,为养目之源,充和则有发生长养之功,而目不病;少有亏滞,目病生矣。"指出了眼部供血不足或血行瘀滞均可致病。

三、眼与津液的关系

津液包括体内各种正常水液。它布散于全身,主要起滋润、濡养作用,并对维持人体水火、阴阳平衡具有重要意义。眼之所以能够明视万物,也离不开五脏六腑源源不断地上渗津液滋润、濡养,以及维持阴阳平衡。所以,《灵枢·口问》说:"液者,所以灌精濡空窍者也,……液竭则精不灌,精不灌则目无所见矣。"津液上渗于目,就其所化来讲,在外为泪液,为目外润泽之水;在内则主要为神膏、神水。因神膏涵养瞳神,故神膏一衰,瞳神有损。至于神水,《审视瑶函》指出:"在目之内,……即目上润泽之水。水衰则有火盛燥暴之患,水竭则有目轮大小之疾,耗涩则有昏眇之危。"由此可见,津液对目有着重要作用。

第三节 眼与经络的关系

经脉运行全身气血,在人体起着沟通表里上下、联络脏腑器官的作用。《灵枢·口问》说:"目者,宗脉之所聚也",说明了眼与脏腑之间靠经络的连接贯通,保持着有机的联系,经络不断地输送气血,才维持了眼的视觉功能。

一、眼与十二经脉的关系

十二经脉的三阴经与三阳经表里相合,正经首尾相贯,旁支别络纵横交错。营血始于手太阴经,终于足厥阴经,周而复始,如环无端,故从经络循行的路径来看,与眼部发生联系的经脉主要有八条,分述如下。

1.手阳明大肠经

其支脉上行头面,左右相交于人中,之后上挟鼻孔,循禾髎,终于眼下鼻旁之迎香穴,与足阳明胃经相接。

2.足阳明胃经

该脉起于眼下鼻旁之迎香穴,上行而左右相交于鼻根部,过内眦睛明穴,与足太阳膀胱经交会,之后循鼻外侧,经承泣、四白、巨髎入上齿中。此外,足阳明胃经别出而行的正经,亦上行至鼻根及目眶下方,直接与目系相连。

3. 手少阴心经

其支脉,从心系上挟咽,系目系;手少阴之别(名曰通里),入于心中,系舌本,属目系。此外,手少阴心经别出而行的正经,亦属于心,上出于面,合目内眦之睛明穴。

4. 手太阳小肠经

该经有一支脉循颈上颊,抵颧髎,上至目内眦,过瞳子髎,转入耳中。另一支脉从颊部别出,上走眼眶之下,抵鼻旁,至目内眦睛明穴,与足太阳经相接。

5. 足太阳膀胱经

该经起于目内眦之睛明穴,上额,循攒竹,过神庭、通天,斜行交督脉于百会穴。其直行者从巅入脑,连属目系。

6. 手少阳三焦经

该经有一支脉从胸上项,沿耳后经翳风上行,出耳上角至角孙,过阳白、睛明,再屈曲下行至面颊,直达眼眶之下。另一支脉,从耳后翳风穴入耳中,经耳门出走耳前,与前脉交于颊部,至目锐眦与足少阳经交于瞳子髎,再到丝竹空。

7. 足少阳胆经

该脉起于目锐眦之瞳子髎,由听会过上关,抵额角之颔厌,下行耳后,经风池至颊。其一支脉从耳后入耳中,出耳前,再行至目锐眦瞳子髎之后。另一支脉则从目锐眦瞳子髎下走大迎,会合手少阳经,到达眼眶之下。其本经别出之正经,亦上行头面,系目系,后与其本经会合于目锐眦。

8. 足厥阴肝经

其本经循喉咙之后,上入颃颡,行大迎、地仓、四白、阳白之外,直接与目系相连,上出额,行临泣之里,交督脉于百会穴。

二、眼与奇经八脉的关系

奇经八脉与脏腑无直接络属关系,然而它们交叉贯穿于十二经脉之间,具有加强经脉之间的联系,以调节正经气血的作用。正经气血充足流畅,则能维持眼部的正常营养。与眼直接有关的奇经主要有督脉、任脉、阴跷脉、阳跷脉及阳维脉等。

1. 督脉

督脉总督一身之阳经,起于少腹以下骨中央。有一支别络绕臀而上,与足太阳膀胱经交会于目内眦。另一支脉则从少腹直上,入喉上颐,上系两目之下中央。

2. 任脉

任脉总任一身之阴经,起于中极之下,沿着腹里上行,上颐,循承浆,环口唇,分两支上行,系两目下之中央,至承泣而终。

3. 阴跷脉、阳跷脉

阴、阳跷脉分别主一身左右之阴阳。阴跷脉起于足跟内侧,上目内眦而入通于太阳、阳跷。阳跷脉起于足跟外侧,上目内眦而合于太阳、阴跷。足太阳经自项入脑,别络于阴跷、阳跷,而阴、阳跷又相交于目内眦之睛明穴,其气并行回环,濡养眼目,且司眼睑之开合。通常卫气出于阳则张目,入于阴则闭目。若阳跷气盛而阴气虚,则目张不合;阴跷气盛而阳气虚,则目闭不张。外邪客于跷脉,则可引起目赤痛或胬肉攀睛等。

4. 阳维脉

阳维脉维系诸阳经,起于外踝下足太阳之金门穴,经肢体外后侧上行至头颈,到前额,经眉上,再由额上顶,折向项后,与督脉会合。因为阳主外、主表,故阳维脉病可见头痛目赤、恶寒发热等表证症状。

第三章　眼病的病因病机

第一节　眼病的病因

病因是导致人体发生疾病的原因。人眼位居头部前方,外与周围环境直接接触,内与脏腑、经络、气血密切相关,其结构精细而又脆弱,故很容易遭受身体内外各种致病因素的侵害而发病。致病因素往往是在人体内在功能失去平衡的条件下,才会引起发病,即《内经》所谓的"邪之所凑,其气必虚"。眼病常见病因有六淫、疠气、七情、饮食不节、劳倦、眼外伤及其他因素。眼病可由单一因素引起,也可由多种因素引起,因此,临床必须以眼病的临床表现为依据,分析眼病的症状,找出致病原因,即辨证求因。

一、六淫

六淫是眼科常见的一类致病因素。人体当正气虚弱,腠理不密时,容易感受六淫之邪。其致病途径多由肌表、口鼻入侵,或直接侵犯眼部,而且具有明显的季节性,故常称之为"外感六淫"。六淫之中以风、火、湿邪引起的眼病为多,暑邪致病较少,可由一种淫邪为害,亦可由多种邪气相兼致病,并随所受淫邪不同而临床表现特点各异。

(一)风邪

1.风邪致病的特点

(1)风为阳邪,其性轻扬、升散。头为诸阳之会,眼为清阳之窍,其位至高,容易受外来风邪侵袭而发病。

(2)风性善行而数变,发病急,变化快。如风热之邪突然从外侵袭所致之"暴风客热",即表现为眼部红赤肿痛猝然而发。

2.风邪致病常见的眼部症状

风邪致病常见的眼部症状包括目痒、目涩、畏光、多泪、目赤、胞睑肿胀、黑睛生翳、上胞下垂、风牵偏视、口眼㖞斜等。

(二)火邪

1.火邪致病的特点

(1)火为阳邪,其性炎上,故容易上冲头目,引发眼病。

(2)火性燔灼,伤津腐肉,易致眼部发生红肿、痒痛、疮疡、翳膜等病症。

(3)火郁脉络,迫血妄行,可致眼内外的各种出血证候。

2.火邪致病常见的眼部症状

火邪致病常见的眼部症状包括目赤肿痛、灼热刺痒、涩痛畏光、眵多黄稠、热泪频流、胞睑生疮、大眦漏脓、胬肉攀睛、火疳隆起、黑睛翳溃、黄液上冲、眼珠灌脓及眼部各种出血症等。

(三)湿邪

1. 湿邪致病的特点

(1)湿为阴邪,郁遏气机,致水液运化失司,可见头重视昏,以及眼部水肿、渗出等症。

(2)湿邪重着黏滞,不易祛除,故所致眼病常起病较缓,病程缠绵,反复难愈。

(3)湿邪秽腻,伤目多见眵泪胶黏、睑弦湿烂垢腻、黑睛生翳、眼内渗出物积聚似痰浊等。

2. 湿邪致病常见的眼部症状

湿邪致病常见的眼部症状包括眵泪胶黏、胞睑浮肿、湿痒起疱、睑弦湿烂垢腻、白睛污红、黑睛生翳呈灰白雾状混浊或黑睛边缘灰白溃陷如蚕食状等。检视眼内,或见玻璃体混浊,以及眼底水肿、渗出等。

(四)寒邪

1. 寒邪致病的特点

(1)寒为阴邪,易伤阳气,目失温养,可致目昏冷泪。

(2)寒性凝滞,可使气血流行滞涩,引起头目疼痛、视物昏花等。

(3)寒主收引,头面筋肉受寒,拘急牵引,可致口眼目珠等偏斜。

2. 寒邪致病常见的眼部症状

寒邪致病常见的眼部症状包括目昏冷泪、目珠紧涩、头目疼痛、胞睑紫胀、白睛血脉紫暗、眼底脉络瘀滞或口眼㖞斜、目偏视等。

(五)燥邪

1. 燥邪致病的特点

燥胜则干,伤津耗液,津液亏竭,则目失濡养,干涩不明。

2. 燥邪致病常见的眼部症状

燥邪致病常见的眼部症状包括眼眵干结、眼干涩不适、视物不爽、频频眨目、白睛红赤少津等。

(六)暑邪

1. 暑邪致病的特点

暑为阳邪,其性炎热,易伤津耗液。此外,长夏多湿,暑热致病往往兼夹湿邪。

2. 暑邪致病常见的眼部症状

暑邪致病常见的眼部症状包括目赤肿痛、眵泪黏稠、视物昏花等。

二、疠气

疠气指具有强烈传染性,能引起广泛流行的致病邪气,又称"疫疠""毒气""时气""天行""戾气"等。《银海精微》说:"天地流行毒气,能传染于人,一人害眼传于一家,不拘大小皆传一遍。"其眼部临床表现与风火外袭所致的外障眼症大体相似,一年四季都可发生,但以夏天气候炎热时为多,如天行赤眼、天行赤眼暴翳。

疠气伤目引起眼病的严重程度与感受毒邪的轻重、患者正气的虚实、是否内有积热等因素有关,一般感邪重、正气虚或内有积热者发病急重,反之则发病较轻。

20

三、七情

因情志失调而发病,属精神因素致病,也是眼科常见的一类病因。喜、怒、忧、思、悲、恐、惊等七种情志活动是人的精神意识对外界事物的正常反应,并不致病。只有当情志变化失度,如受到突然的、强烈的或长期持久的精神刺激时,导致人体气机紊乱,脏腑阴阳气血失调,才会变为致病因素而为害于眼,也即是"七情内伤"。

情志失调影响内脏各有所主,扰乱气机也各不相同,如《内经》所说的喜伤心,怒伤肝,思伤脾,忧伤肺,恐伤肾;怒则气上,喜则气缓,悲则气消,恐则气下,惊则气乱,忧思则气结等。由于脏腑内损,精气不能上注于目,可使目失濡养;气机紊乱,可致气滞血瘀、津液不行,或血随气逆,破络灌瞳等。情志内伤,郁久还可化火,即所谓"五志化火"。若气火攻目,则危害更急。

情志内伤导致的眼部病症中,内、外障皆有,但一般以内障为多,常见的如胞肿多泪、目珠胀痛、绿风内障、青风内障、圆翳内障、视瞻昏渺、云雾移睛、血灌瞳神、暴盲、青盲等。此外,眼病患者受到情志刺激可以加重病情,已向愈者还可导致复发。情志失调为病,除可从问诊了解外,往往还有全身症状可察。

四、饮食不节

饮食是摄取营养、维持人体各部正常功能所必需的,在饮食失调,影响脏腑功能失常时,就能成为致病因素。饮食不节,脾胃损伤,气血生化之源贫乏,日久则脏腑精气衰竭,不能上濡于目,发生眼病。一般发病较缓,内、外障皆有,但以视瞻昏渺、青盲等内障眼病较为多见。暴饮暴食,胃肠积滞,郁而化热,上攻于目,可致眼部红赤肿痛、生疮溃脓之类病症。如过食辛辣、膏粱厚味、烟酒生冷之品,可使脾胃功能受损,蕴积痰湿热毒,阻滞经络;饮食偏嗜,或病后无节制地忌食荤腥,以致机体摄取营养不足,目失濡养,均可引起眼病,常见的有针眼、胞生痰核、黑睛生翳、云雾移睛、视瞻昏渺、暴盲、雀目等。如小儿饮食不洁,肠道染虫,日久成疳,疳积上目,可致雀目、翳障、蟹睛等眼病。

五、过劳

正常而有规律的劳动并不致病。过劳指过度劳累,包括劳力过度、思虑过度、劳目过度与房劳过度等。劳力过度,耗散真气;思虑过度,损伤心脾;劳目过度,损伤心神,亏耗阴血;房劳过度,损伤肾精。总之,过劳能伤气、伤血、伤精,使目失滋养,或由阴亏而致虚火上炎,引起眼病。过劳所致眼病以内障为主,常见者如近视、云雾移睛、视瞻昏渺、视直如曲、青风内障、圆翳内障、暴盲、青盲等。

六、眼外伤

眼外伤指眼部由外物所致的创伤。眼位于头面部前方,直接接触外界,容易遭受意外损伤。受伤之后,除眼组织本身的创伤外,还常常招致外邪乘机入侵,引起病变。造成眼外伤的因素颇多,轻的如沙尘、小虫及各种碎屑飞扑入眼,重的如跌扑、撞击、锐器穿刺,以及爆炸、烧灼、化学物质腐蚀、电击与各种射线辐射伤等。其致病不外使受伤部位的皮肉筋骨损害,经络气血通行受阻,导致眼部的功能不能正常发挥,损伤严重者可失明。

七、其他因素

1.先天与衰老

先天性眼病是与生俱有的,因先天禀赋不足或孕妇不善调摄,妊期患病,邪气内结所致,如色盲、胎患内障、小儿青盲、高风雀目等。老年性眼病是因年老体衰,脏腑功能衰退,气血亏虚,目窍失养所致,如老视、圆翳内障、视瞻昏渺等。

2.药物反应性眼病

药物反应性眼病指对某些药物如青霉素、阿托品、磺胺等过敏而引起的过敏性眼病;亦指长期使用某些药物,如激素等作用于眼部组织而引起的白内障、青光眼等。

3.全身性疾病继发或并发眼病

小儿疳积可形成疳积上目;消渴病久,可导致视瞻昏渺、云雾移睛、暴盲、圆翳内障等。其他如动脉硬化、高血压、肾炎等全身性疾病,都可引起视衣特有的病理性改变。

第二节　眼病的病机

病机是疾病发生、发展的机制。人体是一个有机的整体,眼是机体不可分割的一个部分。《内经》说:"正气存内,邪不可干。"一般而言,人体正气亏虚时,致病因素就可引起机体阴阳失去平衡,脏腑、经络、气、血、津液功能紊乱,从而导致眼部发病,并影响其发展和变化。眼部直接受邪或遭受外伤者,局部病变可以导致经络气血运行失常,并进一步影响脏腑功能,而脏腑功能紊乱又反过来影响眼病的发展。由于眼病的致病因素多种多样,而患者的体质又各不相同,因而病机也很复杂。

一、脏腑功能失调

(一)心与小肠

心主血脉,又主神明,目得血而能视,且内、外两眦属心,故临床上常见由心阴亏虚、心火亢盛等所致之眼部病症。如失血过多或心神过耗,以致心阴亏虚,虚火上炎者,每见两眦淡红、血络不充或血行滞缓、视力缓缓下降,甚至失明等。由于恣食厚味之品,或七情内郁化火,皆可致心火内盛,上炎于目,常表现为两眦红赤,胬肉攀睛,或睑眦生疮,痛痒并作,或热邪入络,迫血妄行而致眼内外出血诸症。因心与小肠相表里,心经实火可移热于小肠;小肠有热,亦可上熏于心,故心火上炎于目,常兼治小肠。

(二)肝和胆

肝主藏血,又主疏泄,为风木之脏。肝开窍于目,且黑睛属肝,足厥阴肝经连于目系。临床上常见由肝阴亏虚、肝郁气滞、肝胆火炽、阴虚火旺、肝风内动等所致之眼部病症。如肝阴不足,阴血亏损,不能上荣于目,可出现两目干涩不舒、视物昏花、视力减退等多种内障眼病,小儿肝虚雀目等。肝气郁结,疏泄失职或久郁化火,气火上逆,则可发生目赤肿痛、目珠胀硬、视物昏花、视力缓降或骤降,甚至失明等症。肝火炽盛,灼伤黑睛、黄仁,每易引起黑睛生翳、瞳神紧小等症。若暴怒伤肝,肝火上冲,或素体阴虚,不能制约肝阳,以致虚火上炎,均可损伤目络,迫血妄行或阻滞血络,引起暴盲;至于阳亢动风,肝风上扰,则可引起绿风内障、青风内障、目偏视、口眼喎斜等病症。肝胆互为表里,发病时可相互影响,如肝胆湿热上攻,可致黑睛生翳、瞳神紧小;肝阴不足,胆乏所养,则目亦失养,故可出现视远怯近或视物昏花等。

（三）脾和胃

脾胃为后天之本,饮食有节,胃纳脾输,则目得其养。临床上常见由胃火炽盛、脾胃湿热、脾虚气弱等所致之眼部病症。如饮食不节,过食辛热之品,致阳明胃火炽盛,火毒上攻,可致头痛目赤、胞睑肿硬生疮、黄液上冲等。恣食肥甘厚味,以致脾胃湿热蕴积,上壅胞睑,可发生针眼、睑弦赤烂等症;若脾胃运化失司,津液不得敷布,聚而成痰,痰湿壅聚胞睑,则胞生痰核;湿滞眼内,可致神膏混浊及眼底渗出、增殖等病变。若痰火上逆,可致目珠胀痛。若劳倦思虑过度、久病失养,或饮食不节等,损伤脾胃,脾虚气弱,目失所养,可引起疳积上目、晶珠混浊、眼前黑花飘移、视物昏朦等;若脾气虚弱,失于统摄,目中血不循经而溢于络外,可致眼前黑花飘移,视物不清,甚至暴盲等。

（四）肺和大肠

肺主气,具有宣发和肃降的功能,且白睛属肺,若肺失宣降,则易影响白睛而发病。临床上常见由风热袭肺、肺火壅盛、肺阴亏虚、肺气虚弱等所致之眼部病症。如外邪袭肺,肺失宣降,可发白睛赤肿、涩痛畏光、流泪生眵等症。肺火壅盛,气血瘀滞,可致白睛呈紫红色结节样隆起。肺燥阴伤,虚火上炎,或久病气阴亏虚等,正不胜邪,又可致白睛涩痛,或生玉粒样小泡,反复发作,白睛伤口久不愈合等。由于肺与大肠互为表里,大肠实热而便秘,可致肺气不得肃降,引起白睛红赤。

（五）肾和膀胱

肾为藏精之所,且瞳神属肾。眼之所以能视万物,与肾精上承有密切关系。临床上常见由肾阴虚、肾阳虚、肾精亏虚和阴虚火旺等所致之眼部病症。如年老、病久或热病伤阴,致肾阴不足,目失所养,可致眼干涩不爽、晶珠与神膏混浊、视瞻昏渺、老视等。禀赋不足,素体阳虚,或年老病久,肾阳亏虚,阳不胜阴,可引起雀目、青盲等;阳虚不能温化水液,水邪上泛,可致云雾移睛、视瞻昏渺、视直如曲、视大为小,或见眼底水肿、渗出等。过劳或年老久病,肾精亏耗,不能上注于目,瞳神、目系失养,可致晶珠与神膏变混、视瞻昏渺、青盲等。若阴阳俱虚,瞳神目系失养,则更易发生上述内障。若肾阴亏虚,水不制火,阴虚火旺,上灼瞳神,可致瞳神紧小、干缺,以及圆翳内障、青风内障、绿风内障、视瞻昏渺等,或可见眼内出血之表现。

二、气、血、津液功能失调

气、血、津液是脏腑功能活动的产物,又是人体生命活动的物质基础,因而气、血、津液的正常与否可以反映脏腑功能的情况。同时,人体的病理变化无不影响到气、血、津液,而气、血、津液失调又与眼部病变的发生、发展至为密切。因此,应该了解气、血、津液失调引起眼病的病机。

（一）气

气与眼的关系密切,如《太平圣惠方·眼内障论》谓:"眼通五脏,气贯五轮。"气的正常与否,常常直接或间接地由眼部表现出来。一般可按虚实归纳为气虚、气陷与气滞、气逆两大类。

1. 气虚、气陷

气虚、气陷多因劳伤过度或久病失养,致元气耗伤,气机衰惫,不能敷布精微,充泽五脏,上荣于目,以致卫外不固,统摄、温养失职等而致,症见眼睑下垂、无力抬举,冷泪常流,黑睛陷翳久不平复,视力疲劳不耐久视,眼内水肿、出血,晶珠混浊,视衣脱落,以及各种眼病日久不愈等。全身常伴少气、懒言、肢寒怕冷、语言低微、自汗、心悸、怔忡、头晕、耳鸣、倦怠乏力、食少、小便清或频、舌淡而胖、脉弱无力等。

2.气滞、气逆

气滞、气逆多因痰湿停聚,食滞不化,情志不舒,或感受外邪等引起脏腑、经络气机阻滞,运行不畅,升降失常等而导致。如外邪犯肺,肺气郁遏,可致白睛红赤疼痛,或形成小疱、结节隆起;情志不舒,肝郁气滞或气火上逆,可致头眼胀痛,或发为绿风内障、青风内障等;气滞不行,血脉瘀滞,或气逆于上,血随气逆,常可引起眼内血络阻塞,以致眼底缺血或瘀血,表现为云雾移睛或暴盲等。

(二)血

《审视瑶函》说:"夫目之有血,为养目之源,充和则有生发长养之功,而目不病,少有亏滞,目病生矣。"说明了目得血的濡养才能明视万物,一旦失调,则可引起眼病。眼部血证一般可分为血热、血虚、血瘀三种。

1.血热

血热有虚、实之分。实证多由外感邪热或脏腑郁热侵入血分所致。血得热则流,在眼部可为焮赤肿痛,或赤脉增多而色红粗大;若血受热迫而妄行,溢于眼络之外,则为眼部出血。全身表现可伴见心烦恶热、口渴喜冷饮、大便秘结、小便短赤、舌红苔黄、脉数有力等。虚证由肝肾阴亏、虚火上炎所致。虚火入于血分,可致目中血络红赤、充盈或血热妄行而溢于络外,但赤脉不如实者粗大,出血较缓,血量不如实者多。全身表现可伴见颧红潮热、心烦失眠、口燥咽干等。

2.血虚

血虚主要是失血过多或化生不足,目失濡养所致。在眼部可表现为目痒时作、目睛干涩、眉骨酸痛、不耐久视或视物不清、胞睑苍白、眦部白睛及眼底血络淡红、视觉障碍等。全身表现可伴见面色苍白、唇舌色淡、爪甲无华、头目眩晕、心悸怔忡、倦怠无力、脉细弱等。

3.血瘀

凡邪毒入营、气滞或气虚无力行血、外伤血络等,均可引起血行阻滞,甚至阻塞不通的血瘀病变。在眼部常表现为痛有定处,疼痛剧烈,持续不解;或见血脉紫赤,迂曲充盈,或胬肉攀睛,或生瘤积包块,以及眼内外的瘀血等。若大量瘀血积聚眼内,则见视觉障碍;瘀血积于眶内,还可引起眼珠外突。若瘀血阻塞神水排泄通道,神水瘀滞,可致眼珠胀硬,头眼剧痛,视力骤降;瘀血堵塞眼底血管,可引起眼底缺血或出血,致使视觉严重障碍。全身表现可伴见舌质紫暗或有瘀斑、脉涩等。

(三)津液

津液滋润、濡养眼部,并维持眼珠圆润明澈。津液失调,则可引起眼部发病。津液失调主要包括如下三种。

1.津液亏虚

津液亏虚,则目窍失养。在眼外可致泪液减少,目中干涩不爽,白睛表面不莹润,黑睛暗淡失泽,甚至灰白混浊,眼珠转动涩涩不灵。在眼内多致神水、神膏耗涩,不能涵养瞳神,导致视物昏花,或目无所见。若津液亏耗太甚,还可引起目珠向眶内塌陷。

2. 水液停滞

津液运行障碍,则停聚为水。在眼外,如脾失健运,或肾阳不足,水湿上泛于目,则胞睑水肿;肺失宣降,水液滞留白睛而水肿,甚至胀起如鱼鳔。在眼内,肺、脾、肾三脏所致水液停滞,俱能引起眼底水肿。黄斑水肿常与脾湿有关,视神经盘及其附近视网膜水肿往往与肾水有关。若大量水液积聚于视网膜之下,还可导致视网膜脱离。

3. 痰湿积聚

水液停滞于体内,遇寒邪凝聚或火热煎熬,则可变生为痰。痰既是病理产物,又为致病因素。痰壅胞睑,则致胞生痰核。若痰郁生热、化火、动风,上壅目窍,则可暴发绿风内障。痰浊停滞于眼内,可见黄斑或视网膜渗出。顽痰与瘀血搏结,可为眼底增殖性病变,亦可致眼珠突起,或发为眼部肿瘤。风痰攻冲眼带,还可见眼珠偏斜、转动受限、视一为二等。

三、经络功能失调

经络联系着眼与脏腑。十二经脉和奇经八脉是运行气血上注于目的主要通道,其功能失调在眼的病机中占有不可忽视的地位。体内外各种致病因素往往直接或间接地作用于经络,而导致眼病的发生和发展。经脉气血的盛衰及流行是否通利等关系到眼病的发生与发展。外邪客于经脉,循经上犯于目,不仅可以引起眼部发病,而且还可随受邪经脉之不同,在眼部引起不同的病症,如《医宗金鉴·眼科心法要诀》所说:"外邪乘虚而入,入项属太阳,入面属阳明,入颊属少阳,各随其经之系,上头入脑中,而为患于目焉。"

第四章　眼病的诊断概要

眼科疾病的诊断是从整体观念出发,对眼病进行诊察与判断的方法。诊察与判断是理论联系实际诊断眼病的两个重要环节。首先应全面运用望、闻、问、切四诊广泛收集病情,然后根据中医的基本理论,对患者的症状和体征,由表及里,由局部到整体,去伪存真,进行分析归纳,找出其中的内在联系,辨清眼病的病因、病位及其病变性质等,抓住关键。

诊断眼病,不但要运用中医诊断疾病的一般规律,而且还必须结合眼科的特殊情况进行。尤其在当代,随着现代科学检查设备与技术的引进,中医眼科的诊法和辨证已在传统方法的基础上得到了深化和发展,其专科特点更加显著。

第一节　眼病的诊法

一、问诊

问诊在眼科四诊中占有重要的位置,必须按辨证要求,有目的、有次序地进行。

(一)问主诉

主诉是患者的主要陈述,通常为最明显的感觉及就医的主要原因。

(二)问眼部自觉症状

1. 目痛

询问是碜痛、胀痛或灼痛,是眼前部痛、眼后部痛或眼珠转动时痛,是白昼痛甚或夜痛难忍,是隐隐胀痛或胀痛如突,目痛持续不减或时作时止,或阅读后痛,痛时喜按或拒按,目痛是否伴有躁烦不安、恶寒肢冷或恶心呕吐,是否伴有头痛、眉棱骨痛。

2. 目痒

询问发作是否与季节有关;是否遇暖加重,遇冷减轻;是否迎风痒极,无风则减;是痒如虫行或微痒不舒,或痛痒兼作;是起病即痒或病减时痒;目痒与饮食、睡眠是否有关。

3. 目眵

询问有否目眵,属骤起或常有;量多量少,眵多黏睑或仅限于眦头;是稠而黏结或稀而不结,或呈丝状;色黄或色白,如脓或似浆。

4. 目泪

询问是热泪如汤或冷泪长流;迎风泪出或无时泪下;胀痛泪下或目昏流泪。若情绪激动亦无眼泪溢出,则问其是否伴有眼干、口干。

5. 视力

询问是外观端好而突然视力下降,或是逐渐目昏;是看远模糊,或是看近不清,还是视远近皆模糊,或注视后才感不清;是白昼如常而入暮目暗,还是与此相反;是否伴黑睛生翳,是否戴过眼镜等情况。

6.目妄见

询问眼前有无暗影似蚊蝇飞舞,如烟雾缭绕,或如黑幕降落,阻挡视线;是否眼前正中某一方位有固定暗影;有无视一为二、视物变形、视物变色等情况。

(三)问病史

1.现病史

(1)发病的时间与情况:问发病时间,单眼或双眼,初发或复发,是否有季节性,起病急骤或缓慢,病情发展快或慢。主要症状的性质是以目痛眵泪为主,或以视觉变化为主,有无伴随症状。

(2)可能引起发病的因素:有无烈日暴晒或迎风疾走,有无工作紧张、过用目力或熬夜,有无情志波动;有无饮食不节及小儿喂养不当;有无发热及眼部外伤史、手术史;是否被虫咬过或点过什么眼药及戴过什么眼镜等。对目赤眵多者,要问是否接触过红眼病患者,目的是了解发病的原因属外感六淫、内伤七情、劳倦饮食及外伤中的何种因素。如怀疑属遗传性眼病,则要问亲属的健康情况,是否有类似眼病。

(3)治疗经过:问是否经过治疗,用过的药物及效果如何,目前是否还在继续使用等。

2.既往史

询问过去的眼病史及全身病史。

3.家族史

询问家族中有无类似患者。

(四)问全身症状

1.头痛

引起头痛的原因有很多,眼病也常伴有头痛,必须仔细询问头痛的时间、部位、性质及诱因。是暴痛或久痛,是持续不减或时作时止;头痛部位是在额部、颞部、头顶或后部,是满头痛或偏头痛;是痛如锥刺、痛如裹或痛如劈,是胀痛或掣痛;是否伴有恶心、呕吐等。

2.口干、口渴与口味

询问是否口渴欲饮,喜冷饮或热饮,或渴不喜饮,或夜间口干;是否兼有口苦、口腻等。

3.食欲与二便

询问食欲是否正常,食量有无增减,有无食后饱闷或嘈杂易饥;小便是否黄少或清长,大便干结或溏泻。

4.妇女经、带、胎、产情况

询问月经提前或延后,量多或量少,有无经前胸胀或经来腹痛;白带量多或量少,是否黏稠腥臭;分娩时是否有出血过多。

二、望诊

望诊主要包括眼的功能检查、局部检查及眼科特殊检查法等。

(一)视功能检查法

视功能检查法可分为视觉心理物理学检查(包括视力、视野、色觉、暗适应、立体视觉、对比敏感度)及视觉电生理检查两大类。

1.视力检查

视力检查主要是检查黄斑部中心凹的功能,可分为远视力检查与近视力检查。

(1)远视力检查:采用国际标准视力表检查。将视力表挂在自然光线充足或有日光灯照明的墙壁上,视力表与被检查者相距5 m,表上第10行视标应与被检查眼向前平视时高度大致相等,也可在视力表对面2.5 m处放一平面镜,患者坐于视力表下,自镜内进行观察;检查时两眼分别进行,遮盖一眼,先查右眼,后查左眼,如戴镜者,先查裸眼视力,再查戴镜视力。嘱被检查者辨别视标的缺口方向,自视标0.1顺序而下,至患者不能辨清为止,记录其能看清最下一行的视力结果。正常视力为≥1.0,不足1.0者为非正常视力。

若被检查者在5 m处不能辨明0.1视标时,则嘱被检者逐渐向视力表靠近,每次前进1 m距离,至刚能辨清0.1视标为止。然后按下列公式计算:视力=被检者与视力表距离(m)/5×0.1。所得结果即为该眼视力,如被检者在2 m处看清0.1视标,则视力为2/5×0.1=0.04,依此类推。

若在1 m处不能辨别0.1视标时,则嘱患者背窗而坐,医生散开手指置被检眼前,由近至远,让患者辨认手指的数目,记录其能够准确辨认指数的最远距离,如指数/40 cm。

若在最近处仍无法辨别指数,则改为检查眼前手动,记录其辨别眼前手动的最远距离,如手动/50 cm。

手动也不能辨别,则在暗室内以灯光照射(这时需用手掌将另一眼遮盖,不让透光),检查能否辨别,如能准确辨别,则记录为光感或有光感,否则记为无光感。

(2)近视力检查:常用的有标准近视力表。检查时需在自然光线充足或有灯光照明下进行,将标准近视力表置于受检者眼前,距离30 cm,两眼分别进行检查,自上而下,若能辨认1.0及以上者,则该眼近视力正常。若在眼前30 cm处不能辨别者,可以调整其距离,直至看清为止,然后将视力与距离分别记录,如1.0/20 cm、0.5/40 cm等。

2.视野检查

视野指当眼球向正前方固视不动时所见的空间范围,与中心视力相对而言,它是周围视力。距注视点30°以内的范围称为中心视野,30°以外的范围称为周边视野。

(1)周边视野检查:包括对比法和视野计检查法。

1)对比法:方法简便,但不精确。医生与被检者相对而坐,距离约1 m,双方眼睛维持在同一高度。如检查右眼,则遮盖被检查者左眼和检查者右眼,另一眼互相注视不动;检查者伸出手指于两人之间假定的平面上,从上、下、左、右各方位的周边逐渐向中心移动,嘱被检者觉察到手指时立即告知,以比较被检者与医生的视野(医生视野必须正常)。如双方同时察觉,则被检者视野大致正常,如医生已经觉察而被检者没有察觉到,则被检者视野缩小。另眼用同法检查。

2)视野计检查法:常用的是投射式弧形视野计。其构造为一个80 mm宽的半圆形金属板,底面为黑色或灰黑色,半径为33 cm,中央固定,可以旋转,弧的中央为零度,置有固定视标,供受检眼固视用,两端为90°。弧形对面距固定视标33 cm处设有一个颌托,可以调节高度。设有1 mm、2 mm、3 mm、5 mm、10 mm不同直径及红、黄、蓝、白四种不同颜色的视标,后面有装纸表和打点针等记录装置。

检查者嘱被检者将下颌搁在下颌架上，调节下颌托，使被检眼与视野计中央在同一水平上，并固视固定点不动，将另一眼严密遮盖；检查者将视标由周边向中央慢慢移动，当患者初见视标时，即将弧度数记于视野图纸上。然后旋转弧板，以同样方法检查（正常每隔30°查1次，共12次）。如需结合做颜色视野，方法同上，但不能以看见或看不见视标为准，而应以正确辨认视标颜色为准，然后将视野图纸上所记录的各点以线连接，即得出该眼的视野范围。同时记录视标的大小、颜色及光线的强弱。下次复查时，各种条件均应相同，以便前后对照。同一被检眼用不同大小、不同颜色的视标检查，所得视野范围不同，正常视野以白色最大（3 mm 视标），其颞侧为90°，鼻侧为60°，下方为70°，上方为55°，蓝、红、绿依次递减10°左右。

其他常用的还有Goldmann半球形定量视野计。这种视野计对视标的大小、亮度及背景的亮度进行了比较精确的定量，既可查周边视野，也可查中心视野。自动化视野计是在上述视野计的基础上，配备有微机，自动按照程序在视野的各个位点显示由弱到强的光刺激，并根据被检者的应答在检查完毕后打印出报告。

（2）中心视野检查：用平面视野计检查。该视野计由一块1 m或1.5 m正方形的黑色厚绒布嵌在木架上制成。在背面用线条标出与视野记录纸相同的经线，即经线15°一条，纬线每5°一圈，并在两侧15°处标出其生理盲点范围，中央置5 mm直径大小的白色圆盘，视野计前1 m处置一颏架。检查时，患者将下颌搁在颏架上，受检眼固视白色圆盘，将另眼遮盖，医生用视标（常用1～2 mm白色视标）先查出生理盲点，即在颞侧10°～20°内，沿上、下、左、右方向将视标由外至内缓慢移动，嘱患者看不见视标时立即告诉医生，然后在视屏上用大头针做好标记，再在视野计各经线上由外至内依次检查，如发现有暗点存在，即在该处仔细检查，用大头针将暗点的轮廓标记好，最后将生理盲点及暗点记录在中心视野图纸上，并标明视标的大小、颜色及检查时间。在视野范围内除生理盲点外，出现任何暗点都是病理性暗点。

3. 色觉检查

视网膜锥体细胞辨别颜色的能力称为色觉。色觉障碍包括色盲和色弱，对颜色完全丧失辨别能力的称为色盲；对颜色辨别能力减弱的称为色弱。最常用的方法是用假同色表（色盲检查图）检查。常在白昼日光下进行，被检者可戴屈光不正矫正眼镜，但不能戴有色眼镜，色表距离被检者眼前50～80 cm，每个版面辨认时间为8～10秒，检查前先看示教图。检查结果可参照说明书进行确定。

（二）眼前部检查法

眼前部常规检查是先右后左，如一眼赤痛，则先查健眼。被检者面对窗户而坐，利用自然光线，或用聚光手电筒光。检查应有系统地按序进行，以免遗漏。检查顺序一般是由前向后，先外后内。

1. 胞睑

望胞睑是否开闭自如，有无目闭不开、目开不闭或上胞下垂；望皮肤有无红肿、硬结，硬结与皮肤有无粘连，是否拒按，有无脓头；望睑弦有无内翻、外翻、赤烂，睫毛根部有无鳞屑、脓疱与痂皮，睫毛有无乱生、倒入或脱落。如有外伤史，则望皮肤有无裂伤与皮下青紫，有无瘢痕。

翻转胞睑，望胞睑内面血脉是否清晰或模糊不清，表面是否光滑，是否有红肿与脓点，有无椒疮、粟疮、结石、瘢痕及异物嵌顿等。

检查睑内表面，必须翻转眼睑，其方法如下：翻转下眼睑时，嘱被检者眼向上看，检查者用拇指将被检者下睑轻轻往下拉,即可暴露下睑和下穹隆部结膜。翻转上眼睑时,嘱被检者眼向下看,检查者用大拇指放在被检眼上睑中央部近睑弦处,食指放在上睑中央,相当于眉弓下凹陷处,两指同时夹住相应部位皮肤向前下方轻拉,然后用食指轻压睑板上缘,拇指同时将眼皮向上捻转,上睑即可翻转。此时,用拇指将上睑弦部皮肤固定于眶缘处,并嘱被检者尽量向下看,用右手食指放在下睑弦中央下方,将眼珠向后上方轻压,便能暴露上穹隆部结膜。必要时可用眼睑拉钩轻轻牵开上、下睑进行检查。

2. 两眦

望两眦有无红肿、干裂或糜烂;大眦处是否红肿,泪窍是否存在,是否紧贴眼珠,有无外翻或内翻;睛明穴下方有无红肿,是否摸到肿块,有无压痛,压之有无黏水或脓液自泪窍溢出。

3. 白睛

检查者用拇指与食指将上、下眼睑轻轻分开,望白睛是否红赤,是赤丝漫布还是局限于一处,是红赤显著还是隐隐淡红,红赤远离黑睛还是围绕黑睛作抱轮状;白睛有无肿胀、结节隆起或疱疹,是否拒按;白睛有无发黄,有无青蓝色斑或红色出血斑;白睛与眼睑有无粘连。如有外伤史,则要细心查看白睛外层有无撕裂,内层有无穿通伤,是否有异物或眼内容物嵌顿等。

4. 黑睛

检查者将被检者上、下睑轻轻撑开,让黑睛充分暴露,用手电筒进行照明,也可用裂隙灯显微镜检查。观察黑睛的大小是否正常,有无光泽,是否透明。如黑睛生翳,灰白混浊,应察看其位置是在正中或偏旁,其形态是点状、树枝状、地图状,或呈凝脂状,混浊的大小及深浅如何等。同时还要注意黑睛翳的表面是否光滑,边界是否清楚,是否伴有赤脉,有无血丝伸入。如黑睛生翳,表面粗糙或有凹陷,可用2%荧光素钠液染色,若上皮脱落或溃陷,则可染成绿色。要注意混浊溃陷中间有无黑翳如珠或黄仁突出。黑睛上如有膜状物,应察看其为白为红,厚薄如何,是自上方垂下,或自侧方伸入,或从周围而来。如有外伤史,须望黑睛上有无异物嵌顿,有无穿通伤的痕迹。若要观察黑睛上的细微病变,应在暗室内用裂隙灯显微镜检查。

5. 神水

注意神水是否混浊,有无闪光现象,有无积血或积脓等。

6. 黄仁

望黄仁颜色是否正常,纹理是否清晰,有无颜色变淡、肿胀或纹理不清,黄仁有无白色萎缩、缺损、膨隆、新生血管与结节突起等。注意当眼珠转动时黄仁有无震颤现象,黄仁前与黑睛、后与晶珠有无黏着,与黑睛的距离有无改变。

7. 瞳神

望瞳神的大小、形态、位置与对光反应,要两侧对比。如瞳神是否为圆形、梅花形或其他不规则形状,位置在正中或偏于一侧,两侧是否等大,有无瞳神散大或紧小现象,对光反应是否灵敏。

8. 晶珠

要细察瞳神内晶珠的前面有无色素沉着,晶珠是否有混浊。若有混浊,要注意形态与部位,看其形如点状、片状或楔状,位于中央或周边部,等等。此外,要注意晶珠有无脱位现象。如黑睛与黄仁距离增大,黄仁震颤,可能是晶珠全脱位或晶珠阙如所引起;如黑睛与黄仁间距离不等,可见晶珠不全脱位。

9.眼珠

望眼珠的大小是否正常,有无突出或内陷,位置是否偏斜。令被检者向上、下、左、右各个方向注视,以诊断眼球是否转动自如或受限,观察眼珠有无颤动不停等。

(三)内眼检查法

做完眼前部检查后,再查内眼。内眼检查须用检眼镜在暗室内进行,一般在瞳神正常大小情况下检查,必要时用1%托吡卡胺扩瞳后检查。

首先利用检眼镜检查屈光间质是否有混浊。检查者先将直接检眼镜的轮盘转至+8~+12屈光度处,嘱被检者双眼直视前方,然后将检眼镜放在距被检眼8~10 cm处,使光线射到被检眼的瞳神区,检查者从检眼镜小孔窥视屈光间质情况。正常瞳孔区呈橘红色反应,如该区出现点状、线状或团状黑影时,嘱被检者向各个方向转动眼球后向前方注视,若混浊随眼珠转动而相应移动,则混浊在黑睛或晶珠上;若眼珠停止转动后,混浊仍在飘浮游动,则表示混浊在玻璃体内。

接着将检眼镜转到"0"屈光度,以检查眼底各部。若检查右眼,检查者应站在被检者右侧,用右手持检眼镜,以右眼观察;检查左眼时,则站在左侧,用左手持镜,用左眼观察。将检眼镜移至被检眼前2~3 cm处,观察眼底各部情况。若被检者或检查者有屈光不正,可调整轮盘度数至能看清视神经盘形态为止。

1.视神经盘

注意视神经盘的大小、形状、颜色及边缘是否清晰,有无水肿隆起,表面有无出血,生理凹陷是否加深扩大,杯盘比是多少(正常为0.2~0.3),双侧比值相差多少,乳头上血管是否有屈膝现象和偏向鼻侧,以及动脉有无搏动等。

2.视网膜血管

视网膜中央血管进入眼底分为颞上、颞下、鼻上、鼻下四支,然后又分为很多小支,支配视网膜各部。动脉色鲜红较细,静脉色暗红而较粗,正常时动脉与静脉管径之比约为2:3。通过血管壁可以看到血柱。检查时,注意血管的粗细及其弯曲度,动、静脉管径的比例,血管壁反光情况,动、静脉有无交叉压迫征,是否有白鞘伴行,有无血管闭塞及侧支循环等。

3.黄斑区

黄斑区位于视网膜后极,视神经盘的颞侧略偏下方,距视神经盘3~4 mm,范围略大于一个视神经盘大小,颜色较其他部视网膜为深,无血管,其中央可见一针头大小的反光点,为中心凹光反射。检查时,注意黄斑区中心凹光反射是否存在,黄斑区有无水肿、出血、渗出物、色素紊乱或裂孔等。

4.视网膜

正常视网膜是透明的,因脉络膜及色素上皮层的关系,使眼底呈均匀的橘红色。检查时,注意视网膜有无水肿、渗出、出血、萎缩、新生血管或色素沉着,有无肿物、视网膜脱离或裂孔等。将眼底检查结果可绘成简图,并做记录。描述眼底病变时,通常以视神经盘、视网膜血管、黄斑部为标志,注明病变的位置,如颞上、颞下、鼻上、鼻下,距离视神经盘边缘有多少个视神经盘直径等。病变的大小也以若干视神经盘直径表示。病灶如有隆起或凹陷,则以若干屈光度表示,每3个屈光度相当于1 mm高度。

(四)眼压检查

眼球内容物对眼球壁所施的压力,称为眼压。眼压检查对青光眼类疾病的诊断与治疗具有十分重要的意义。

1. 指测法

本法比较简便,但不准确。嘱被检者闭眼,向下注视,检查者将 3~5 指固定于被检者的额部,再将双手食指置于其上睑睑板上缘部,两食指交替按压,借食指的感觉以估计眼压的高低,并进行双侧对比。如眼压正常,则以 T_n 表示;若偏高,则根据其程度分别以 T_{+1}、T_{+2}、T_{+3} 表示;若偏低,则分别以 T_{-1}、T_{-2}、T_{-3} 表示。

2. 眼压计测量

眼压计测量是一种比较精确的方法,有压陷式与压平式两大类,常用的是修兹氏眼压计,这是一种压陷式眼压计。另外,还有 Goldmann 式压平式眼压计及非接触眼压计等。

修兹氏眼压计测量法:由一根带有砝码的圆柱足板及一指示眼球压陷程度的活动针构成(砝码有 5.5 g、7.5 g、10 g、15 g 四种)。使用前,将眼压计放在试板上检查,指针正好对着"0"时,方可使用。测量时,用 75% 的酒精消毒圆柱足板,待干后备用。让被检者取仰卧位,检查者位于被检者头顶上方,先滴 0.5% 地卡因麻醉 2~3 次,检查者用左手分开被检者上、下眼睑,嘱被检者伸出食指,举于眼的上方,以便固定眼球;检查者用右手持眼压计,将足板直立于角膜上的中央(切忌加压),观察指针所指刻度(先用 5.5 g 砝码测量,若读数小于 3,则改用较重砝码),根据刻度和所用砝码重量,查眼压换算表,即可得出眼压数值。检查完毕,立即滴抗生素眼药水。记录时,以砝码重量为分子,指针所指刻度为分母,查表所得的 kPa 值或 mmHg 数列于等号之后,如 5.5/4=2.74 kPa(20.55 mmHg)。本方法测得的眼压的正常值为 1.33~2.80 kPa(10~21 mmHg)。

(五)裂隙灯检查

裂隙灯由照明系统(裂隙灯)和放大系统(显微镜)两大部分组成,使用时不仅能准确地观察眼前部各组织的细微病变,而且可以利用裂隙形成的光学切面观察角膜、晶状体的分层变化及玻璃体前 1/3 的情况。结合适当的附件如前置镜、前房角镜及三面镜等,可以观察玻璃体后部和整个眼底以及前房角的情况。

检查应在暗室内进行,嘱被检者将下颌搁在托架上,前额与托架上面的横挡紧贴,如检查晶状体周边部、玻璃体及眼底时,须先将瞳孔充分扩大。检查外眼时,光线自颞侧射入,光源与显微镜约成 45°;检查前房、虹膜、晶状体及玻璃体前 1/3 时,以 30° 或更小角度为宜;检查玻璃体后部及眼底时,以 5°~10° 为宜。裂隙灯显微镜检查常用直接集点照射法、弥散光照射法、后部反光照射法等。

(六)前房角镜检查

前房角镜是专门检查前房角的一种接触镜,目前临床上普遍使用的是 Goldmnn 房角镜,借助裂隙灯显微镜照明并放大,使房角结构清晰可见。判断前房角的宽窄与是否关闭对青光眼的诊断、分类、治疗及预防具有重要意义,所以前房角镜检查是青光眼防治工作中的常用方法。

1. 检查方法

(1)被检眼用 0.5% 地卡因做结膜囊表面麻醉。

(2)将前房角镜用肥皂擦洗后,再用清水冲洗干净并揩干,在房角镜的碟状凹里盛满1%甲基纤维素或抗生素眼药水。

(3)被检者端坐于裂隙灯前,将头部固定于托架上,检查者用左手拇指、食指分开被检眼上、下睑,嘱被检者向下注视,然后把前房角镜迅速平稳地放入结膜囊内并固定,使镜面紧贴角膜,注意勿使甲基纤维素流失而产生气泡。

(4)用窄裂隙光线与角膜面成10°~15°方向投射在房角镜镜面上。检查时,通常先将镜面置于上方,顺时针旋转一周,房角镜中看到的是对侧房角,但左右关系不变,旋转一周,整个房角情况可顺次看清。检查后,记录前房角的状况。

2.正常房角

从解剖角度看,前房角由前壁、后壁及所夹的隐窝三部分组成。前房角结构在房角镜下由前向后依次为Schwalbe线、小梁网、巩膜突、睫状体带、虹膜根部。

(七)眼底荧光血管造影

眼底荧光血管造影是将荧光素钠从肘静脉注入人体后,利用装有滤光片的眼底照相机拍摄眼底片的方法。观察荧光素在视网膜血管及脉络膜充盈的时间和形态,以及是否有渗漏和血管外潴留等现象,可以发现一般检眼镜检查所不能发现的细微病变。眼底荧光血管造影常应用于视网膜血管性疾病、脉络膜肿瘤等眼科疾病,以及糖尿病视网膜病变等全身性疾病眼部病变的检查。

(八)视觉电生理检查

视觉电生理检查是利用视器的电生理活动了解视觉功能,包括眼电图(EOG)、视网膜电图(ERG)及视觉诱发电位(VEP)。它是一种无损伤的检查,在屈光间质混浊时了解眼底病变,对不能合作的被检者进行客观检查视力都具有重要的意义。对于某些眼病,视觉电生理检查比眼底镜能更早地发现异常,如视网膜色素变性。

第二节 眼病常用辨证方法

眼科的辨证方法和程序与内科大体相似,亦是在中医整体观念理论指导下,将四诊所收集的眼与全身的客观表现以八纲、病因、脏腑、气血等辨证方法进行分析归纳,做出判断。眼科除运用中医一般辨证规律与方法外,对眼的局部症状还有一些眼科所特有的辨证方法,临床也大多先以分析局部症状为主,然后结合全身表现进行辨证。

一、五轮辨证

根据五轮理论,通过观察眼部各轮所显症状,去推断相应脏腑内蕴病变的方法,即是眼科独特的五轮辨证,这实际上是一种从眼的局部进行脏腑辨证的方法。由于五轮本身在辨证中主要起确定病位的作用,因此临证时尚须与八纲、病因、气血津液等其他辨证方法结合起来运用,以得到全面正确的结论,并指导治疗。

(一)肉轮

1.实证

肉轮红肿,多为脾胃积热;睑弦赤烂而痒,多为脾经湿热或外感风邪;眼睑皮下硬结,不红不痛,多为痰湿结聚;眵泪胶黏,睑内颗粒累累,多为脾胃湿热蕴结。

2. 虚证

上睑下垂,多为中气不足;睑内色泽较淡,多为脾虚血少;两睑虚肿,多为脾虚湿泛或脾肾阳虚;胞轮振跳,多为血虚生风;目劄,多为脾虚肝旺。

（二）血轮

1. 实证

血轮红赤,多为心火上炎;血脉粗大且刺痛,多为心经实火;眦头红肿溢脓,多为心脾积热,兼有气血瘀滞。

2. 虚证

血轮血丝淡红,干涩不舒,多为心阴不足,虚火上炎。

（三）气轮

1. 实证

气轮红赤,多为肺经风热;赤丝鲜红满布,多为肺经实热;白睛结节隆起,血脉紫暗,多为火毒郁结,气血瘀滞;白睛水肿,多为肺气不宣;红赤肿起,多为肺热亢盛。

2. 虚证

气轮血丝淡红、稀疏或局限,多为肺经虚火;白睛青蓝,多为气虚血滞;白睛干涩少津,多为肺阴不足。

（四）风轮

1. 实证

风轮星翳初起,多为外感风邪;翳大浮嫩或有溃陷,多为肝火炽盛;黑睛混浊或兼有血丝伸入,多为肝胆湿热,兼有瘀滞。

2. 虚证

翳久不敛或时隐时现,多为肝阴不足或气血不足。

（五）水轮

1. 实证

瞳神紧小,眼珠坠痛拒按,多为肝经风热或肝胆实火;绿风内障,眼珠胀痛欲脱,多为肝胆火炽。

2. 虚证

瞳神干缺,多为肾阴不足或阴虚火旺;瞳神变色,多为肝肾不足或心脾两亏。

二、辨外障和内障

眼病分内、外障,是古代眼科应用较多的一种眼病分类方法。《医宗金鉴·眼科心法要诀》的具体解释是:"障,遮蔽也。内障者,从内而蔽也;外障者,从外而遮也。"内障、外障眼病虽是按病位划分,但其发病原因、证候特点,以及辨证论治方面都有明显的不同。

（一）外障

外障是发生在胞睑、两眦、白睛、黑睛的眼病,多因六淫之邪外袭或外伤所致,亦可由痰湿积滞、脾虚气弱、肝肾阴虚、虚火上炎等引起。外障自觉症状多较突出，或痒涩不舒，或焮热疼痛，或畏光怕热，或视物模糊，或胞重难睁等。客观症状也明显易见，如红赤肿胀、潮湿糜烂、生眵流泪、溃脓结痂，以及赤脉胬肉、星点翳膜、胞睑下垂等。

(二)内障

内障指瞳神疾病，有广义与狭义之分，狭义的内障专指瞳神的病变；而广义的内障泛指发生在黄仁、神水、晶珠、神膏、视衣、目系等眼内组织的病变。本节所论为广义的内障，常由脏腑内损，气血两亏，目失濡养；或阴虚火旺，虚火上炎；或忧思郁怒，七情过伤，肝失条达，气滞血瘀，玄府闭塞；或风火痰湿上扰清窍；或外障眼病之邪毒入里，以及外伤损及眼内组织等引起。内障眼病自觉症状多有视觉变化，如视力下降、目昏、眼前黑花飞舞、视物变形或变色、视灯光周围有虹晕等，有的还可引起眼珠痛，甚至头眼俱痛。检查患眼，或外观端好，或伴见抱轮红赤，或见瞳神散大、缩小与变形等；内眼可见晶珠、神膏混浊，或视衣出血、渗出、水肿等。

三、辨眼部常见症状

(一)辨视觉

视物不清，伴白睛红赤或翳膜遮睛者，多为外感风热或肝胆火炽。外眼端好而自觉视物渐昏者，多为血少神劳、肝肾两亏、阴虚火旺或肝郁气滞。自觉眼前黑花飞舞，云雾移睛者，多为浊气上泛、阴虚火动或肝肾不足。其人动作稍过，坐起生花者，多为精亏血少。目无赤痛而视力骤降，如临黑夜者，多为头风痰火，血热妄行；或七情过伤，气滞血瘀等；也可为心脾两虚，气不摄血等。内障日久，视力渐降，甚至失明者，多为气血两亏或肝肾不足。入夜目盲不见，伴视野缩小者，多为肝肾精亏或脾肾阳虚。能近怯远者，多为阳气虚衰或久视伤睛；能远怯近者，多为阴精亏损。目妄见、视直如曲、视大为小、视物变色、视一为二者，多为肝肾阴亏，阴虚火旺；或郁怒伤肝，气滞血瘀；或脾虚湿滞，湿浊上泛；或心肾两虚，精血亏耗。

在临床上，凡有视觉变化者，首先应做眼内、外检查，以明确诊断。若仅凭上述辨证而论治，谨防贻误病情。

(二)辨目痛

目痛为眼科常见症状，内、外障皆可有之。一般来说，暴痛属实，久痛属虚；持续疼痛属实，时发时止属虚；肿胀疼痛属实，不肿微痛属虚；赤痛难忍为火邪实，隐隐作痛为精气虚；痛而燥闷为肝气实，痛而恶寒为阳气虚；痛而拒按为邪实，痛而喜按为正虚。午夜至午前作痛为阳盛，午后至午夜作痛为阴盛；外障眼病引起的目涩痛、灼痛、碜痛、刺痛，多属阳；内障眼病引起的目胀痛、牵拉样痛、眼珠深部疼痛，多属阴。痛而喜冷属热，痛而喜温属寒；目赤碜痛、灼痛，伴眵多黏结，多为外感风热；胞睑赤痛肿硬，伴大便燥结者，多属阳明实火；白睛微红微痛，干涩不舒，多为津亏血少；目珠胀痛如突，多为气火上逆，气血郁闭；隐隐胀痛，多为阴精不足，阳亢于上；稍加注视，即感眼胀痛，多为脾肾不足，精不上承，或为阳亢之象；眼珠深部疼痛，多为肝郁气滞或阴虚火旺。痛连巅顶后项者，多为太阳经受邪；痛连颞颥者，多为少阳经受邪；痛连前额者，多为阳明经受邪。

(三)辨目痒

目痒虽有因风、因火、因湿和因血虚等不同，但临床上仍以风邪引起者居多。目赤而痒，迎风加重者，多为外感风热；睑弦赤烂，痒涩不已，或睑内颗粒肥大，痒如虫行者，多为脾胃湿热，兼感风邪；痛痒并作，红赤肿甚者，多为风热邪毒炽盛；痒涩不舒，时作时止者，多为血虚生风；目病将愈而痒者，多为邪退火熄，气血渐复。

(四)辨目涩

目涩有干涩、沙涩之分。目干涩不爽者，多为津液亏耗或水亏血少所致。目沙涩或磣涩指眼中有异物感，目沙涩常伴有红赤痒痛，畏光流泪，则多为风热犯目或肺肝火盛所致，亦常由异物入目所引起。

(五)辨畏光

畏光而伴赤肿、痒痛、流泪者，常由风热或肝火引起；畏光而伴干涩不适，无红肿、痒痛者，多为阴亏血少所致。

(六)辨目劄

目劄指胞睑频频眨动而不能自主的症状，多见于小儿。目劄而喜揉拭，白睛不红，或微红畏光，偏食体瘦者，多为脾虚肝热。目劄而眼干涩少津，白睛不红或淡红，口咽干燥者，多属肺阴虚，也可见于其他风热外障眼病或近视等。

(七)辨红肿

红肿为外障眼病的常见症状，其部位多在胞睑和白睛。胞睑红肿如桃，灼热疼痛，或兼硬结、脓头而拒按者，多属脾胃热毒蕴积或兼血分瘀热；胞睑肿胀骤起，微赤多泪者，多为外感风邪；胞睑虚肿如球，皮色光亮，不伴赤痛者，多属脾肾阳虚，水气上泛；胞睑赤肿糜烂者，多为湿热熏蒸；胞睑青紫肿胀者，多为气血瘀滞。暴发白睛微赤，泪液清稀者，多为外感风寒；白睛红赤，多泪或眵泪并作者，多为外感风热；白睛红赤如火者，多为肺经实热或三焦热盛；白睛红赤隐隐，或兼干涩不爽者，多为肺经虚热；白睛赤紫肿胀者，多为热毒壅结；抱轮红赤，畏光流泪者，多为肝胆实热；抱轮微红，目昏泪出者，多为阴虚火旺。

(八)辨眵泪

1. 辨目眵

生眵属外障眼病的常见症状，多属热。眵多硬结者，多属肺经实热；眵稀不结者，多属肺经虚热；眵多黄稠似脓者，多属热毒炽盛；目眵胶黏者，多属湿热。

2. 辨流泪

热泪如汤者，多属外感风热；冷泪长流或目昏流泪者，多为肝肾不足，不能敛泪，或排泪窍道阻塞所致。泪液减少，眼干涩、昏花者，多为肝肾阴亏，虚火上炎，或脾失健运，气血生化不足，目失濡养所致；亦可因椒疮风热邪毒滞留，煎熬阴血而引起。严重者，阴精耗竭，血络瘀阻，不能生泪，以致白睛、黑睛干燥且失去光泽，甚至黑睛变混者，称为神水将枯。

(九)辨翳与膜

1. 辨翳

根据历代医籍的记载，翳指黑睛和晶珠的混浊。黑睛混浊称翳，如花翳白陷、凝脂翳等。晶珠混浊也名为翳者，如圆翳内障、枣花翳内障等。现代中医眼科之翳，通常指黑睛之翳，相当于西医学之角膜病变。黑睛之翳可分为新翳、宿翳两大类。

(1)新翳：病变初起，黑睛发生混浊，其色灰白，表面粗糙，边缘模糊，具有向周围与纵深发展的趋势,并伴有不同程度的目赤疼痛、畏光流泪等症者,皆为新翳。如聚星障、花翳白陷、凝脂翳等均属此列,类似于西医学中各种类型的角膜炎。黑睛属肝,新翳多从肝经辨证,如肝经风热、肝火上炎、肝经湿热或肝阴不足、阴虚火旺等。外感六淫,尤其是风热湿邪,最易引起黑睛生翳;外伤也是引起黑睛生翳的一个常见的致病因素。此外,新翳还可由其他轮病变发展而来。新翳容易发生传变,如黑睛病变深入,可波及黄仁及瞳神,临床上必须严密观察其动态,以便及时治疗。病变轻者,经治疗可以消散;病变重者,则会遗留宿翳。

(2)宿翳:凡黑睛混浊,表面光滑,边缘清晰,无发展趋势,不伴有赤痛流泪等症状者,皆为宿翳。如冰瑕翳、云翳、厚翳与斑脂翳等皆为宿翳,相当于西医学之角膜瘢痕。宿翳为黑睛生翳愈后遗留的瘢痕。若在新翳向宿翳转变的时期,及时治疗,内服、外点药物,能减轻瘢痕遗留;若日久气血已定,宿翳已成,则药物难以奏效。宿翳对视力的影响程度如何,主要看翳的部位,大小、厚薄均在其次。如翳痕位于瞳神正前方,则视觉障碍明显;翳在黑睛边缘时,则对视力无太大的影响。

2. 辨膜

自白睛或黑白睛交界之际起障一片,或白或赤,或为肉样高起,或渐渐向黑睛中央方向蔓延者,称为膜。如赤膜下垂、白膜侵睛等即是。若膜上有赤丝密布,其色红赤者,称为赤膜;赤丝细疏,红赤不显,甚至色淡白者,称为白膜。凡膜薄色淡,尚未掩及瞳神者,为轻证;膜厚色赤,掩及瞳神者,危害较重;膜生宽大,赤厚如血积肉堆而掩没整个黑睛者,则更为严重。白睛、黑睛生膜皆由肺肝火盛而起,一般膜赤而厚,发展较快者,多属实火,且血分瘀热;膜白而薄,发展不显者,多属气阴两虚。

四、辨内眼病变

(一)辨晶状体病变

老年人晶状体混浊,多为肝肾不足、脾虚气弱,或阴虚夹湿,目失所养引起;并发于其他眼病者,多为肝胆火炽,或湿热蕴蒸,邪气上犯所致。此外,眼部外伤也可引起晶状体混浊。

(二)辨玻璃体病变

玻璃体骤然混浊,多为肝胆热毒煎灼,或湿热熏蒸引起。玻璃体骤混至不能窥见眼底,多为火热上攻,眼底出血,溢入玻璃体所致。玻璃体呈絮网状、团块状混浊,多属痰湿、瘀血凝滞之证;玻璃体液化或呈雪花样、闪辉样点状混浊,多属肝肾亏损或气阴不足。

(三)辨视神经盘病变

1. 视神经盘瘀血与充血

(1)瘀血:色泽暗红,多属血瘀,或由肝气郁结,气滞血瘀,脉络阻滞而致;或为心肝火旺,血热津伤成瘀,阻滞脉道而为患;也可由外伤或肿瘤压迫,血流瘀阻造成。

(2)充血:其色鲜红,多与邪毒上壅有关,也可因肝胆火炽,或心火亢盛,或阴虚火旺,循经上犯目系所致;或由风湿热之邪熏蒸于上而成。

2. 视神经盘水肿

其色暗红者,多为气血瘀滞,血行不利,发为水肿;其色淡红者,多为肾阳不足,水湿上泛所致。此外,外伤或肿瘤压迫,血行不利,亦可致肿。

3. 视神经萎缩

视神经盘颜色苍白，边界清楚，血管正常或变细者，多为肝肾精亏，或肝血不足，或气血俱虚，目系失养所致。视神经盘颜色蜡黄，边界不清，血管变细者，为继发于其他眼病，多由视神经盘瘀血、充血或水肿演变而来。临证时需结合原发病全面辨证，注意颅内疾患和神经系统其他有关病变的排除。

(四)辨视网膜血管病变

若血管充盈、扩张、迂曲，或呈串珠状、白线状，多属气滞血瘀，脉络阻塞；或心肝火旺，阴虚火旺致血热津伤成瘀，脉络阻滞。若见微血管瘤，色泽暗红者，多为肝肾阴亏，虚火上炎，血络瘀滞所致。

(五)辨视网膜病变

1. 视网膜水肿

局限性水肿可由气滞血瘀、阴虚火旺或脏腑邪热上攻，血行阻滞引起。弥漫性水肿可由脾肾阳虚，水湿上犯，或风湿热邪上蒸清窍，或气血瘀滞等所致。

2. 视网膜出血

一般新鲜出血，量多而色鲜红者，多为实火上攻，邪热入络，迫血妄行引起；血色紫暗者，多属气滞血瘀，血行阻滞，泛溢络外。如反复出血者，常为阴虚火旺，虚火伤络，或脾气亏虚，统摄失司，血溢络外所致。此外，头眼部外伤也可导致视网膜出血。至于瘀血日久不消，形成机化物，则属痰瘀互结之证。

3. 视网膜渗出

一般来说，新鲜渗出，常为邪热上攻，或阴虚火旺，煎熬津液所致；陈旧渗出或机化物形成，则多由气滞血瘀或痰瘀互结而成。

4. 视网膜退行性病变

视网膜退行性病变多属肝肾不足或气血两亏；色素沉着，多属肾阴亏虚或命门火衰。

5. 视网膜黄斑区病变

(1)黄斑区水肿、渗出：水肿常由脾虚失运或脾肾阳虚，湿浊上泛；阴虚火旺或肝郁脾湿，痰火上扰等引起。渗出多因湿浊聚敛成痰，郁热伤津致瘀，痰滞血瘀所致。

(2)黄斑区出血：多为劳伤心脾，气不摄血；或瘀热灼伤脉络所致。此外，外伤也可引起黄斑区水肿和出血。

(3)黄斑退行性病变：常见色素紊乱、大小不等之黄白色斑点，或可见水肿、出血等。多由脾肾两亏，气虚血瘀；或脾肾阳虚，痰湿上泛等引起。

上述内眼病变辨证同其他眼局部辨证方法一样，既有其实用性，又有一定的局限性。所以，在临证应用时，还需结合整体情况，全面辨证。

第五章　眼病的治法概要

眼病的治疗方法不但丰富,而且有其专科特殊性。根据眼与脏腑经络的关系,以及眼的位置、结构与功能上的特点,对眼病的治疗既用内治法,也用外治法。一般内障眼病以内治为主,外障眼病则多配合点眼、洗眼、敷眼、手术等外治。此外,针灸、推拿、按摩等疗法,眼科亦常应用。

第一节　眼科常用内治法

眼是人体整体的一个组成部分,它与脏腑、经络有着密切的关系。不论外感或内伤眼病,皆可根据眼部表现,结合全身情况进行辨证,审因论治,用内治法来调节脏腑功能或祛除病邪。眼科的内治法基本原则类似于内科,但也有某些特殊的内容。现将常用的内治法介绍如下。

一、疏风清热法

本法主要是用具有辛凉解表作用的药物组成的方剂,通过疏风散热,解除风热的治法。本法主要用于外感风热眼病,表现为起病突然,胞睑浮肿,白睛红赤,黑睛生翳,痒痛流泪,目珠偏斜,伴有恶寒、发热、头痛、脉浮数等风热在表之证。常用方剂有羌活胜风汤、防风通圣散、驱风散热饮子、新制柴连汤等。

在外感眼病中,以外感风热最为多见,故疏风清热法在眼科应用范围较广。临证要区分风盛或热盛。一般风重于热者,多选羌活胜风汤;若热重于风者,则选用驱风散热饮子;若风热并重者,则选防风通圣散。祛风药多性燥,易伤津液,不宜久用,阴虚者应慎用。

二、泻火解毒法

本法是用性质寒凉的方药,通过泻火解毒,清除邪毒的治法。本法主要适用于外感火热之邪或脏腑积热上攻之眼病,表现为胞睑红肿如桃、疮疡疖肿、白睛混赤、黑睛溃陷、黄液上冲、瞳神紧小等,常伴有疼痛拒按、畏光怕热、热泪如汤或眵多黏结等眼部症状,以及口渴、便秘、舌红、苔黄等全身表现。常用方剂有黄连解毒汤、龙胆泻肝汤、泻肺饮、五味消毒饮等。

眼病热证较多,故泻火解毒法为眼科常用之治法。在具体应用时,必须根据脏腑辨证,灵活掌握。如邪传阳明,胞肿赤痛,口渴喜饮,大便秘结之腑实证,宜用泻火通腑法;抱轮红赤,黑睛生翳,目珠疼痛,苔黄脉弦之肝火上攻证,则用清泻肝火法。

本法为寒凉直折之法,容易损伤脾胃阳气,故不能久用;要根据病情轻重和体质强弱,慎重选药;属虚火者,则禁用此法。

三、滋阴降火法

本法是用滋养阴液、清降虚火的方药,解除阴虚火旺的证候,从而达到明目效果的治法。

本法主要适用于阴虚火旺的眼病。临床表现多有起病较缓,症状时轻时重,病程长而易反复发作的特点,如目珠干涩、白睛微赤、黑睛星翳乍隐乍现、瞳神干缺、视瞻昏渺等;常伴有头晕、口干、潮热、颧红、心烦失眠、手足心热、舌质红、苔少、脉细数等全身症状。常用方剂有滋阴降火汤、知柏地黄汤、养阴清肺汤等。

本法主要用于眼病后期。在应用本法时,宜结合脏腑所属,选方用药。滋阴药物易阻碍胃气,又有留邪之弊,用时需兼顾脾胃功能。

四、祛湿法

本法是应用具有祛湿作用的方药,通过祛除湿邪以治疗眼病的方法。本法适用于湿邪外侵或湿浊内蕴所致的一切眼病,如胞睑水肿、睑弦湿烂、胞内粟疮、白睛污黄、翳如虫蚀、混睛障、云雾移睛、视瞻昏渺等,常兼有头重如裹、口不渴或渴不欲饮、胸闷食少、腹胀便溏、四肢乏力、咳吐痰涎等,皆可应用祛湿法治疗。常用方剂有三仁汤、五苓散、甘露消毒丹、除湿汤等。

湿邪侵袭的部位和兼邪各有不同,具体应用宜有所区别。如风湿犯眼,胞睑湿痒,宜用祛风胜湿法;湿热上攻,黑睛溃烂,宜用清热祛湿法;痰湿阻络,胞生痰核,宜用化湿祛痰法;湿浊上泛,视网膜水肿,宜用利水渗湿法。

湿证眼病比较顽固,祛湿法久用又易耗阴伤津,故要根据病情轻重与患者脏腑阴阳气血的情况而慎重用药,阴虚血少与津液亏损者尤应注意。

五、止血法

本法是应用具有止血作用的方药以中止眼部出血的治法。本法适用于各种出血症的早期,如白睛溢血、血灌瞳神、视网膜出血、脉络膜出血及外伤出血等。根据不同的出血原因,止血的具体治法也有不同。例如:血热妄行者,宜清热凉血止血;虚火伤络者,宜滋阴凉血止血;气不摄血者,宜益气摄血;眼外伤者,宜祛瘀止血。常用方剂有宁血汤、生蒲黄汤、十灰散等。

本法属急则治标之法,仅用于出血阶段,若出血已止,而无再出血趋向者,当逐渐转向活血化瘀法,以促进瘀血的吸收。

六、活血化瘀法

本法是用具有活血化瘀作用的方药改善血行,消散瘀滞,促进眼部瘀血吸收的方法。本法适用于有血流不畅,或瘀血停聚的眼病及眼外伤等,症见胞睑青紫肿硬、白睛溢血、白睛紫胀肿起、眼内各部瘀血、视网膜血管瘀滞或阻塞、眼部固定性疼痛及舌有瘀斑等。气为血帅,气行则血行,故临床上应用时常配伍行气导滞药物,以提高疗效。常用方剂有桃红四物汤、血府逐瘀汤、补阳还五汤等。

本法不宜久用,以免耗伤正气,对眼部既有瘀阻,又见气虚证候者,用活血祛瘀力量峻猛的方药应该慎重,必要时可配伍补气药物同用。孕妇忌用本法。

七、疏肝理气法

本法是用具有疏肝解郁,调理气机作用的方药治疗肝气郁滞,以达到明目效果的治法。本法适用于因肝气郁结所致气机不调的一切内、外障眼病。肝开窍于目,由于郁怒伤肝,疏泄失职,肝气郁结,使眼部气机失调而导致目疾者,颇为常见,其中尤以青风内障、绿风内障、视瞻昏渗等内障眼病为多。故无论内、外障眼病,兼有胁胀、胸闷、嗳气、咽部似有物阻、急躁易怒、脉弦等症者,皆可用疏肝理气法治之。常用方剂有柴胡疏肝散、逍遥散等。郁久化火者,宜酌加清火之品,以清肝解郁;肝郁兼有血虚与脾气虚弱者,宜与养血健脾药同用。

由于理气药物多辛燥,因此对阴亏之人须慎用或注意配伍。

八、益气养血法

本法是用具有补养气血作用的方药消除气血虚弱的证候,从而达到明目效果的治法。本法主要适用于各种原因造成的气血不足的眼病,多为慢性内、外障眼病而兼有气血不足的全身表现者,如眼胞重坠、久视眼胀、黑睛陷翳而日久不愈;或外观端好、目无神采、视物渐昏等。常用方剂有当归补血汤、人参养荣汤、参苓白术散等。

因气血相依,关系密切,故益气与养血往往同用,但根据气血偏虚程度上的不同,又有所侧重。例如:睁眼乏力,常欲闭垂,舌淡脉弱者,多偏于气虚,应以益气为主;若因失血或久病,头晕眼花,不耐久视,心悸失眠,多梦易醒,舌淡脉细者,多偏于血虚,应以养血为先。因脾胃为后天之本,气血生化之源,故补气养血时,常要兼顾脾胃。如属虚实夹杂,则可攻补兼施或先攻后补、先补后攻。邪气亢盛而无虚候者,忌用本法。

九、补益肝肾法

本法是用具有补益肝肾作用的方药以消除肝肾亏虚证候,从而达到明目效果的治法。本法适用于肝肾不足的眼病。凡见眼干涩不舒,哭而无泪或冷泪长流,白睛微赤,黑睛边缘陷翳或星点云翳时隐时现,外眼端好而视物昏朦或夜视不明,而兼有头晕耳鸣、健忘、腰膝酸软、夜间口干、男子遗精、女子月经不调、舌红少苔、脉细无力等,皆可用本法治疗。常用方剂有杞菊地黄丸、驻景丸加减方等。至于肾阳偏虚,腰膝酸冷,夜间尿多,畏冷脉沉者,则当重在温补肾阳,可选右归丸等。

凡实证者,当忌用本法,湿邪未尽者不宜早用。

十、退翳明目法

本法是用具有退翳作用的方药消除黑睛翳障,从而达到明目效果的眼科独特治法。本法仅适用于黑睛生翳者。常用方剂有石决明散、滋阴退翳汤、拨云退翳丸等。

退翳之法,须有层次。如疾病初起,星翳点点,红赤流泪,风热正盛,当以疏风清热为主,配伍少量退翳药;若风热渐减,则应逐渐过渡至以退翳明目为主。病至后期,邪气已退,遗留翳障而正气已虚者,则须兼顾扶正,结合全身表现,酌加益气养血或补养肝肾之品。黑睛属肝,不少清肝、平肝、疏肝药物亦有退翳作用,临证时可配伍应用。

黑睛生翳后期,以退翳为主,用药不可过于寒凉,以免邪气冰伏,气血凝滞,翳不易退。若白翳光滑如磁,为气血已定,用药难以消散,故退翳必须及时。

第二节　眼科常用外治法

眼科外治法是运用具有祛风、清热、除湿、活血通络、祛瘀散结及退翳明目等各种不同作用的药物或方法,从外部直接施治于眼部的方法。本法在临床中应用甚为广泛,常与内治法密切配合,对外障眼病尤其如此。

现将常用的外治法介绍如下。

一、点眼药法

本法是将药物直接点于眼部,多用以消红肿、去眵泪、止痛痒、除翳膜。本法适用于外障眼病及部分内障眼病。常用的眼药有眼药水、眼药粉与眼药膏三种。

1. 滴眼药水

眼药水是将药物配成水剂应用。如患者取坐位,令其头部稍微仰起,先在其下眼睑下方放置一块棉球;如患者取卧位,则令其头微偏向患眼侧,先置棉球于小眦侧。令患者双目上视,医生用左手轻轻向下拉开下睑,右手持滴管或滴瓶,将药水滴入白睛下方1~2滴。然后轻轻将上睑提起,并同时放松下睑,使药物充分均匀地分布于眼内,轻轻闭目数分钟即可。一般每日3~4次,或根据病情需要确定滴药次数。如遇急重眼病,次数可增加。

注意:滴眼前要细心查对眼药瓶上的药名、标签与所滴的眼别;滴药时滴管头部不要触及胞睑的皮肤与睫毛,以免污染药液;如滴入毒性药物,则滴后需用手指压迫睛明穴下方1~2分钟,以防药液通过泪窍流入鼻腔,引起中毒。

2. 点眼药粉

眼药粉是将药研制成极细的粉末后应用。用时以小玻璃棒头部蘸湿生理盐水,再蘸药粉,约半粒到一粒芝麻大小,医生用手指轻轻分开胞睑,一般将药物轻轻放置于大眦角处,令患者闭目,以有凉爽感为度。点毕,患者以手按鱼尾穴数次,以助气血流行,闭目数分钟后,渐渐放开,每日3次。注意一次用药不可太多,否则容易因刺激而带来不适,甚至可致红肿刺痛等反应。同时注意玻璃棒头部要光滑,点眼时不能触及黑睛,尤其是黑睛生翳者更应慎重。

3. 涂眼药膏

眼药膏是将药物配成膏剂应用。现一般皆用软管药膏,用时将药膏挤出少许,置于胞睑皮肤患处或眼内白睛下方,轻轻提起下睑后,令患者闭眼,用棉球轻轻按揉胞睑2~3分钟即可。每日3次,或临睡前用一次。

二、熏洗法

熏法是利用药液煮沸后的热蒸汽熏蒸眼部;洗法是将煎剂滤清后淋洗患眼。一般多是先熏后洗,故合称熏洗法。这种方法除由于药物的温热作用使眼部气血流畅,能疏邪导滞外,尚可通过不同的药物直接作用于眼部,达到疏通经络、退红消肿、收泪止痒等效果。

熏洗法适用于胞睑红肿、畏光涩痛、眵泪较多的外障眼病。

临床上可根据不同病情选择适当的药物煎成药液,也可将内服药渣再度煎成熏洗剂。使用前,在煎药锅或盛药的器皿上放一盖板(硬纸板或薄木板均可),并在盖板上开一个洞,洞口大小与眼眶范围大小一样,双眼熏时可开两个洞。药物煎成后,用盖板覆盖在药锅或盛药的器皿口上,将患眼置于洞口熏之。如属胞睑疾患,闭目即可;如属眼珠上的疾患,则要频频瞬目,使药力达于病所。

洗眼时,可用消毒纱布或棉球浸湿药水,不断淋洗眼部;亦可用消毒眼杯盛药液半杯,先俯首,使眼杯与眼窝缘紧紧相贴;然后仰首,并频频瞬目,进行眼浴。每日2~3次,每次1~2分钟。

蒸汽熏眼时,温度不宜过高,以免烫伤,但也不宜因过冷而失去治疗作用。药液必须过滤,以免使药渣入眼。同时,一切器皿、纱布、棉球及手指必须消毒,尤其是黑睛有陷翳者,用洗法时更需慎重。

眼部有新鲜出血或患有恶疮者,忌用本法。

三、敷法

敷法可分为热敷、冷敷、药物敷三种。

1. 热敷

热敷能疏通经络,宣通气血,有散瘀消肿止痛之功,适用于外障眼病伴有目赤肿痛者,亦可用于眼外伤 24 小时后的胞睑赤紫肿痛及较陈旧的白睛溢血、血灌瞳神者。热敷一般可分为湿热敷和干热敷两种。

(1)湿热敷法:先用凡士林或抗生素眼膏涂于胞睑皮肤表面上,呈薄薄的一层,然后用消毒毛巾或纱布数层放于沸水内浸湿,取出后拧干,候温度适中时,即可置于胞睑上,时时更换,以保持温热。每次 20 分钟,每日 3 次。注意温度,以免烫伤皮肤。

(2)干热敷法:用热水袋或玻璃瓶装满热水,外裹薄毛巾,置于胞睑上即可。

脓成已局限的病灶和新出血的眼病,忌用热敷法。

2. 冷敷

冷敷具有散热凉血、止血定痛之功,适用于胞睑外伤后 24 小时内的皮下出血肿胀,亦可用于眼部之赤肿痛甚者。一般可用冷水毛巾或冰块装入袋内冷敷患处。

3. 药物敷法

药物敷法是选用具有清热凉血、舒经活络、散瘀定痛、化痰软坚、收敛除湿、祛风止痒等各种不同作用的药物,直接敷于胞睑及其附近皮肤上的方法,适用于各种外障眼病。胞睑疾患与外伤用药物敷法者较多。

敷药时,先将药物研成细末,根据需要,选用水或茶水、蜜、人乳、姜汁、醋、胆汁、麻油、鸡蛋清等将药末调成糊状,敷于胞睑之上,或敷于太阳穴、额部等处。如为新鲜带汁的药物,则洗净后捣成糊状,用纱布包后敷于患处,亦可用药物煎剂进行湿热敷。

如用干药粉调成糊状敷眼,则干后再涂,以局部保持湿润为度。如为新鲜药物,则以做到清洁、无变质、无刺激性、无毒性为要。药物敷眼还必须注意防止因药物进入眼内而损伤眼珠。

四、冲洗法

1. 结膜囊冲洗法

结膜囊冲洗法是用水或药液直接冲洗眼部的方法,目的是除去结膜囊内的眼眵、异物或化学物质等,适用于眵泪较多的白睛疾患、结膜囊异物、手术前准备及眼化学伤的急救措施等。

(1)操作方法:一般用盛以生理盐水或药液的洗眼壶或吊瓶的胶管来冲洗。冲洗时,如患者取坐位,则令其头稍向后仰,将受水器紧贴颊部;如患者取卧位,则令其头稍偏向患眼侧,将受水器紧贴耳前皮肤,然后轻轻拉开下睑,翻开上睑,固定于睑缘,将冲洗液逐渐由下睑皮肤移到眼内结膜上,并令患者转动眼珠,以扩大冲洗范围。眼眵较多或结膜囊异物多者,应翻转上、下胞睑,充分暴露胞睑内面及穹窿部结膜,进行彻底冲洗。冲洗毕,用消毒纱布揩干眼外部水分,然后除去受水器。

(2)冲洗时应注意:如为卧位冲洗,受水器一定要紧贴耳前皮肤,以免水液流入耳内,或预先于耳内塞一小棉球亦可;如一眼为传染性眼病,应先冲洗健眼,后冲洗患眼,并注意防止污染之冲洗液溅入健眼。

2.泪道冲洗法

泪道冲洗法是用水液冲洗泪道的方法,目的是用来探测泪道是否畅通及清除泪囊中积存的分泌物,适用于冷泪症及漏睛症患者,或作为眼内手术前的常规准备。

(1)操作方法:用0.5%～1%的地卡因溶液点眼2～3次,或用蘸有地卡因溶液的短棉签夹在大眦头上、下泪点之间10～20分钟。麻醉成功后,令患者头向后仰,冲洗者以左手食指将下睑往下拉开,固定于眼眶缘部,暴露下泪点。若泪点过小,可先用泪点扩张器扩张之,继而以右手持装有5～10 mL生理盐水的注射器,将冲洗针头垂直插入下泪点1～2 mm,然后向内转90°,呈水平位,沿泪小管缓慢向鼻侧推进,待进针6～8 mm时,缓缓注入冲洗液。冲洗过程中应注意鼻腔是否有水流出、眼部是否有水反流、推盐水的阻力大小等。冲洗完毕,退出冲洗针头,滴入抗生素眼液。若遇阻力,不可用力强行通过。

(2)冲洗完毕后分析结果:如泪道通畅者,冲洗液可从泪道流入鼻内,水从同侧鼻孔流出;如鼻泪管狭窄,冲洗时有一定的阻力,大部分冲洗液从上泪点反流,仅少量冲洗液通过,进入鼻腔;如鼻泪管阻塞,则冲洗时阻力很大,鼻咽部无水,冲洗液从上泪点反流;若从泪小点反流出黏液脓性分泌物,则为漏睛症;如鼻咽部无水,冲洗液自原泪点或上泪点射出,或觉有坚韧的抵抗感,进水阻力很大,则可能为泪小管阻塞。

五、注射法

1.球结膜下注射

本法是将药物注射到球结膜下的方法,多用来治疗黑睛深层病变及其他眼内病变,也可用于手术前的麻醉。

操作方法:用0.5%～1%的地卡因溶液做表面麻醉。注射时,患者头部应固定不动,注射者用一手的拇指或食指拉开其下睑,另一手持盛有药液的注射器,嘱患者向上注视,充分暴露下方球结膜,然后将注射针头(常用1 mL针管的针头)斜面向上,在角膜缘与穹窿部之间,使针头与角膜缘平行,避开血管,呈10°～15°角刺入球结膜下,注意勿刺伤巩膜(若为散大瞳孔药物,应尽量靠近角膜缘进针)。缓缓注入药液,一般注射量为0.5～1 mL。如需在上方球结膜下注射者,则嘱患者向下注视,并翻转上睑,方法同上。注射后涂入抗生素眼膏,闭目3～5分钟,加眼垫包眼。

结膜下注射若多次反复进行,需注意更换注射部位,以免造成粘连。有刺激性的药物不宜做球结膜下注射。

2.球后注射

本法是将药物注入眼球后部的方法,多用来治疗眼底病变,或用于内眼手术的麻醉。

操作方法:常规消毒患眼下睑及近下睑的眶缘皮肤,嘱患者眼球向内上方注视不动,在眶下缘外、中1/3交界处,将盛有药液的注射器,用齿科5号针头(长35～40 mm)垂直刺入皮肤(亦可从外下方穹窿部进针)进针深1～1.5 cm,然后将针尖倾斜向鼻上方,指向眶尖部,缓缓推进,深达 3~3.5 cm,回抽无回血后,即可缓缓注入药液,一般注射量为 1.5~2.5 mL。出针后稍压针孔,并轻轻按摩眼球,以促进药液迅速扩散。注射过程中注意观察是否出现眼球突出、转动受限、眼睑紧绷等,若有,则为球后出血现象,应迅速拔除针头,以绷带加压包扎 1~2 日,必要时可给予止血药。

第三节　眼科常用针灸疗法

眼为宗脉之所聚,脏腑精气通过经络上滋于目而视物精明。眼科针灸疗法是在辨明眼病的寒热虚实、验明经络的部位之后,选取适当的穴位,利用针刺与艾灸,或补或泻,使经络通畅,气血调和,正复邪除,以退赤消肿,收泪止痛,退翳明目,从而达到治疗眼病的目的。

现将眼科常用穴位及其主治疾病介绍如下。

一、体针常用穴位

(一)眼周围穴位

1.睛明

睛明主治迎风流泪、针眼、上胞下垂、风牵偏视、暴风客热、天行赤眼、火疳、黑睛生翳、圆翳内障及多种瞳神疾病。

2.攒竹

攒竹主治同睛明穴。

3.丝竹空

丝竹空主治针眼、胞轮振跳、上胞下垂、风牵偏视、暴风客热、天行赤眼、聚星障、火疳、瞳神紧小等。

4.瞳子髎

瞳子髎主治针眼、上胞下垂、风牵偏视、青风内障、绿风内障、瞳神紧小、暴盲等。

5.阳白

阳白主治针眼、风牵偏视、黑睛翳障、圆翳内障、青风内障、绿风内障等。

6.鱼腰

鱼腰主治针眼、上胞下垂等。

7.四白

四白主治针眼、胞轮振跳、风牵偏视、近视、远视、聚星障、青风内障、绿风内障等。

8.承泣

承泣主治针眼、流泪症、胞轮振跳、风牵偏视、黑睛翳障、暴盲、近视、远视。

9.球后

球后主治圆翳内障、视瞻昏渺、暴盲、青盲、近视、远视。

10.上明

上明主治青盲。

此外,太阳、风池、翳明、头临泣、头维等头部穴位也常用作配穴应用。

(二)经络远端穴位

经络远端穴位常用的有尺泽、列缺、内关、神门、合谷、曲池、臂臑、外关、养老、肩中俞、三阴交、行间、太冲、足三里、光明、肝俞、脾俞、肾俞、昆仑、气海、四缝等,常与眼周围穴位配用。

二、耳针

耳穴可取耳尖、目$_1$、目$_2$、眼穴,主治天行赤眼、暴风客热、瞳神紧小、青风内障、绿风内障等。

三、梅花针

用梅花针叩打眼眶周围的一些穴位,如睛明、攒竹、鱼腰、四白、丝竹空、太阳等,主治近视、胞轮振跳等。

四、头针

头针常用于视区,在枕外粗隆水平线上,旁开枕外粗隆 1 cm,向上引平行于前后正中线的 4 cm 长直线,即是此区。

操作方法:患者取坐位、平卧位或侧卧位均可,选好刺激区,常规消毒,用 2.5~3 寸的 26~28 号针沿头皮捻转进针,斜刺入头皮下,勿刺在皮内或骨膜上,达到该深度后,加快捻转,频率为每分钟 240 次左右,不能提插。达到麻胀感后,留针 5~10 分钟,再行针 2 次,留针 2 次,即可起针。起针后应以棉球稍加揉压针眼,以防出血。

主治:青盲。

第六章　眼科常见疾病

第一节　针　眼

针眼是胞睑近睑弦部生小疖肿,形似麦粒,易于溃脓的眼病,相当于西医学的睑腺炎(曾称麦粒肿)。

【病因病机】

(1)风邪外袭,客于胞睑而化热,风热壅阻于胞睑皮肤与肌腠之间,灼烁津液,变生疮疡,发为本病。

(2)过食辛辣,脾胃积热,循经上攻胞睑,致营卫失调,气血凝滞,局部化热酿脓。

(3)余邪未尽,热毒蕴伏;或素体虚弱,卫外不固,易感风邪,反复发作。

【诊断】

1.诊断要点

(1)病史:可有屈光不正、反复发作等病史。

(2)临床表现:初起胞睑局部出现微痒痛,若病变发生于靠小眦部者,则红肿焮痛较剧,甚至伴有恶寒、发热、头痛等全身症状。

(3)检查:本病轻者可于数日内自行消散,重者3～5日后,于睑弦近睫毛处出现黄白色脓头,形如麦粒。待肿疡溃破、脓出,则痛减肿消。发于睑内面者,常见睑内局部充血,并露出黄色脓点,可以自行溃破,可伴有耳前或颌下淋巴结肿大及压痛。

2.鉴别诊断

本病应与眼丹、眼痈鉴别。眼丹发病部位同针眼,但眼睑赤痛漫肿,质硬拒按,常有恶寒、发热、头痛等全身症状。眼痈发病部位在眼睑皮下,较针眼病势凶猛,红肿热痛甚,化腐成脓范围大,可波及全部眼睑,并有畏寒、高热、头痛等全身症状。

【辨证治疗】

(一)分型论治

1.风热外袭

证候表现:病初起,局部微有红肿痒痛,并伴有头痛、发热、全身不适等,舌苔薄白,脉浮数。

证候分析:风与热邪皆能作痒,风胜、热胜亦皆致肿。今风热之邪客于胞睑,故胞睑红肿而痒。所见全身表现均为风热袭表之征。

治法:疏风清热。

方药:银翘散加减。本方以薄荷、豆豉、荆芥、桔梗、牛蒡子疏风解表,金银花、连翘清热解毒,配竹叶、芦根、甘草以助清热。临证时,初起偏风重者,可加桑叶、菊花;偏热重者,可去荆芥、豆豉,加黄连、黄芩以助清热解毒。

2. 热毒上攻

证候表现:胞睑局部红肿,硬结较大,灼热疼痛,伴有口渴喜饮、便秘溲赤、苔黄、脉数等。

证候分析:脾胃蕴热,积久而热毒上攻胞睑,阻滞脉络,营卫失调,则疖肿红赤焮痛。内热重,则伴口渴喜饮、便秘溲赤、苔黄、脉数等症。

治法:清热泻火解毒。

方药:泻黄散合清胃散加减。方中石膏、炒栀子清脾胃积热;黄连泻火解毒;防风助散伏火;生地黄、牡丹皮凉血清热;藿香理气,当归和血,且此二药可调和营卫;升麻清热解毒,并引药入阳明;诸药共奏清热泻火解毒之功。临证时,若有便秘者,可加大黄、芒硝;口渴者,可加天花粉清热生津,且有助于消肿排脓。

3. 脾胃虚弱

证候表现:针眼反复发作,但诸症不重。

证候分析:原患针眼,余邪未清,脾胃伏热,不时上攻胞睑,阻滞脉络;或脾胃虚弱,气血不足,正气不固,时感外邪,以致本病反复发作。因正气虚,邪气不盛,故诸症不重。

治法:清解脾胃伏热,或扶正祛邪。

方药:属脾胃伏热者,宜选清脾散加减。方中以石膏、栀子、黄芩清脾胃积热,为主药;防风、薄荷、升麻助主药发散郁伏之火;赤芍凉血,可散血分瘀热;枳壳、藿香、陈皮、甘草理气和中,振复脾胃气机。诸药合用,共奏泻脾伏火、调理脾胃气机的作用。临证属脾胃虚弱者,宜以四君子汤为基础,酌加当归、白芍、山楂、神曲、麦芽等,健脾益气,和血消滞,配伍解毒排脓之品,使其标本兼顾,以收扶正祛邪之功。

(二)外治法

(1)湿热敷:未酿脓者,行局部湿热敷,可助消肿止痛。

(2)手术:已成脓者,当切开排脓。若脓头在眼睑皮肤表面者,切口应与睑缘平行,脓头位于睑内面者,切口应与睑缘垂直,不可伤及睑缘,以利脓液排出。

(三)针法

(1)针刺法:常用穴如攒竹、睛明、丝竹空、瞳子髎、阳白、鱼腰、四白、承泣、合谷、列缺、外关等。一般针眼生于上睑近睑弦靠内眦部,可取攒竹、睛明;靠外眦部,可取丝竹空、瞳子髎;在中间者,可取阳白、鱼腰;在下睑,可取四白、承泣。同时配合远端取穴,如合谷、列缺、外关等。但需注意,眼部取穴应在小疖红肿区以外,手法用中刺激或重刺激。

(2)针挑法:在肺俞或膏肓附近皮肤表面找出红点一个或数个,若不明显,可轻刮之后再找。消毒后,用毫针挑破,挤出黏液或血水。

(四)其他疗法

本病可用抗生素眼药水及眼膏点眼,如诺氟沙星滴眼液、金霉素眼膏等。

【预防与调护】

(1)平时应注意眼部卫生,增强体质,避免偏食,有屈光不正者应及时矫治。

(2)切忌对局部用力挤压,以免造成脓毒扩散,甚至导致疔疮走黄等危证。

(3)注意调节饮食,不过食辛辣、肥甘厚味之品。

第二节　胞生痰核

胞睑内生核状硬结,逐渐长大,而又不红不痛的眼病,称为胞生痰核,主要因痰湿阻结胞睑脉络而致,相当于西医学之睑板腺囊肿(曾称霰粒肿)。

【病因病机】

恣食辛辣厚味,脾胃蕴热生痰,痰热相结,阻滞经络,致气血受阻,气血与痰热瘀结于睑内,逐渐隐起而发为本病。

【诊断】

1. 诊断要点

(1)病史:可有针眼病史或反复发作病史。

(2)临床表现:胞睑内硬核较小,存在日久或渐长不消。

(3)检查:胞睑皮肤颜色正常,无压痛。肿核与皮肤不粘连,推之可移动。翻转眼睑见睑内呈局限性紫红色或灰蓝色。

2. 鉴别诊断

本病应与针眼鉴别,详见表6-1。

表6-1　针眼与胞生痰核鉴别表

病名	发病部位	主症	病程
胞生痰核	睑深部	粘连,存在日久或渐长,若无感染者不化脓,睑内呈局限性紫红色或灰蓝色	缓
针眼	靠近睑弦	局限性红肿焮痛,疖肿中心硬,与睑皮肤粘连,化脓后头小,溃破后自愈	急

【辨证治疗】

(一)分型论治

1. 痰湿阻结

证候表现:较小者无任何自觉症状,较大者可有眼睑重坠感。检查局部,触诊可于胞睑中扪到坚硬且可推动、与皮肤不粘连的硬结。若渐长而较大者,除扪到圆形硬结外,相对应处胞睑皮肤可见隆起,或可见相对应的睑内呈青灰色或紫红色,舌淡,苔薄白,脉缓。

证候分析:痰湿阻滞脉络,气血不循常道畅行,则瘀阻于胞睑内,气血凝结,逐渐隐起而成硬结。日久阻滞越重,硬结渐长大,有碍胞睑开合而感重坠。舌、脉皆为痰湿内蕴之征。

治法:化痰散结。

方药:化坚二陈汤加减。方中陈皮、半夏、白茯苓、生甘草即二陈汤,有燥湿化痰之功;白僵蚕软坚散结,黄连、荷叶清热兼祛湿。全方共奏化痰散结之功。

2. 痰热阻结

证候表现:胞睑胀痛而痒,眼有沙涩感或睑肿难睁;检查局部,轻者胞睑皮色微红,重者红肿;睑内红赤或紫红,甚则溃脓,舌红,苔黄白,脉滑数。

证候分析:痰热相结,阻滞脉络,热邪偏重,郁久化火;或复受外邪,客于受阻脉络,致病情较重而显火热之象,胞睑红赤,重者红肿,睑内红赤,重则紫红,乃火灼津液酿脓。舌、脉皆为痰热之征。

治法:清热散结。

方药:清胃汤加减。方中炒栀子、生石膏、黄连、连翘、黄芩、生甘草清热;炒枳壳、炒苏子、陈皮行气散结;当归尾活血消滞散结;荆芥穗、防风助散郁火。诸药共用,具有清热祛痰、消滞散结的作用。

(二)外治法

(1)湿热敷:初起可在局部进行湿热敷,促其气血畅行,以利散结。

(2)药物敷法:用生南星末加冰片少许,调为糊状,频繁涂于患处,以行气通络,化痰散结。

(3)手术:痰核大者,宜手术治疗,现代多做睑板腺囊肿切开刮除术。术眼按常规消毒,做表面麻醉及局部浸润麻醉后,翻转眼睑,暴露睑结膜,用睑板腺囊肿夹夹住肿核部位。取与睑缘垂直方向,用尖刀在肿核中央切开,再用小刮匙将肿核囊内容物刮净。如囊壁较厚,则可剪除部分已软化的囊壁。术毕,除去睑板腺囊肿夹,压迫止血后,涂消炎眼膏,加眼垫包扎术眼,翌日换药时即可除去眼垫。

【预防与调护】

(1)针眼应及时治疗,避免转化为胞生痰核。

(2)若系老年人术后复发,并迅速增大者,需做病理检查以排除肿瘤。

第三节 椒 疮

椒疮指胞睑内生细小颗粒,色红而坚,粗糙不平,形似花椒的慢性传染性眼病。西医学称本病为沙眼,是由沙眼衣原体感染引起的一种慢性眼病。椒疮是眼科最常见的传染病,其并发症危害严重,是眼科临床重点防治的眼病之一。

【病因病机】

脾胃积热,复感风热邪毒,内热与外邪相结,壅阻于睑内,脉络受阻,气血失和,发为本病。

【诊断】

1. 病史

患者多有疾病接触史,或有不良卫生习惯。

2. 临床表现

病变初起多有眼部不适,或微有痒涩感,或无明显感觉。病情重者,睑内刺痒灼热,沙涩畏光,生眵流泪,视物模糊。

3. 检查

上睑内面红赤,脉络模糊,有细小颗粒,色红坚硬;白睛红赤,黑睛有赤膜下垂、星点翳膜等,危害视力。重症沙眼日久,颗粒溃破,形成大量瘢痕,黑睛赤膜发展,致并发症及后遗症发生,如倒睫拳毛、血翳包睛、黑睛星翳、脾肉黏轮、流泪症与漏睛症、睛珠干燥、上胞下垂等,严重影响视力。眼部分泌物或结膜刮片检查可发现沙眼包涵体,荧光抗体染色或酶联免疫测定等可检测到沙眼衣原体抗原等。

【辨证治疗】

(一)分型论治

1.风热客睑

证候表现:眼痒涩不适,畏光流泪,睑内微红,有少量红赤颗粒。

证候分析:痒涩不适,畏光流泪为风邪所致,睑内之红赤颗粒为风热壅滞睑络而发。因风热客睑尚轻,故睑内微红,所生颗粒较少,自觉症状亦轻。

治法:疏风清热。

方药:银翘散加减。原方疏散风热之邪,临证时可加赤芍、当归以通络消滞退赤。

2.脾胃湿热

证候表现:眼涩痒痛,眵泪胶黏,睑内红赤,颗粒较多,病情缠绵不愈,舌红苔黄,脉濡数。

证候分析:脾胃湿热,复感风邪,内外合邪,上攻胞睑。风盛则涩痒,热盛则红赤而痛,湿热盛则眵泪胶黏,颗粒较多。湿邪难除,病情缠绵。舌、脉皆属湿热内盛之象。

治法:清热祛湿,除风消滞。

方药:清胃散或除风清脾饮加减。前方中以黄连苦寒泻火,生地黄、牡丹皮凉血清热,当归活血消瘀滞,升麻清热解毒,引诸药入阳明,全方共奏清胃凉血消瘀之效。后方中黄连、黄芩、连翘、玄参、知母清脾胃,泻热毒;元明粉、大黄通腑,泻脾胃积热;荆芥、防风疏散风邪;桔梗、陈皮理气和胃祛湿;生地黄配合大黄凉血活血消滞;诸药合用,具有泻热清脾、疏风散邪之效;临证时可加苦参、地肤子、苍术等清热燥湿止痒药物。

3.血热壅滞

证候表现:胞睑厚硬,睑内颗粒累累,疙瘩不平,红赤显著,眼睑重坠难开,眼内刺痛灼热,沙涩畏光,生眵流泪,黑睛赤膜下垂,舌红苔黄,脉数。

证候分析:脾胃热盛,热入血分,循经上攻,壅滞胞睑,则睑内红赤,颗粒累累,疙瘩不平,且胞睑厚硬而致重坠难开。热盛则灼热刺痛。热郁血分,侵犯黑睛,则见赤膜下垂,且涩痛、畏光、流泪等症加重。

治法:凉血散瘀。

方药:归芍红花散加减。方中当归、赤芍、红花、大黄凉血散瘀,连翘、栀子、黄芩、甘草清热解毒,防风、白芷疏风散邪。全方共奏凉血散瘀之功。

(二)外治法

(1)滴眼药:局部点黄连西瓜霜眼药水或化铁丹眼药水、犀黄散等眼药,也可滴用10%~30%磺胺醋酰钠、0.5%金霉素、0.1%利福平等眼药水,每日3~6次,每晚临睡前涂0.5%金霉素眼膏1次,坚持1~3个月可收效。眼珠干燥者,可滴人工泪液或生理盐水。

(2)手术:若颗粒累累者,可用黄连制灯心草或海螵蛸棒摩擦。海螵蛸棒摩擦法:将海螵蛸磨制成棒状,用黄连水煮沸消毒,取出待干备用(若用灯心草,先剪成小段,制法同上,术时用小镊子夹持操作)。术眼先滴1%地卡因液做表面麻醉3次。用生理盐水冲洗结膜囊,术者以左手翻开患者上、下睑,充分暴露穹窿部结膜;右手持制好的海螵蛸棒,以轻快手法上下左右来回多次摩擦睑内面颗粒密集处约1分钟,至见点状渗血为宜。摩擦后,用生理盐水冲洗,并涂抗生素眼膏,间隔5日1次。根据病情,可多次重复进行。操作时应注意消毒,用力不可太重,且不可损伤黑睛。病变严重而且广泛时,可分期进行摩擦。

【预防与调护】

(1)大力开展卫生宣传教育,把本病的危害性、传染途径、诊断与治疗方法,向群众宣传,进行群众性的普查与防治。

(2)改善环境卫生和个人卫生,提倡一人一巾,提倡流水洗脸。患者的洗脸用具要与健康人分开使用,尤其是服务性行业的洗脸用具,必须严格消毒后使用,以免引起交叉感染。

附:沙眼的病因与诊断

沙眼是由沙眼衣原体引起的传染性眼病。

诊断要点:

(1)上睑结膜及上穹窿部有乳头增生肥厚。

(2)在放大镜或裂隙灯下检查时可见早期角膜上缘血管翳。

(3)上穹窿和上睑结膜出现条状或网状瘢痕。

(4)睑结膜上皮细胞刮片发现包涵体或鸡胚,或组织培养分离出衣原体。

在第(1)项基础上,兼有其他三项中的一项者,即可诊断为沙眼。

第四节　睑弦赤烂

睑弦赤烂是以睑弦红赤、溃烂、刺痒为特征的眼病,俗称烂弦风、烂眼边。本病双眼发病,病程长,病情顽固,缠绵难愈。素有近视、远视或营养不良,睡眠不足及卫生习惯不良者易患本病。本病相当于西医学的睑缘炎,可分为鳞屑性、溃疡性、眦性睑缘炎。

【病因病机】

(1)脾胃蕴热,复受风邪,风热合邪结于睑弦,耗伤津液而化燥。

(2)脾胃湿热,外受风邪,风、湿、热三邪攻于睑弦。

(3)风邪引动心火上炎,灼伤睑眦。

【诊断】

1.诊断要点

(1)病史:患者可有屈光不正、营养不良等病史。

(2)临床表现:患者自觉睑弦、眦部痒、痛、灼热不适。

(3)检查:睑弦红赤、溃烂,睫毛根部有鳞屑。睫毛成束,或脱落,或稀疏,甚则成为秃睫。

2.鉴别诊断

本病应注意与风赤疮痍相鉴别。

【辨证治疗】

(一)分型论治

1.风热偏重

证候表现:睑弦红赤,睫毛根部有糠皮样脱屑,自觉灼热刺痒,干涩不适。

证候分析:风盛则痒,风热客于睑弦不散,则灼热刺痒。风热耗伤津液,故睑弦红赤干燥而起皮屑。

治法:祛风止痒,凉血清热。

方药:银翘散加减。银翘散以疏风清热为主,临证时可加赤芍清热凉血,加蝉蜕、葳蕤仁、乌梢蛇等祛风止痒,加天花粉生津润燥,共成疏风止痒、凉血清热之剂。

2. 湿热偏重

证候表现:睑弦红赤溃烂,痛痒并作,眵泪胶黏,睫毛成束,或倒睫,睫毛脱落。

证候分析:风、湿、热邪上攻睑弦,内热盛则红赤痒痛,湿热盛则赤痛溃烂,眵泪胶黏。眵泪黏睫,则睫毛成束。睑弦溃烂,睑皮损伤,故倒睫或秃睫。

治法:祛风清热除湿。

方药:除湿汤加减。方中用荆芥、防风祛风邪;滑石、车前子、木通、茯苓除湿清热;黄芩、黄连、连翘、甘草清热解毒;枳壳、陈皮调理脾胃气机,以助化湿。

3. 心火上炎

证候表现:眦部睑弦红赤糜烂,灼热刺痒,甚者眦部睑弦破裂出血。

证候分析:心火素盛,复受风邪引动,风火上炎,灼伤睑眦,故眦部红赤,灼热糜烂。若风火炽盛,津液受灼,还可致眦部皮肤破裂出血。

治法:清心泻火。

方药:导赤散和黄连解毒汤加减。用导赤散以清心导热下行,用黄连解毒汤以泻火解毒,合为清心泻火解毒之剂。

(二)外治法

(1)药水洗眼:偏风重者,可用二圣散;偏湿重者,可用疏风散湿汤;偏热重者,可用万金膏等,煎水过滤外洗。

(2)滴眼药:可用鸡蛋黄油膏或铜绿膏外搽,也可用熊胆眼液、抗生素眼药水或眼膏。

【预防与调护】

(1)矫正屈光不正,注意用眼卫生,锻炼身体,增强身体素质,以预防本病。

(2)已患病者,避免因眼痒不适而揉搓,应及早治疗,以免病情加重。

第五节 上胞下垂

上胞下垂是指上胞提举无力或不能自行提起,以致睑裂变窄,甚至掩盖部分或全部瞳神而影响视物的眼病,相当于西医学之上睑下垂。

【病因病机】

(1)先天禀赋不足,命门火衰,心脾阳虚,主肌无力。

(2)脾阳虚弱,中气不足,眼带无力。

(3)脾虚中气不足,湿聚为痰,或风痰乘虚阻络,以致胞睑失养而抬举无力。

【诊断】

1.病史

先天性者,自小发病,且随年龄增长而加重。

2.临床表现

睁眼向前平视时,上胞遮盖黑睛上缘超过 2 mm,甚至遮盖瞳神。单眼上胞下垂者,患眼睑裂宽度小于健眼。属先天性者,患者自幼即双眼上胞下垂,终日不能抬举,视物时需仰首举额张口,甚至须以手提起上胞方能视物。属后天性者,双胞下垂,上午轻而下午重,或休息后减轻,劳累后加重,重者可伴有视一为二、身疲无力、吞咽困难等症。

3.检查

双眼上胞下垂者,具有额部皮肤皱褶、眉毛高耸的特殊面容和仰头视物的特殊姿态。注射新斯的明后症状可消失或缓解。

【辨证治疗】

(一)分型论治

1.命门火衰,脾阳不足

证候表现:自幼双眼上垂,无力抬举,视物时仰首举额张口,或以手提睑。

证候分析:命门乃五脏六腑之本,十二经脉之根,元气之所系。先天禀赋不足,命门火衰,则脏腑、经络阳气不足。脾阳不足,约束失养,睑肌无力,则胞睑垂缓难睁。是故命门火衰,导致脾阳不足,可引起上胞下垂。

治法:温肾阳,益化源。

方药:右归饮加减。方中熟地黄、山药、山萸肉、枸杞子培补肾阴;肉桂、附子温肾阳,补命门之火,且助脾之阳;杜仲强肾益精,炙甘草补中益气,加人参、白术则可助附子温补脾阳,共奏补命门,助脾阳之功。

2.脾虚失运,中气不足

证候表现:上胞下垂,晨起病轻,午后加重。病重者,眼珠转动不灵,视一为二,并有周身乏力,甚至吞咽困难等。

证候分析:"约束"为肌肉之精,脾主肌肉,脾虚中气不足,脾阳不升,睑肌无力,故上胞下垂;眼带失养,则眼球转动不灵;因脾不转输精气于四肢,故身疲乏力。咽主通利水谷,脾胃阳气虚,故吞咽无力。午后阳气衰减,故症状较午前加重。

治法:升阳益气。

方药:补中益气汤加减。方中黄芪、人参、白术、甘草益气健脾补中,当归补血,陈皮健脾行气,升麻、柴胡升阳举陷。诸药共奏升阳益气之功。

3.风痰阻络

证候表现:单侧突然上胞下垂,无力上提,眼珠转动不灵,目偏视,视一为二;头晕恶心,泛吐痰涎;舌质红,苔白厚腻,脉弦滑。

证候分析:脾虚健运失司,湿聚成痰,风邪乘虚而入,风痰阻络,眼带松弛不用,则可见单侧上胞下垂、眼珠转动不灵、目偏视等。

治法:祛风化痰通络。

方药:正容汤加减。临证可加络石藤、海风藤、石菖蒲以疏风通络;若伴血瘀者,加川芎、当归、丹参、路路通等以祛瘀通络。

(二)其他疗法

(1)针刺疗法:攒竹透睛明,鱼腰透丝竹空,太阳透瞳子髎,并配用足三里、三阴交等,每日或隔日 1 次,10 次为 1 个疗程。

(2)神经干电刺激疗法:取眶上神经与神经刺激点(位于耳上与眼外角连线中点,即面神经的分布点),眶上神经接负极,面神经接正极,每次 20 分钟左右,隔日 1 次,10 次为 1 个疗程,间隔 5 日,再行第二疗程。

(3)手术疗法:先天性上睑下垂者,可考虑行手术治疗。

【预防与调护】

(1)优生优育,做好孕期保健,减少或避免遗传因素。

(2)后天性者须避风寒,调脾胃,勿过劳。

第六节 冷 泪

冷泪指清稀泪液溢出睑弦,泪无热感的眼病,多发于妇女、老年人,单眼或双眼皆可发病。西医学的泪点位置异常、泪道阻塞或排泄功能不全引起的溢泪与本病相类似,可参考本病治疗。

【病因病机】

(1)肝血不足,泪窍不密,风邪外袭而致迎风泪出。

(2)气血不足,或肝肾两虚,不能约束其液,而致冷泪常流。

(3)椒疮邪毒侵入泪窍,或外伤等导致泪窍狭窄或闭塞,引起泪液外流。

【诊断】

1.诊断要点

(1)临床表现:患眼迎风流泪或无时泪下,迎风加重,眼部无红赤肿痛。

(2)检查:睑弦或泪窍外翻,或无异常;冲洗泪道时,泪道畅通或狭窄,或有阻塞。

2.鉴别诊断

本病应注意与漏睛相鉴别。

【辨证治疗】

(一)分型论治

1.肝血不足,复感外邪

证候表现:患眼无赤痛,迎风流泪,兼头晕目眩,面色少华,脉细无力。

证候分析:肝开窍于目,肝血不足,泪窍虚损,感受风邪,则迎风泪出。肝血不足,则头晕、面色少华。脉细无力属里虚之候。

治法:养血祛风。

方药:止泪补肝散加减。方中地黄、白芍、当归、川芎补血养肝,刺蒺藜、木贼、防风、夏枯草祛风止泪。临证时,若流泪迎风加重者,可加白薇、菊花、石榴皮等以加强祛风止泪之力。

2.气血不足,收摄失司

证候表现:患眼不红不痛,流泪频频,泪水清冷稀薄,兼面色少华,神疲体倦,健忘怔忡,舌淡苔薄。

证候分析:脏腑虚弱,气血不足,不能收摄其液,则眼泪频下。脏虚无火,则泪液清冷稀薄。脾虚不运,生化乏源,气血衰少,则神疲倦怠,面色少华,舌淡苔薄,脉细弱。心血不足,不能养心,心神不宁,则健忘、怔忡。

治法:益气养血,收摄止泪。

方药:八珍汤加减。方中党参、白术、茯苓、甘草补气健脾,熟地黄、白芍、当归、川芎补血活血。诸药合用,为气血双补之良方。临证时,若迎风泪多者,可加防风、白芷以祛风止泪,标本同治;若冬月泪多,有畏寒、肢冷、苔白腻者,可加细辛、桂枝等温经祛寒。

3.肝肾两虚,约束无权

证候表现:眼泪常流,拭之又生,清冷而稀薄,兼头昏耳鸣,腰膝酸软,脉细弱。

证候分析:泪为肝之液,肾为水脏,肝肾同源,约束无权,则冷泪长流;肝肾不足,精血亏虚,则见头昏耳鸣,腰膝酸软,脉细弱。

治法:养肝益肾,固摄止泪。

方药:左归饮加减。方中熟地黄滋补肝肾,养血益精,为方中之主药;山萸肉、枸杞子助主药补肝肾,山药补脾肾,茯苓健脾渗湿,甘草调和诸药。临证时,肾阳虚者,加巴戟天、肉苁蓉、桑螵蛸以加强补阳作用;迎风尤甚者,加防风、白芷。

(二)外治法

(1)滴滴眼液:可点用八宝眼药或硫酸锌眼液。

(2)手术疗法:对于泪道高度狭窄或阻塞者,可进行泪道探查术或泪道扩张术、泪小管吻合术和泪囊鼻腔吻合术等。

(三)针灸疗法

本病用针刺疗法效果甚佳,方法是取同侧睛明穴,进针 5～8 分深,留针 10～15 分钟,每日或隔日 1 次。若泪液较多,可将针用火烧热,待温后再针。

【预防与调护】

(1)按摩眼部,以改善症状。

(2)进行野外工作时注意做好防护,配戴眼镜,减少风沙对眼的刺激。

第七节　漏　睛

漏睛是以大眦部常有黏液或泪液自泪窍外漏为特征的眼病,又名目脓漏、漏睛脓出外障。本病是一种常见病,成人或老年人最多,女性多于男性。本病有一眼独病者,也有两眼俱病者,但以一眼独病者为多。本病相当于西医学之慢性泪囊炎。

【病因病机】

(1)外感风热,停留泪窍,泪道不畅,泪液受灼而变稠浊,满溢而出。

（2）心经伏火,脾蕴湿热,上攻泪窍,热伏日久,积聚成脓,浸渍于大眦之间。

【诊断】

1. 诊断要点

（1）病史:患者可有椒疮、鼻窒、鼻痔等病史。

（2）临床表现:患者自觉隐涩不舒,但无痛感,不时泪下,眦头常湿,拭之又生,内眦常有黏液或脓液自泪窍溢出。

（3）检查:大眦角可有黏液或脓液积聚;按压睛明穴下方,有黏液或脓液自泪窍溢出。冲洗泪道可有黏液或脓液反流。

2. 鉴别诊断

本病应与冷泪相鉴别。冷泪按压内眦部无黏液或脓液流出,而本病在按压或冲洗泪道时有黏液或脓液自泪窍溢出。

【辨证治疗】

（一）分型论治

1. 风热停留

证候表现:大眦头皮色如常,或睛明穴下方稍显隆起,按之不痛,可有少量浊黏泪液自泪窍溢出,或按之而出。自觉隐涩不舒,时而泪出,或时觉有涩水黏睛。

证候分析:风热客于大眦,泪液受灼而变稠浊,积久则满,故睛明穴下方稍显隆起,浊液自泪窍溢出;泪窍闭塞,则常自泪流,稠浊黏液外溢,泪自常流;目窍不洁,则时觉涩水黏睛,隐涩不舒。内热不盛,则大眦头皮色如常,按之不痛。

治法:疏风清热。

方药:白薇丸加蒲公英。方中防风、羌活、白蒺藜祛风散邪,白薇、蒲公英清热解毒,石榴皮收敛止泪。全方可祛风清热,但清热之力较弱。临证时,若热势偏盛,可加金银花、连翘;若眦部稍有隆起,压之不痛,头昏眼花,腰膝酸软者,为肝肾不足之象,可加菊花、枸杞子、补骨脂等。

2. 心脾湿热

证候表现:大眦头微红,稠黏脓液常自泪窍溢出,浸渍睑眦,拭之又生,尿赤,苔黄腻。

证候分析:心有伏火,脾有湿热,循经上攻睑眦,则大眦微红。闭塞泪窍,积聚成脓,满溢而出,则稠黏脓液常自泪窍流出,浸渍睑眦,拭之又生。心火移热于小肠,脾经湿热上蒸,则尿赤、苔黄腻。

治法:清心利湿。

方药:竹叶泻经汤加减。方中竹叶、黄连清心火,大黄、栀子、黄芩、升麻清脾泻热,泽泻、车前子助竹叶清热利湿,茯苓、甘草配升麻理脾渗湿,用柴胡、决明子以加强清火之力,羌活能除膀胱经之风湿,赤芍祛瘀滞,全方总以泻积热、祛湿滞为主。临证时,若脓多稠黏,可去羌活,加天花粉、漏芦、乳香、没药等,以加强清热排脓、祛瘀消滞的作用;若大便不硬,实热不盛者,亦可用蜜剂解毒丸缓调之。

（二）外治法

（1）滴眼药:可用八宝眼药或抗生素眼药滴眼,每日3～6次。

(2)泪道冲洗或手术:用黄连水或抗生素药液冲洗泪道,每日 1 次。婴幼儿可行泪道探通术。必要时可行泪囊摘除术、泪囊鼻腔吻合术等。

【预防与调护】

(1)对椒疮、鼻齆或流泪患者,应及时治疗,防止并发漏睛。

(2)本病治疗时间较长,必须坚持经常用药。在点外用药前,先按压内眦部,将黏液或脓液挤干净。

(3)本病患者应忌食辛辣刺激性食物,以防脾胃积热,引发漏睛疮。

第八节　暴风客热

本病是外感风热,猝然发病,且有明显红肿热痛的眼病,故名暴风客热,最早见于《银海精微》。本病类似于西医学的急性细菌性结膜炎。

【病因病机】

多因风热之邪外袭,客于内热阳盛之人,内外合邪,风热相搏,上攻于目而猝然发病。

【诊断】

1.临床表现

患眼沙涩、灼痛、刺痒、畏光、眵泪胶黏,可伴恶寒、发热、流涕等症。

2.检查

胞睑红肿,睑内面红赤,粟粒丛生,白睛红赤,甚则白睛赤肿隆起。

【辨证治疗】

(一)分型论治

1.风重于热

证候表现:胞睑肿胀,白睛红赤,痒痛兼作,粟粒丛生,畏光多眵。患者多伴有头痛鼻塞,恶风发热,舌苔薄白或微黄,脉浮数等。

证候分析:风热外袭,则胞睑肿胀,白睛红赤,痒痛兼作,粟粒丛生,畏光多眵。风邪外袭,内热不重,则有头痛鼻塞,恶风发热,舌苔薄白或微黄,脉浮数等。

治法:疏风解表,兼以清热。

方药:羌活胜风汤加减。本方以柴胡、荆芥、防风、前胡、羌活、独活、薄荷祛散风邪;川芎、白芷散邪通络活血;白术、甘草、枳壳调脾胃,以助升发之气;黄芩清上焦热,桔梗引药上行,并开肺气。临证时,若风邪不盛,可去羌活、独活。

2.热重于风

证候表现:白睛浮肿,赤痛较重,胞睑红肿,眵多胶结,重者可见灰白色伪膜附着,热泪如汤,怕热畏光。全身并见口渴溺黄、苔黄、脉数等,甚则可有大便秘结、烦躁不宁。

证候分析:火热之邪上扰,兼心肺素有积热,则胞睑及白睛红肿,眵泪胶结,怕热畏光。口渴溺黄,大便秘结,烦躁不安,脉数,苔黄等皆是热重之象。

治法:清热泻火,兼以疏风。

方药:泻肺饮加减。方中以石膏、黄芩、桑白皮清热泻肺;栀子、连翘、木通、甘草清心导赤;

羌活、防风、荆芥、白芷祛风散邪;赤芍活血止痛。临证时,可加枳壳行气导滞;大便秘结者,可加大黄、芒硝泻火通腑。

3.风热并重

证候表现:白睛赤肿,疼痛而痒,恶热畏光,泪多眵结。全身表现为头痛鼻塞,恶寒发热,便秘溲赤,口渴引饮,舌红苔黄,脉数有力等。

证候分析:患者平素内热较重,而复感风热之邪,表里交攻,故局部及全身表现为风热并重之征。

治法:祛风清热,表里双解。

方药:防风通圣散加减。方中以荆芥、防风、薄荷、麻黄疏风解表;大黄、芒硝、滑石、甘草通二便,泻里热;栀子、黄芩、连翘、石膏、桔梗清热泻火,解肺胃之热;当归、白芍、川芎、白术和血理脾,使全方祛风而不伤表,泻热而不伤里,可收表里双解之功。

(二)外治法

(1)滴眼药:用黄连西瓜霜眼药水、熊胆眼药水或10%～50%千里光眼药水滴眼。

(2)熏洗法:以蒲公英、野菊花、黄连等煎水熏洗患眼,每日1～2次。

(三)针刺疗法

(1)针刺:取合谷、曲池、攒竹、丝竹空、睛明、瞳子髎等穴,每次选3～4穴,每日1次。

(2)点刺放血:点刺眉弓、眉尖、耳尖、太阳等部,放血1～2滴,每日1次。

【预防与调护】

(1)注意个人卫生,不用脏手揉眼睛。

(2)患者物品注意隔离和消毒,防止交叉感染。

(3)患眼禁忌包扎或涂眼药膏。

(4)医护人员诊治患者后应洗手消毒,防止院内感染。

第九节　天行赤眼

天行赤眼指白睛暴发红赤,眵多黏结,常累及双眼,能迅速传染并引起广泛流行,多于夏、秋之季发病,患者常有传染病接触史。本病与西医学之急性传染性结膜炎相似。

【病因病机】

外感疫疠之气,或兼肺胃积热,内外合邪,交攻于目而发病。

【诊断】

1.诊断要点

(1)病史:流行季节,起病急,或有接触史,双眼同时或先后发病。

(2)临床表现:患眼沙涩、灼痛、畏光流泪,甚者热泪如汤,或眵清稀。全身表现为头痛、发热、四肢酸痛等。

(3)检查:胞睑红肿,白睛红赤,甚至红赤臃肿,睑内颗粒丛生,或有伪膜,或见白睛溢血,呈点状或弥漫性,严重者可见黑睛生星翳,颌下或耳前有瘰核。

2. 鉴别诊断

本病应注意与瞳神紧小、绿风内障相鉴别。

【辨证治疗】

(一)分型论治

1. 初感疠气

证候表现:疾病初起,患眼沙涩、灼痛、畏光流泪,但不严重,全身症状多不明显。

证候分析:因患者内热不重,外邪初感,则局部之病变较明显,而全身之脉症尚无明显改变。

治法:疏风散邪,兼以清热。

方药:驱风散热饮子加减。方中以防风、羌活、牛蒡子、薄荷疏风散邪;连翘、栀子、甘草清热解毒;因疫毒壅滞脉络,故用大黄、赤芍、川芎以凉血活血。

2. 肺胃积热

证候表现:患眼灼热疼痛,胞睑红肿,白睛赤丝鲜红满布,眵泪黏稠,兼有头痛烦躁,或便秘溲赤,苔黄,脉数。

证候分析:因患者肺胃素有积热,复感疫疠之气,内外合邪,故局部症状较重,可见胞睑红肿、白睛赤丝鲜红满布、眵泪黏稠等。头痛、烦躁、便秘溲赤、脉数、苔黄等皆为里热实证的表现。

治法:清热泻火,解毒散邪。

方药:泻肺饮加减。临证时,若白睛溢血,则加紫草、生蒲黄、生地黄以凉血止血;黑睛生翳者,加白蒺藜、谷精草、木贼草等清热退翳。

(二)外治法

(1)滴滴眼液:用鱼腥草滴眼液、抗病毒药液或抗生素眼液滴眼,每日数次。

(2)洗眼法:选用银花、蒲公英、大青叶等煎水熏洗眼睛,每日 1～2 次;或者用双黄连注射液冲洗眼部,每日 1～2 次。

(三)针刺疗法

方法同"暴风客热"。

【预防与调护】

(1)流行季节,健康人可常用治疗本病的眼药水滴眼,保持眼部卫生,也可用菊花、夏枯草、桑叶等煎水代茶饮。

(2)应注意隔离,避免患者到公共场所,尤应禁止其到游泳池游泳,以免引起传播流行。

(3)患者的手帕、洗脸用具、枕套及儿童玩具等用品均需隔离与消毒。

(4)医护人员接触过患眼的手和医疗器械,以及污物等均需严格消毒处理。

(5)本病禁忌包眼,因包眼会使热毒更盛,加重病情。

第十节　白涩症

白涩症是指眼部赤肿不显,只觉眼内干涩不舒的慢性眼病。本病之病名首见于《审视瑶函》,类似于西医学之慢性结膜炎或浅层点状角膜炎。

【病因病机】

(1)暴风客热或天行赤眼治疗不彻底,余热未清,隐伏肺脾之络所致。

(2)肺阴不足,目失濡润。

(3)饮食不节,或嗜好烟酒,偏好辛辣之品,致脾胃蕴积湿热,清气不升,目窍失养。

(4)肝肾亏损,阴血不足,目失濡养。

【诊断】

1. 病史

患者多有用眼过度、屈光不正,或有天行赤眼、暴风客热等病史。

2. 临床表现

患眼干涩不爽,瞬目频频,灼热微痒,怕见强光,不耐久视,眵多色白或无眵。

3. 检查

白睛不红不肿,或见赤脉隐隐,或黑睛有细小星点。

【辨证治疗】

(一)分型论治

1. 邪热留恋

证候表现:常见于暴风客热或天行赤眼治疗不彻底,以致白睛遗留少许赤丝细脉,迟迟不退,睑内亦有轻度红赤,可有少量眼眵及畏光流泪、干涩不爽等。

证候分析:因热邪伤阴,余邪未尽,肺脾伏热,则隐隐可见白睛及睑内有赤丝细脉,迟迟不退,畏光流泪,眼眵不多。邪热阻络,血气不通,津液失布,则目干涩不爽。

治法:清热利肺。

方药:桑白皮汤加减。方中桑白皮、黄芩、菊花、旋覆花、桔梗、地骨皮清肺热,利肺气;玄参、麦冬补肺阴,清伏火;茯苓、泽泻利湿明目;甘草调和诸药。临证属伤阴而无湿者,可用本方去茯苓、泽泻。

2. 肺阴不足

证候表现:眼干涩不爽,泪少,久视容易疲劳,甚至视物不清,白睛如常或稍有赤脉,黑睛可有细点星翳,病势迁延难愈。患者可表现为干咳少痰,咽干便秘,偶有烦热,苔薄少津,脉细无力。

证候分析:阴虚则目干涩而泪少,不耐久视。肺阴不足,则可见干咳少痰、咽干便秘、苔薄少津、脉细等之候。

治法:滋阴润肺。

方药:养阴清肺汤加减。方中生地黄、玄参、麦冬、白芍养阴清肺润燥,牡丹皮助生地黄、玄参凉血解毒而散结,贝母清热散结,薄荷宣肺利咽,清散肺热,甘草调和诸药。临证时可加夏枯草、连翘清热解毒散结。

3. 脾胃湿热

证候表现:眼干涩隐痛,白睛淡赤,睑内可有粟粒样小泡,眦部有白色泡沫样眼眵,胞睑有重坠之感,病程持久而难愈,患者可有口黏或口臭、便秘、溲赤而短、舌苔黄腻、脉濡数等。

证候分析:湿邪阻遏,清气不升,目失濡养,则白睛干涩隐痛。湿热蕴于胞睑,则胞睑重坠,睑内生粟疮。湿热上蒸,则白睛淡赤或目眦生眵。湿热内阻,浊气不降,则口黏口臭,便秘不爽,溲赤而短。舌苔黄腻,脉濡数为湿热之征。

治法:清利湿热,宣畅气机。

方药:三仁汤加减。方中杏仁苦辛,轻开上焦肺气,气化则湿亦化;白豆蔻芳香苦辛,行气化湿;薏苡仁甘淡,渗利湿热;制半夏、厚朴行气散满除湿;滑石、通草、竹叶增强清利湿热之功。诸药合用,宣上,畅中,渗下,使湿利热清,诸症自解。

4.肝肾亏损,阴血不足

证候表现:眼干涩畏光,双目频眨,视物欠佳,白睛隐隐淡红,久视则诸症加重。全身可兼见口干少津,腰膝酸软,头晕耳鸣,夜寐多梦,舌红苔薄,脉细等。

证候分析:肝肾亏损,阴血不足,目失所养,则眼干涩而频频眨目,且视物不清。阴亏虚火上蒸,则白睛隐红。阴血亏耗,则口干,舌红少津。肝肾亏虚,脑及骨骼失养,则头晕耳鸣,腰膝酸软。阴血不足以安魂,则夜寐多梦。舌红苔薄、脉细为肝肾亏损,阴血不足之象。

治法:补益肝肾,滋阴养血。

方药:杞菊地黄丸加减。方中以熟地黄滋肾填精为主,辅以山萸肉养肝肾,山药补益脾肾之阴,三药合用,具有三阴并补之功;又配茯苓健脾渗湿,以助山药之益脾;泽泻清泻肾火,并防熟地黄之滋腻;牡丹皮清肝肾之热,以制山萸肉之温;前药合用,补中有泻,寓泻于补,加枸杞、菊花,更增养肝明目之效。临证时可加当归、白芍,以养血和营,使目得血荣,实乃治本之方也。

(二)外治法

滴滴眼液:可用各种人工泪液、黄连西瓜霜眼药水或10%～50%千里光眼药水滴眼。

(三)针刺疗法

取攒竹、睛明、丝竹空、四白、太阳、列缺、尺泽、合谷、太溪等穴,每次局部选2～3穴,远端选2～3穴,每日2次,交替针刺。

【预防与调护】

(1)积极治疗天行赤眼、暴风客热等眼病。

(2)生活规律,合理安排作息,避免熬夜和过用目力。

(3)注意眼部卫生,防止风沙烟尘及外界不良刺激等。

(4)避免局部用药时间过长,种类过多。

第十一节　聚星障

聚星障是黑睛上生多个细小星翳,伴涩痛、畏光流泪的眼病。本病病名首见于《证治准绳·杂病·七窍门》,常在热病后、慢性疾病或月经不调等阴阳气血失调的情况下发病,多单眼为患,也可双眼同时或先后发生。本病病程较长,易反复发作。若治不及时,则可变生花翳白陷、凝脂翳等,愈后可遗留瘢痕翳障,影响视力。本病与西医学之单纯疱疹病毒性角膜炎相类似。

【病因病机】

(1)风热或风寒之邪外侵,上犯于目。

(2)外邪入里化热,或因肝经伏火,复受风邪,风火相搏,上攻黑睛。

(3)过食煎炒五辛,致脾胃蕴积湿热,熏蒸黑睛。

(4)肝肾阴虚,或热病后阴津亏耗,虚火上炎。

【诊断】

1.诊断要点

(1)病史:患者多有感冒、发热、劳累或精神刺激等诱因,或有反复发作史。

(2)临床表现:患者自觉沙涩疼痛,畏光流泪,视力减退。

(3)检查:病变早期黑睛可有多个针尖或细小星翳,继之相互融合为树枝状或地图状,荧光素钠染色阳性。病变位于深层者,形如圆盘状,荧光素钠染色阴性。病变区知觉减退,可有不同程度的抱轮红赤。严重者可波及瞳神,致瞳神紧小,黄仁肿胀,神水混浊等。

2.鉴别诊断

本病应注意与凝脂翳等相鉴别。

【辨证治疗】

(一)分型论治

1.风热上犯

证候表现:黑睛骤生星翳,抱轮红赤,畏光隐涩,发热恶寒,热重寒轻,咽痛,舌苔薄黄,脉浮数。

证候分析:风性轻扬,热性炎上,风热上犯于目,则见黑睛骤生星翳,抱轮发红等;风邪入侵,卫气失宣,则发热恶寒;热为阳邪,则发热重,恶寒轻;风热上犯于咽,则咽痛;舌苔薄黄,脉浮数为风热在表之征。

治法:疏风散热。

方药:银翘散加减。原方辛凉解表,清热解毒。临证时可加板蓝根、大青叶、紫草,以增强解毒之功。

2.风寒犯目

证候表现:黑睛星翳,抱轮微红,畏光流泪,恶寒发热,寒重热轻,舌苔薄白,脉浮紧。

证候分析:风寒外袭,上侵于目,则见黑睛星翳、抱轮微红等;风寒束表,卫阳受遏,则恶寒发热;寒为阴邪,则恶寒重,发热轻;舌苔薄白,脉浮紧为风寒在表之征。

治法:发散风寒。

方药:荆防败毒散去枳壳。方中羌活、独活、荆芥、防风、川芎辛温发散风寒;前胡、柴胡、桔梗辛散风邪,也可载药上行,以利头目。诸药配合,可治风寒翳障。

3.肝火炽盛

证候表现:星翳渐次扩大加深,白睛混赤,胞睑红肿,畏光流泪,头痛溲赤,口苦苔黄,脉弦数。

证候分析:黑睛属风轮,内应于肝,肝经素有伏热,又夹外邪,内外相搏,以致肝火炽盛,火性上炎,黑睛受灼,则见病变扩大加深,症状剧烈;头痛溲赤、口苦、苔黄、脉数均为肝火炽盛之候。

治法:清肝泻火。

方药:龙胆泻肝汤加减。方中龙胆草、栀子、黄芩、柴胡清泻肝胆实热;泽泻、木通、车前子清利小便;生地黄、当归滋阴养血,使邪去而正不伤。临证时,若大便秘结者,加大黄、芒硝;大便通者,去大黄、芒硝,可加金银花、蒲公英、千里光等清热解毒之品。

4.湿热蕴蒸

证候表现:黑睛星翳,反复发作,缠绵不愈,头重胸闷,溲黄便溏,口黏,舌红,苔黄腻,脉濡。

证候分析:过食辛辣肥甘厚味,脾胃湿热,湿性重浊黏腻,与热邪胶结,留恋不去,故病情缠绵,反复发作。清阳被阻,气机不利,则头重胸闷。脾为湿困,运化失职,则便溏、口黏。舌红、苔黄腻、脉濡皆是湿热之征。

治法:化湿清热。

方药:三仁汤加减。方中杏仁、薏苡仁、蔻仁开上、宣中、利下,芳香以化湿浊;半夏、厚朴苦温燥湿;通草、竹叶、滑石清利湿热。诸药合为化湿清热之剂,待服至舌苔退净,湿化热清,则可改服退翳明目之剂。

5.阴虚邪恋

证候表现:病情日久,迁延不愈,星翳疏散,抱轮微红,畏光较轻,眼内干涩不适,舌红少津,脉细或数。

证候分析:素体阴虚或热病伤阴,以致阴虚无力抗邪,邪气久留不解,则黑睛星翳,迁延不愈。阴亏而虚火上炎,则抱轮微红,畏光较轻。阴津不足,目失濡养,则眼内干涩不适。舌红少津、脉细为阴虚津亏之征。

治法:滋阴散邪。

方药:加减地黄丸去枳壳、杏仁。方中重用生地黄、熟地黄滋养肾水,当归柔润养血;牛膝性善下行,与二地合用,以降上炎之虚火;羌活、防风祛风散邪退翳。诸药配合,则能滋阴散邪,退翳明目。临证时,若气阴不足者,加党参、麦冬益气生津;虚火甚者,加知母、黄柏滋阴降火。此外,可加菊花、蝉蜕等,以增退翳明目之功。

(二)外治法

(1)滴滴眼液:用鱼腥草滴眼液、熊胆眼药水滴眼,每日6次以上;或用无环鸟苷、环胞苷滴眼液滴眼;伴瞳神缩小者,须滴用扩瞳剂,如1%阿托品滴眼液,次数视病情而定;黑睛深层病变呈圆盘状者,用抗病毒药的同时,可以短期局部慎重使用糖皮质激素治疗。

(2)湿热敷:用秦皮、金银花、黄芩、板蓝根、大青叶、紫草、竹叶、防风等煎水湿热敷。

(3)球结膜下注射:病情重者,用鱼腥草注射液做球结膜下注射,每日或隔日1次。

(三)针刺疗法

针刺可选用睛明、四白、丝竹空、攒竹、合谷、足三里、光明、肝俞等穴,每次取局部1~2穴,远端1~2穴,每日1次。

【预防与调护】

(1)平素要注意锻炼身体,保持七情和畅,饮食注意清淡,忌食辛辣之品,保持大便通畅,以使体内阴阳气血相对协调。

(2)如感冒等热性病发生,须注意眼部病情,如有不适,应及时到眼科就诊,做到早期发现,早期治疗。

(3)注意眼部清洁,切不可乱加揉擦。在强光下或外出时,应戴防护眼镜。

(4)黑睛呈树枝状或地图状者,应禁用糖皮质激素。

第十二节　花翳白陷

花翳白陷是以黑睛生翳,灰白混浊,四周高起,中间低陷,形如花瓣为主要特征的眼病。本病之病名首见于《秘传眼科龙木论》。其病情严重者,可伴瞳神紧小,若黑睛溃破,黄仁自溃口突出,则可变生蟹睛等恶候。本病愈后常留瘢痕,严重影响视力,类似于西医学的某些角膜溃疡。

【病因病机】

本病多因外感风热毒邪,肺肝火炽于内,内外相搏,攻冲风轮所致。

【诊断】

1. 诊断要点

(1)临床表现:眼内碜涩、疼痛,流泪难睁,患眼刺痛或头目剧痛。

(2)检查:胞睑肿胀,畏光流泪,白睛抱轮红赤或白睛混赤,黑睛生翳溃陷,四周略高起,中心低陷,边缘不整齐,荧光素钠染色呈阳性。伴有瞳神紧小、神水混浊或黄液上冲等。

2. 鉴别诊断

本病初起时应注意与凝脂翳相鉴别。

【辨证治疗】

(一)分型论治

1. 肺肝风热

证候表现:黑睛骤起白翳,中间低陷,状如花瓣,或如鱼鳞,但未扩展,畏光流泪,红赤疼痛,舌红,苔薄黄,脉数。

证候分析:风热邪毒侵袭风轮,更兼肺火炽盛,肺热及肝,故从黑睛四周骤起白翳。因无便秘腑实,病势相对较缓,故病变尚未扩展。风热壅盛,局部气血壅滞,故红赤疼痛,畏光流泪。舌红、苔薄黄、脉浮数皆为风热之征。

治法:疏风清热。

方药:加味修肝散加减。原方以羌活、防风、麻黄、菊花、薄荷、木贼、白蒺藜、桑螵蛸辛散风邪,明目退翳;栀子、黄芩、连翘、大黄清热泻火解毒;当归、川芎、赤芍活血行滞。临证时,若火盛明显,可酌减麻黄、羌活;若肺火偏盛,可去麻黄、羌活,加桑白皮、生石膏;病情轻者,也可使用蝉花散。

2. 热炽腑实

证候表现:翳从四周蔓生,迅速扩展,漫掩瞳神,或翳厚色黄,中间低陷,瞳神紧小,黄液上冲,白睛混赤,胞睑红肿,泪热眵多,头目剧痛,发热口渴,溲赤便结,舌红,苔黄厚,脉数。

证候分析:风热毒邪未解,病邪入里,复因肺肝素有积热,以致脏腑热甚,腑实不通,邪无所泄,上攻于目,灼损风轮,蒸伤膏液,故花翳白陷症状明显,甚或瞳神紧小,黄液上冲。发热口渴、苔黄、脉数皆为里热甚之象。

治法:泻热通腑。

方药:泻肝散去桔梗。方中黄芩、龙胆草、知母苦寒清热;大黄、芒硝通腑泻热,车前子清热利尿,使大便通,小便利,火从下泄,脏腑热减,局部症状减轻;羌活祛风止痛,玄参滋阴,当归活血。后期目赤痛不甚者,可参照宿翳治疗。

(二)外治法

(1)滴滴眼液:可用熊胆眼药水或高浓度抗生素眼药水频繁滴眼,待病情控制后,逐渐减少滴眼次数。必要时,可用银黄注射液或庆大霉素 2 万单位行球结膜下注射,每次 0.5 mL,每日或间日 1 次。晚上可涂抗生素眼膏。伴瞳神紧小者,滴用 1‰ 阿托品眼液或眼膏,视病情轻重,每日 1～3 次,以防瞳神干缺。

(2)湿热敷:可用桑叶、菊花、金银花、防风、当归、黄连煎水,过滤后做湿热敷。

【预防与调护】

本病之预防与调护措施可参照"凝脂翳"与"聚星障"。

第十三节　凝脂翳

凝脂翳是指黑睛生翳,表面色白或黄,状如凝脂,多伴有黄液上冲的急重眼病,病名首见于《证治准绳·杂病·七窍门》。本病若治不及时,每易迅速毁坏黑睛,甚至导致黑睛溃破,黄仁绽出,变生蟹睛恶候,愈后视力受到严重障碍,甚至引起失明。本病相当于西医学之细菌性角膜溃疡。

【病因病机】

(1)本病可因黑睛表层外伤,风热邪毒乘隙入侵而引起。若素患漏睛,邪毒已伏,则更易乘伤而发病。

(2)素体热盛,肝胆火炽,复感风热邪毒,或过食辛辣厚味,火热上炎于目,以致气血壅滞,蓄腐成脓,黑睛溃烂。

(3)本病可因患有聚星障、花翳白陷等黑睛疾病,迁延不愈,复加邪毒,黑睛溃陷而成。

【诊断】

1.诊断要点

(1)病史:患者多有黑睛外伤史与取黑睛异物史,或素患漏睛等。

(2)临床表现:疾病初起,可出现眼内沙涩刺痛,畏光流泪,眵多黏稠,视觉障碍;病情发展,则头目剧痛,双目难睁,热泪如汤,视觉障碍更加明显。

(3)检查:初起白睛红赤,黑睛生翳如星,色灰白或微黄,表面污浊,边缘不清,中央凹陷,状如针刺伤痕,如覆薄脂。若病情发展,则见胞睑肿胀,白睛混赤,黑睛如覆凝脂,色黄,凹陷渐大渐深,可延及整个黑睛,多兼黄液上冲。若溃穿黑睛,则为蟹睛,甚或脓攻全珠,眼珠塌陷而失明。

2. 鉴别诊断

本病应与聚星障、花翳白陷进行鉴别(表6-2、表6-3)。

表6-2 凝脂翳早期与聚星障鉴别表

鉴别点	凝脂翳	聚星障
诱因	有黑睛损伤史	感冒或劳累后
眵泪	呈脓性	热泪频流,多无眵或少眵
黑睛症状	初起可见细小混浊点,边缘不清,中央凹陷,表面污浊,如覆薄脂;易化脓,易穿孔,可伴黄液上冲	初起黑睛生多个细小针尖样细小星翳,可融合为树枝状或地图状;一般不化脓,不穿孔,多无黄液上冲
预后	愈后不复发	易反复发作

表6-3 凝脂翳与花翳白陷鉴别表

鉴别点	凝脂翳	花翳白陷
病因	黑睛外伤后感染邪毒,可有漏睛史	无外伤史,多因外感风热邪毒所致
眼眵	呈脓性	少眵
黑睛症状	病变区混浊,如覆薄脂	病变四周高起,中间凹陷,如花瓣
病势	病情危重,进展迅速	病势较缓,病程长

【辨证论治】

(一)分型论治

1. 风热壅盛

证候表现:黑睛起翳如星,边缘不清,表面污浊,如覆薄脂,抱轮红赤,畏光流泪,珠痛头痛,视力下降,舌红,苔薄黄,脉浮数。

证候分析:黑睛表层受伤,风热邪毒乘隙袭人,则黑睛生翳,初起如星。风热壅盛,邪毒结聚,病变有向纵深发展之势,则边缘不清,表面污浊,如覆薄脂。肺肝风热偏盛,则抱轮红赤,畏光流泪。风热上犯,清阳受扰,气血运行受阻,则头目疼痛。黑睛溃陷,则视力下降。舌红、苔薄黄、脉浮数皆为风热在表之象。

治法:祛风清热。

方药:新制柴连汤加减。方中柴胡、蔓荆子、荆芥、防风祛风散邪止痛;黄连、黄芩、栀子、龙胆草清肝泻火退赤;赤芍配木通,清热活血,退赤止痛;甘草清热和中。诸药共奏祛风散邪、清肝泻火、退赤止痛之功。临证时可加金银花、千里光等,以增强清热解毒之力。

2. 里热炽盛

证候表现:凝脂大片,溃陷深大,黄液上冲,白睛混赤,胞睑红肿,畏光难睁,热泪频流,眵多色黄或黄绿,或发热口渴,溲赤便秘,舌红,苔黄厚,脉数有力。

证候分析:外邪入里化热,脏腑热盛,热气上冲于目,毒攻黑睛,则黑睛凝脂,溃陷深大。阳明热炽,神水受灼,则黄液上冲。血为热壅,气因血滞,则白睛混赤,胞睑红肿。实热阳邪上攻,则睛目疼痛加重。肝热炽盛,则泪热而频流。火毒煎灼,则眵多而黄,甚或呈黄绿色。发热口渴、溲赤便结、舌红苔黄、脉数有力皆为热炽腑实之候。

治法:清热泻火解毒。

方药:四顺清凉饮子加减。方中龙胆草、柴胡清肝胆之火;黄芩、桑白皮清肺火;川黄连清心火;生地黄、赤芍清血热;辅以当归、川芎行气活血,消血分壅滞;羌活、防风、木贼祛风退翳;车前子清利小便;大黄、枳壳通利大便,使邪热火毒从二便出。临证时,若大便秘结不通者,可芒硝、大黄合用;赤热肿痛严重者,可加犀角、牡丹皮、乳香、没药等凉血化瘀;眵呈黄绿,邪毒炽盛者,再加金银花、蒲公英、菊花、千里光等清热解毒。此外,眼珠灌脓方、龙胆泻肝汤也是常用方剂。

3. 正虚邪留

证候表现:黑睛上凝脂逐渐减薄,但日久不敛,白睛红赤不显,眼痛畏光较轻,舌淡,脉弱。

证候分析:本病正气已虚,多系年老体弱,或病久气血不足,无力抗邪,以致翳陷难敛。余邪未尽,则仍有轻微的眼痛、畏光、白睛发红等症。舌淡、脉弱为气血不足之象。

治法:扶正祛邪。

方药:托里消毒散去皂角刺。方内八珍汤去熟地黄,具有补气养血、扶正托邪之功;陈皮、桔梗理气,使前药补而不滞,金银花、白芷能清热解毒祛邪。临证时,若加白蒺藜、木贼,可增强祛风退翳的作用。诸药配合,旨在扶正祛邪,促使疾病向愈。

(二)外治法

(1)滴滴眼液:局部用黄芩、黄连、熊胆等清热解毒眼液或抗生素眼液滴眼,每日4～6次;病情严重者,可频繁滴用,睡前涂抗生素眼膏。患眼亦可滴用扩瞳剂,如1%阿托品眼液或眼膏。

(2)湿热敷与熏洗:用荆芥、防风、金银花、黄芩、蒲公英、野菊花等祛风清热解毒药物煎水,做湿热敷,或过滤后熏洗患眼。

(3)球结膜下注射:用鱼腥草注射液、银黄注射液或抗生素等做球结膜下注射,如妥布霉素0.5万单位,每日1次。若为绿脓杆菌所致者,首选多黏菌素B 50 mg,做球结膜下注射,每日1次。

(4)手术治疗:溃疡严重者,可做板层角膜移植或穿透性角膜移植等。若角膜穿孔,眼内容物脱出者,则应做眼内容物剜出术。

(三)针刺疗法

针刺常取睛明、承泣、丝竹空、攒竹、翳明、合谷、肝俞、阳白等穴,每次局部取1～2穴,远端1～2穴,交替使用。

(四)其他疗法

对严重病例,应全身使用抗感染药物。

【预防与调护】

(1)注意劳动保护,防止黑睛外伤。如有外伤,应及时到医院就诊。

（2）如有黑睛异物时，要及时到医院处理，注意无菌操作，应该做到术前洗眼，器械消毒，术后消炎，次日复诊。

（3）素患漏睛者，应及时处理，以消除增加黑睛感染的潜在病灶。

（4）饮食要注意清淡，少食辛热刺激性食物，保持大便通畅。

（5）对于已病患者，应早期诊断，早期治疗。对于绿脓杆菌感染者，应住院治疗，密切观察病情，及时调整治疗方案。

第十四节 瞳神紧小

瞳神紧小指瞳神持续缩小，展缩不灵的眼病。瞳神失去正圆形，边缘参差不齐，则称为瞳神干缺，其病因复杂，变化较多，且易反复发作。瞳神紧小失治，可转成瞳神干缺；治疗失当，往往因并发他症而导致失明。本病相当于西医学之虹膜睫状体炎，而瞳神干缺多见于慢性虹膜睫状体炎。

【病因病机】

（1）肝经风热或肝胆火邪攻目，神水受灼，黄仁受邪，展而不缩，遂成本病。

（2）外感风湿，郁久化热；或素体阳盛，内蕴热邪，复感风湿，致风湿与热搏结，黄仁受邪，瞳神紧小。

（3）劳伤肝肾或病久伤阴，虚火上炎，煎灼黄仁，瞳神紧小；瞳神展缩失灵，与晶珠黏着而成瞳神干缺。

（4）花翳白陷、凝脂翳、火疳、混睛障、眼外伤、痹病等局部和全身疾病均可并发本病。

【诊断】

1. 诊断要点

（1）病史：患者可有目珠破损或黑睛疾病史，或有结核、梅毒、风湿等病史。

（2）临床表现：急性者可表现为畏光流泪，眼珠坠痛而拒按，眉棱骨痛，或痛连额颞，视物模糊，眼前有蚊蝇飞舞等；慢性者常自觉眼前飘移之黑花较多。

（3）检查：检视眼部，可见抱轮红赤，黑睛内壁有白色尘状或点状物附着，黄仁色暗，纹理模糊，瞳神缩小，展缩失灵；神水变混，严重者有黄液上冲，或血灌瞳神。黄仁之瞳神缘与其后之晶珠部分黏着，致瞳神干缺；若瞳神一周边缘与晶珠完全粘连，则瞳神闭锁；若瞳神区晶珠表面结成灰白膜障，则可为瞳神膜闭。瞳神闭锁或膜闭，皆能阻断神水由瞳神后方向前流出，以致神水瘀积，继发绿风内障。病变日久，尚可引起晶珠日渐混浊，神水枯竭，眼珠痿软而失明。

2. 鉴别诊断

本病须与天行赤眼、绿风内障等鉴别。

【辨证治疗】

（一）分型论治

1. 肝经风热

证候表现：起病较急，瞳神紧小，眼珠坠痛，视物模糊，畏光流泪，抱轮红赤，神水混浊，黄仁晦暗，纹理不清。全身表现为头痛、发热、口干、舌红、苔薄白或薄黄、脉浮数。

证候分析:风热交攻,则发病急。邪循肝经上壅于目,则眼痛视昏,畏光流泪,抱轮红赤。热邪煎熬,则神水变混。黄仁属肝,其色晦暗,纹理不清,瞳神紧小,皆因肝经风热上攻,血随邪壅,黄仁肿胀纵弛,展而不缩所致。头痛、发热、口干、舌红、苔薄白或薄黄及脉浮数等均为风热之象。

治法:祛风清热。

方药:新制柴连汤加减。原方主要具有祛风散邪、清肝泻热的功效。临证时,若目珠赤痛较甚者,加生地黄、牡丹皮、丹参、芜蔚子凉血活血,增强退赤止痛的作用;若神水混浊明显者,加金钱草、车前子以利水泻热。

2.肝胆火炽

证候表现:瞳神甚小,珠痛拒按,痛连眉棱、颞颥,抱轮红甚,神水混浊,黑睛之后或见血液沉积,或有黄液上冲。全身表现多有口苦咽干,烦躁易怒,舌红苔黄,脉弦数等。

证候分析:肝胆实火上攻,热盛血壅,则珠痛拒按,痛连眉棱、颞颥,抱轮红甚。神水受灼,遂变混浊,或为黄液上冲。若火入血络,逼血外溢,则黑睛之后可见血液沉积。口干口苦、烦躁易怒、舌红苔黄、脉弦数等均为肝胆火炽之表现。

治法:清泻肝胆。

方药:龙胆泻肝汤加减。原方重在直折肝胆实火。临证时,若赤痛较甚或血灌瞳神者,可加牡丹皮、赤芍、蒲黄凉血活血或止血;若见口渴便秘,黄液上冲者,可加生石膏、知母、大黄等清泻阳明之火。

3.风湿夹热

证候表现:发病或急或缓,瞳神紧小或偏缺不圆,目赤痛,眉棱、颞颥闷痛,视物昏花,或黑花自见,神水混浊,黄仁纹理不清;常伴有头重胸闷,肢节酸痛,舌苔黄腻,脉弦数或濡数等症。

证候分析:风湿与热相搏,清阳不升,湿浊上泛,则目赤痛,头昏重,眉棱、颞颥闷痛,视物昏花,黑花自见。湿热上蒸神水,则神水混浊;熏蒸黄仁,则黄仁肿胀,纹理不清,展而不缩;黄仁瞳神缘与晶珠黏着,则偏缺不圆。至于胸脘满闷、肢节酸痛、舌红、苔黄腻、脉弦数或濡数等,均由风湿热邪所致。

治法:祛风除湿清热。

方药:抑阳酒连散加减。方中以独活、羌活、防己、白芷、防风、蔓荆子祛风除湿,黄连、黄芩、栀子、黄柏、寒水石清热泻火,生地黄、知母滋阴抑阳,甘草和中,调和诸药。全方共奏祛风除湿、清热抑阳之功。临证时,本方多用于风热偏重之证。若赤痛较甚者,则宜酌减独活、羌活、白芷等辛温发散药物,加芜蔚子、赤芍清肝凉血,活血止痛;若用于风湿偏盛,热邪不重,脘闷苔腻者,则宜减去知母、黄柏、寒水石等寒凉泻火药物,酌加厚朴、白豆蔻、茯苓、薏苡仁,以宽中利湿,或改用三仁汤加减。

4.肝肾阴虚

证候表现:病势较缓和或病至后期,眼干涩不适,视物昏花,赤痛时轻时重,反复发作,瞳神多见干缺不圆;常兼见头晕失眠,五心烦热,口燥咽干,舌红少苔,脉细数等。

证候分析:病势较缓和或病至后期,眼症时轻时重及反复发作等,属正虚而邪不盛,正邪相搏,互有进退的表现。素体阴虚或病久肝肾阴亏,阴精不能上濡于目,则眼干涩不适,视物昏花,瞳神干缺。火炎于上,则目赤头晕。火扰心神,则失眠。阴虚而水不制火,则五心烦热,口燥咽干,舌红少苔,脉细数。

治法:滋养肝肾。

方药:杞菊地黄丸加减。原方以六味地黄丸为基础,滋养肝肾之阴,壮水制火;枸杞子、菊花可增强养阴补血、益精明目的作用。临证时,若用于阴虚火旺,眼部赤痛较重者,宜加苦寒泻热之知母、黄柏,共奏滋阴降火之功。

(二)外治法

(1)扩瞳剂:发病之初即用药物迅速充分扩瞳,既可防止瞳神干缺及由此而引起的一系列严重并发症,又有助于缓解眼部疼痛。常用药物为1%阿托品眼液或眼膏,每日2~4次。

(2)滴眼药:滴用清热解毒眼液,如黄芩、鱼腥草、熊胆等眼液,以及抗生素类、糖皮质激素等眼药水或眼药膏。

(3)湿热敷:可局部热敷,亦可用热水或内服药渣煎水滤液,做湿热敷,以退赤止痛。

(4)结膜下注射:用激素或抗生素做球结膜下注射,有利于迅速控制病情,常用地塞米松注射液,每次 2.5~5 mg,每日或隔日 1 次;或庆大霉素,每次 2 万单位。

(5)中药雾化、眼部药物电离子导入、非甾体类药物、免疫抑制剂等也可根据病情选用。

(三)针刺疗法

体针:肝经风热者,选睛明、申脉、太冲、列缺、合谷等穴;肝胆火炽者,选太冲、风池、睛明、太阳、印堂等穴;风湿夹热者,选尺泽、合谷、曲池、攒竹、风池等穴;虚火上炎者,选睛明、行间、肝俞、太溪等穴。实证用泻法,虚证用补法;每次局部取 2 穴,远端配 1~2 穴。

【预防与调护】

(1)积极扩瞳,预防瞳神干缺及其并发症。

(2)应用糖皮质激素时需注意局部或全身不良反应。

(3)饮食宜清淡,忌食辛辣及肥甘厚味之品。

(4)养成良好生活习惯,起居有常,劳逸结合,锻炼身体,增强体质,以减少复发。

第十五节　绿风内障

绿风内障是以眼珠变硬、瞳神散大、瞳色淡绿、视力严重减退为主要特征,并伴有头痛眼胀、恶心呕吐的眼病。本病患者多在 40 岁以上,女性尤多,可一眼先患病,亦可双眼同病。本病发作有急有缓,不过无论病势缓急,其危害相同,故应尽早诊治,若迁延失治,盲无所见,则属不治之症。本病相当于西医学之闭角型青光眼。

【病因病机】

(1)肝胆火邪亢盛,热极生风,风火攻目,目中玄府闭塞,神水瘀滞。

(2)情志过伤,气郁化火,气火上逆,壅塞目中玄府,使神水排出受阻。

(3)脾湿生痰,痰郁化热,痰火蕴结,循经上扰清窍,使神水滞留于目内。

【诊断】

1.诊断要点

(1)病史:患者发病前可有情志刺激或劳神过度病史,或有家族史。

(2)临床表现:患者平素自觉眼珠微胀,同侧头额作痛,鼻根发酸,观灯火有虹晕,视物昏花,如隔云雾等。若急性发作,可见头痛如劈,眼珠胀痛欲脱,痛连目眶、鼻、颊、额、颞,视力急降,甚至仅存光感或失明。全身表现常伴有恶心呕吐或恶寒发热等候。

(3)检查:检视眼部,胞睑微肿,抱轮深红,甚至白睛混赤,黑睛呈雾状混浊,瞳神散大,展缩失灵,瞳内气色略呈淡绿。指扪眼珠变硬,甚者胀硬如石,眼压多在 6.67 kPa(50 mmHg)以上,高者可达 10.67 kPa(80 mmHg)以上。前房角镜检查时可见前房变浅,房角闭塞。经治疗之后(亦偶有未经治疗者)可转入慢性阶段,诸症减轻;但遇情志不舒,或过度劳累等可再次发作。若病情反复,眼珠时时胀硬,瞳神愈散愈大,视物更加昏花,最终亦导致失明。

2. 鉴别诊断

本病应与瞳神紧小、天行赤眼相鉴别,详见表 6-4。

表 6-4　三种白睛暴赤眼病的鉴别

鉴别要点	绿风内障	瞳神紧小	天行赤眼
视觉	视力骤降,有虹视	视力减退	视力正常,眵泪多时偶有虹视
疼痛	患侧头痛如劈,眼珠胀痛欲脱	患眼坠痛,痛连眉骨、颞颥	患眼灼热疼痛或痛痒交作
眵泪	一般较少	流泪	热泪频流,眵多胶结
白睛	抱轮深红或白睛混赤	抱轮红赤	白睛红赤
黑睛	呈云雾状混浊	一般透明,但内壁下方有点状物附着	透明,或浅层有星点样混浊
瞳神	散大,呈纵卵圆形,收缩失灵,瞳内呈淡绿色	紧小,开大失灵,常干缺不圆,甚至闭锁,或为白膜封闭	正常
眼珠硬度	增高	正常或稍低	正常
呕恶	伴恶心、呕吐	无	无

【辨证治疗】

(一)分型论治

1. 肝胆火炽,风火攻目

证候表现:发病急剧,头痛如劈,眼珠胀痛欲脱,连及目眶,视力急降,抱轮红赤或白睛混赤浮肿,黑睛呈雾状混浊,瞳神散大,瞳内呈淡绿色,眼珠变硬,甚至胀硬如石;全身表现为恶心呕吐、恶寒发热、溲赤便结、舌红苔黄、脉弦数等。

证候分析:肝胆火炽,热盛动风,风火相煽,交攻于上,则骤然发病,头目剧痛,痛连目眶,抱轮红赤,黑睛混浊。肝火犯肺,则白睛混赤肿胀。因火性升散,风性开泄,肝胆风火攻冲瞳神,则瞳神散大,呈淡绿色。热气怫郁于目,气滞血郁,神水瘀积,则眼珠胀硬,视力急降。肝火犯胃,胃失和降,则恶心呕吐。火邪亢盛,正气未衰,正邪交争,则恶寒发热。溲赤便结,舌红苔黄,脉弦数皆为肝胆实火之征。

治法:清热泻火,凉肝息风。

方药:绿风羚羊饮加减。方中用羚羊角(可用山羊角代替)清热明目,平肝息风;黄芩、玄参、知母重在清热泻火;大黄凉血活血,泻热通腑;车前子、茯苓清热利水,导热由小便出;防风助主药搜肝风,散伏火;桔梗清热利窍;细辛开窍明目。诸药共奏清热泻火,凉肝息风,利窍明目之功。临证时,若加丹参、牡丹皮、赤芍、地龙等,则更增凉肝息风之力;呕吐甚者,酌加竹茹、法半夏之类降逆止呕。

2. 痰火郁结,上阻清窍

证候表现:起病急骤,头眼剧痛诸症与肝胆火炽者相同。常伴有身热面赤,动辄眩晕,恶心,呕吐痰涎,溲赤便结,舌红,苔黄腻,脉弦滑数等症。

证候分析:脾湿生痰,肝郁化火,痰因火动,火盛风生,肝风夹痰火而流窜经络,上壅头目,阻塞清窍,以致气血津液停滞不行,则发为本病。痰火内盛,则身热面赤,动辄眩晕,恶心,呕吐痰涎。溲赤便结、舌红、苔黄而腻、脉弦滑而数均为痰火之象。

治法:降火逐痰,平肝息风。

方药:将军定痛丸加减。方中重用大黄,配黄芩、礞石、陈皮、半夏、桔梗等降火逐痰;白僵蚕、天麻合礞石平肝息风;白芷协助主药定头风目痛;薄荷辛凉散邪,清利头目。诸药协同,则上壅之痰火得降,肝风平息,诸症方能缓解。临证时,若加丹参、泽兰、茯苓、车前子,则可更增活血通络、祛痰利水之功。

3. 肝郁气滞,气火上逆

证候表现:眼部主症俱备。全身表现尚有情志不舒,胸闷嗳气,食少纳呆,呕吐泛恶,口苦,舌红苔黄,脉弦数等。

证候分析:胸闷嗳气、口苦、舌红苔黄、脉弦数等均为情志不舒,肝郁气滞,郁久化火之症;头眼部症状乃气火上逆所致;肝失条达,气火横逆犯及脾胃,脾失健运,则食少纳呆;胃失和降,则呕吐泛恶。

治法:清热疏肝,降逆和胃。

方药:丹栀逍遥散合左金丸加减。丹栀逍遥散以柴胡疏肝解郁;牡丹皮、栀子清肝泻火;当归、白芍养血柔肝;白术、茯苓、甘草、生姜理脾渗湿,和胃止呕;薄荷辅助主药,疏散条达肝气。左金丸以黄连为主,清肝胃之火,以降其逆;少佐吴茱萸,辛温开散,降气止呕。两方合用,共奏清热疏肝、降逆和胃之功。临证时,若加龙胆草、郁金、地龙、木通等,则更增清肝解郁、通络消滞的作用。

(二)外治法

滴滴眼液:瞳神散大者,可用1％～2％毛果芸香碱滴眼液,每日3～4次。眼压高者,可用0.25％～0.5％噻吗心安眼液,每日2次。

(三)针刺疗法

(1)体针:常用穴为睛明、攒竹、瞳子髎、阳白、四白、太阳、风池、翳明、合谷、外关等,恶心呕吐时可配内关、足三里,每次局部取2穴,远端取2穴。

(2)耳针:可取耳尖、目1、眼等穴。

(四)其他疗法

(1)降低眼压:眼压高者,可口服乙酰唑胺,首次口服0.5 g,每次0.25 g,每日3次;或口服50％甘油,按体重2～3 mL/kg,每日1次;或20％甘露醇250 mL,静脉滴注,30分钟内滴完;

或 50％葡萄糖溶液 60 mL,一次静脉注入。

(2)手术治疗:可根据眼压恢复情况和前房角粘连范围等选择手术方式,如周边虹膜切除术、小梁网切除术等。

【预防与调护】

(1)起居有常,劳逸结合,避免用眼过度;情志安和,避免愤怒抑郁;饮食有节,避免进食辛燥刺激之品,减少诱因。

(2)药物无效时,应及时进行手术治疗,以保护视功能。

(3)术后应及时复查,坚持治疗,保护现有视力。

第十六节　青风内障

青风内障是指起病无明显不适,眼珠逐渐变硬,瞳色微混,目昏,视野缩窄,终致失明的眼病。本病之病名首见于《太平圣惠方》。患者年龄主要分布于 20～60 岁,男性略多。因本病进展缓慢,一般病状不明显,故早期常被忽视,待到晚期就诊,视力已难挽回,终致失明。因此,临床上必须注意对本病的早期诊断和早期治疗。本病相当于西医学之原发性开角型青光眼。

【病因病机】

(1)情志过激,肝气郁结化火,致气血痰湿郁结,目中脉络不通,玄府闭塞,神水滞涩。

(2)先天命门火衰,不能温运脾阳,水谷不化精微,生痰生湿,痰湿阻塞目中脉络,玄府闭塞,神水滞涩。

(3)劳神过度,真阴暗耗,水不制火,水不涵木,风阳上扰,神水滞涩。

【诊断】

1.诊断要点

(1)临床表现:发病可无自觉症状,或于瞻视过久、劳神过度之后,一时微感头晕头痛,眼珠胀痛,观灯火有虹晕,视物昏花等。

(2)检查:早期中心视力不受影响,但视野逐渐缩窄。早期视野表现为生理盲点扩大和视野缺损、中心外暗点等;晚期视野缩窄,甚至呈管状,最后中心视力完全丧失。前房角为开角。眼底检查时可见视神经盘生理凹陷逐渐扩大加深,呈杯状,颜色变淡,中央血管向鼻侧偏移,或呈屈膝状,晚期视神经盘苍白、萎缩。眼珠胀硬,眼压高;24 小时眼压波动较大,激发试验阳性。

2.鉴别诊断

绿风内障转入慢性者应与本病相鉴别。前者常有典型小发作史,而青风内障无自觉症状;前者的视神经盘凹陷常较青风内障浅;前者前房为窄角且有粘连,而本病多为宽角。二者的鉴别方法是在高眼压情况下检查房角,如房角狭窄或关闭,则为绿风内障;房角开放,则为青风内障。

【辨证治疗】

(一)分型论治

1.气郁化火

证候表现:情志不舒,头目胀痛,胸胁满闷,食少神疲,心烦口苦,舌红苔黄,脉弦细。

证候分析:情志不舒者,肝气失于条达,气郁容易化火,气火上逆,则头目胀痛,心烦口苦。气阻脉络,则胁胀不适。肝郁乘脾,脾失健运,则胸闷食少,神疲乏力。舌红苔黄,脉细则为肝有余而脾不足所致。

治法:清热疏肝。

方药:丹栀逍遥散加减。本方意在清热疏肝,临证时若用于肝郁而阴血亏虚较甚者,可加熟地黄、女贞子、桑椹以助当归、赤芍滋阴养血;若用于肝郁而化火生风者,可去薄荷、生姜,选加夏枯草、菊花、钩藤、山羊角、赤芍、地龙等,以增清肝息风、通络行滞之力。

2. 痰火升扰

证候表现:头眩目痛,心烦而悸,食少痰多,胸闷恶心,口苦舌红,苔黄而腻,脉弦滑或滑数。

证候分析:痰火升扰,流窜经络,上蒙清窍,则头眩目痛。痰火内扰,心神不安,胃失和降,则心烦而悸,食少痰多,胸闷恶心,且口苦,舌红,苔黄腻,脉弦滑或滑数。

治法:清热祛痰,和胃降逆。

方药:黄连温胆汤加减。方中以陈皮、半夏、茯苓、甘草燥湿祛痰,理气和胃;竹茹、枳实入胆、胃清热,降逆和胃;黄连清热燥湿,除烦止呕。诸药合用,共奏清热祛痰、和胃降逆之效。

3. 阴虚风动

证候表现:劳倦后眼症加重,头眩眼胀,瞳神略有散大,目昏,或观灯火有虹晕,失眠,耳鸣,五心烦热,口燥咽干,舌绛少苔,脉细数。

证候分析:劳倦太过,阴血亏虚,水不涵木,肝风上扰,则头眩耳鸣,眼珠胀痛,瞳神微散。阴虚血少,瞳神失养,则目昏。观灯火有虹晕、夜卧失眠、五心烦热、口燥咽干、舌绛少苔、脉细数等皆为阴虚血少,水不制火之征。

治法:滋阴养血,柔肝息风。

方药:阿胶鸡子黄汤加减。本方重在滋阴养血,柔肝息风。临证时,虚火旺者,可加知母、黄柏、地骨皮、牡丹皮、赤芍之类降虚火,化瘀消滞。

4. 肝肾两亏

证候表现:病久瞳神渐散,中心视力日减,视野明显缩窄,眼珠胀硬,眼底视神经盘生理凹陷加深扩大,呈杯状,颜色苍白。全身表现为头晕耳鸣、失眠健忘、腰膝酸软、舌淡、脉细,或面白肢冷、精神倦怠、舌淡苔白、脉沉细无力。

证候分析:病久元气衰惫,肝肾精血亏损,目窍失养,神光衰微,故视力减退。视神经盘颜色苍白无血色,中央凹陷如杯状,为失于精血濡养所致。病之后,脉道阻塞,神水瘀滞,故眼珠胀硬不减。头晕耳鸣、失眠健忘、腰膝酸软、舌淡、脉细等皆为肝肾精血不足之表现。若兼有面白肢冷、精神倦怠、夜间多尿、舌淡苔白、脉沉细,则偏肾阳不足。

治法:补益肝肾。

方药:杞菊地黄丸或肾气丸加减。杞菊地黄丸补益肝肾,用于肝肾精血不足者,可酌加菟丝子、五味子、当归、白芍、川芎等。肾气丸是在六味地黄丸滋养肾阴的基础上加肉桂、附子而成,于水中补火,鼓舞肾气,协调阴阳,适用于肝肾不足、肾阳偏虚者。临证时,若兼气血不足者,可加党参、黄芪、当归、白芍、川芎等。

(二)其他疗法

本病之外治法、针灸疗法、手术疗法等可参考"绿风内障"。

【预防与调护】

(1)开展对本病有关知识的宣传,在30岁以上成人中进行普查,以便发现早期病例。临床上凡发现可疑病例,应做进一步检查,明确诊断。例如:出现一过性虹视、雾视现象,并伴有头痛,但不能用其他原因解释者;不能解释的视疲劳及不明原因的视力下降,特别是戴镜或频换眼镜看不清楚者;家族中有本病患者,而本人兼有不明原因的视力下降或其他可疑症状者;一眼已患本病者之"健眼",以及视神经盘或视野出现可疑变化者;在24小时内眼压波动幅度大于1.07 kPa(8 mmHg),或眼压高于3.2 kPa(24 mmHg)者。

(2)确诊为本病者,应规范治疗,定期检查视力、视野、眼压、眼底等情况,必要时可调整治疗方案。

(3)保持身心健康,开朗豁达;饮食宜清淡,忌食肥甘厚味、辛辣及烟酒刺激性食物;劳逸结合,避免用眼过度,不熬夜。

第十七节　圆翳内障

圆翳内障指晶珠混浊,视力缓降的慢性眼病。因本病最终在瞳神之中出现圆形银白色或棕褐色的翳障,故称为圆翳内障。本病多见于老年人,常两眼发病,但有先后发生或轻重程度不同之别。本病经手术治疗可以恢复一定视力,相当于西医学之年龄相关性白内障。

【病因病机】

(1)年老体衰,肝肾两亏,精血不足,无以上承而滋养晶珠。

(2)脾虚失运,精气不能上荣于目所致。

(3)肝经郁热,上扰目珠,晶珠混浊,发为圆翳内障。

【诊断】

1.诊断要点

(1)病史:本病多发于50岁以上的老年人。

(2)临床表现:本病初起自觉视物微昏,或眼前阴影;目昏日进,渐至不辨人物,只见手动,甚至仅存光感。

(3)检查:眼无红肿疼痛,瞳神圆整无缺,展缩自如。晶珠呈不同形态、程度的混浊,甚至晶珠全混,发展缓慢。初起晶珠边缘混浊,视力多无明显影响。继则晶珠灰白肿胀,如油脂浮于水面,以手电筒侧照,可见黄仁之阴影呈新月形投射于晶珠表面。最终晶珠全混,色白圆整,用手电筒侧照,黄仁阴影消失,此时翳定障老。日久晶珠缩小,翳如冰凌而下沉。若晶珠混浊从核心开始,渐向周围扩散,其色多为棕黄、棕红或黑色。

2.鉴别诊断

本病应与胎患内障、惊振内障相鉴别。

【辨证治疗】

(一)分型论治

1.肝肾两亏

证候表现:视物模糊,头晕耳鸣,腰膝酸软,舌淡,脉细,或面白畏冷,小便清长,脉沉弱。

证候分析:肝肾精血不足,目窍失养,则晶珠渐混,视物模糊;脑髓、骨骼失养,则头晕耳鸣,腰膝酸软;血虚不充脉络,则舌淡,脉细;若见面白畏冷、小便清长、脉沉弱者,则属肾阳偏虚之象。

治法:补益肝肾。

方药:杞菊地黄丸或右归丸加减。杞菊地黄丸可滋补肝肾,益精明目。临证时,若用于精血亏甚者,可加菟丝子、楮实子、当归、白芍。右归丸中肉桂、附子主温肾阳;熟地黄、山药、山萸肉、枸杞、菟丝子、杜仲补养肝肾,益精明日,强壮腰膝;鹿角胶、当归温阳补血。诸药合用,共奏温补肾阳、益精养血之功。

2. 脾虚气弱

证候表现:视物昏花,精神倦怠,肢体乏力,面色萎黄,食少便溏,舌淡苔白,脉缓或细弱。

证候分析:脾虚不运,脏腑精气不足,不能上荣于目,晶珠失养而混浊,则视物昏花。脏腑精气不足以生神及充养周身,则精神倦怠,面色萎黄,肢体乏力。脾虚运化不力,则食少便溏。舌淡苔白、脉缓或细弱为脾虚气弱之征。

治法:补脾益气。

方药:补中益气汤加减。原方可调补脾胃,升阳益气。临证时,若用于脾虚湿停、大便溏泻者,可去当归,加茯苓、白扁豆、山药之类健脾渗湿。

3. 肝热上扰

证候表现:头痛目涩,眵泪,视物不清,口苦咽干,脉弦。

证候分析:肝热循经上攻头目,则头痛目涩,眵泪,视物不清;口苦咽干,脉弦皆为肝热所致。

治法:清热平肝。

方药:石决明散加减。方中以石决明、草决明清热平肝,明目退翳;青葙子、栀子、大黄、赤芍清肝泻热;荆芥、木贼、羌活疏风散邪。诸药合用,共奏清热平肝、散邪明目之功。临证时,若肝火不盛或脾胃不实者,可酌去大黄、栀子;无郁邪者,可去荆芥、羌活。

(二)外治法

滴滴眼液:早期可滴珍珠明目液或白内停滴眼液。

(三)针刺疗法

针刺常用穴如睛明、球后、攒竹、鱼腰、臂臑、合谷、足三里、三阴交,每次取2~3穴,每日或隔日1次,8~10次为1个疗程。

(四)手术疗法

晶珠完全混浊,翳定障老,光定位、色觉良好,眼部无活动性炎症及眼底基本正常者,可考虑进行手术治疗。金针拨内障术是传统手术方法,现在临床应用最多且效果最好的是超声乳化摘除白内障联合人工晶体植入术。

【预防与调护】

(1)养成良好的生活习惯,慎起居,适寒暑,怡情志,锻炼身体,延缓衰老。

(2)注意用眼卫生,避免强光下用眼,户外可佩戴有色眼镜,防止过强光线照射,间断用眼,避免连续用眼时间过长,以防止视疲劳。

(3)多食清淡且富含营养的食物,避免肥甘厚味及辛辣刺激之物。

第十八节　暴　盲

暴盲指眼外观端好,猝然一眼或两眼视力急剧下降,甚至失明的严重内障眼病。患眼外观虽无明显异常,但瞳内病变却多种多样,病因病机颇为复杂。由于发病急剧,应及早救治,西医学有多种眼底病可以引起暴盲的症状,最常见者如视网膜中央血管阻塞及急性视神经炎等。

【病因病机】

(1)暴怒惊恐,气机逆乱,血随气逆;或情志抑郁,肝失条达,气滞血瘀,以致脉络阻塞。

(2)嗜好烟酒,恣食肥甘,痰热内生,上壅目络。

(3)外感热邪,内传脏腑,致邪热内炽,上攻于目。

(4)肝肾阴亏,阳亢动风,风阳上扰,或阴虚火旺,上扰清窍。

【诊断】

(1)病史:患者可有外伤、周围组织疾病或全身疾病如高血压、糖尿病等病史。

(2)临床表现:发病前眼无不适,突然视力急剧下降,甚至失明,或伴有眼胀头痛,或目珠转动时痛,或初起自觉眼前有蚊蝇飞舞、云雾飘动,继而一眼或双眼视力骤然下降,终致明暗不分。

(3)检查:外眼无异常,完全失明者可有瞳神散大不收。眼底检查表现不一。视网膜中央动脉阻塞者,可见视网膜动脉变细,呈线状、串珠状或白色线条状,静脉亦变细;视网膜后极部出现乳白色的混浊;黄斑呈樱桃红色,中心反光消失。视网膜中央静脉阻塞者,可见视神经盘充血、水肿,边界模糊;视网膜静脉高度迂曲怒张,呈紫红色,如节段状或腊肠状,时隐时现;动脉血管变细,动脉壁反光增强;视网膜出血呈放射状或火焰状,出血量多时可进入玻璃体内;视网膜灰白水肿,有棉絮状渗出斑;反复发病者有黄斑囊样水肿、视网膜新生血管。急性视神经盘炎者可见视神经盘充血,轻度隆起,边界模糊,生理凹陷消失;视网膜静脉扩张,后极部视网膜水肿、出血或渗出;晚期视神经盘呈灰白色萎缩,边缘不清,血管变细。急性球后视神经炎者视力骤降,早期眼底多正常;晚期多出现视神经盘颞侧苍白萎缩。必要时可做眼底荧光血管造影、视野检查、视觉电生理等检查以明确诊断。

【辨证治疗】

(一)分型论治

1.眼络阻塞

※气血瘀阻

证候表现:视力骤丧,视神经盘苍白,动脉显著变细,视网膜灰白混浊,黄斑区呈樱桃红点;或视力于数日内迅速下降,视神经盘充血、水肿,边界模糊,静脉高度迂曲、怒张,呈腊肠状,视网膜水肿、大量出血,呈放射状分布。其人情志不舒,或暴怒之后突然发病。全身表现有头晕头痛,胸胁胀痛,脉弦或涩。

证候分析:情志不舒,肝郁气滞,或暴怒伤肝,气血逆乱,上壅窍道,致目中脉络阻塞。若视网膜中央动脉阻塞,输注入眼的气血骤断,则见暴盲。眼底缺血,则见视神经盘苍白,血管变细,视网膜灰白混浊。黄斑部网膜因供血途径不同,独能保持一点血红。若阻塞视网膜中央静脉致眼内气血不得回流,瘀于眼底,则见视神经盘充血、水肿,静脉高度迂曲怒张,呈腊肠状。瘀血阻络,津液不行,则见视网膜水肿。血不循经,泛溢络外,则见视网膜上大量出血。气滞血瘀,头部血流不畅,则见头晕头痛。脉弦或涩为肝郁气滞血瘀之征。

治法:活血通窍。

方药:通窍活血汤加减。方中桃仁、红花、赤芍、川芎活血化瘀;麝香活血,通络开窍;生姜、大枣调和营卫;黄酒、老葱散达升腾,通利血脉,且可使活血化瘀之药力上达。本病初起时,即宜以此方活血通窍。临证时,若肝郁气滞甚者,可加郁金、青皮;视网膜水肿甚者,可加琥珀、泽兰、益母草之类活血化瘀、利水消肿之品;眼底出血甚者,加蒲黄、茜草、三七之类化瘀止血之品。

※痰热上壅

证候表现:眼症同前。全身表现有头眩而重,胸闷烦躁,食少恶心,痰稠口苦,舌苔黄腻,脉弦滑。

证候分析:恣酒嗜燥,过食肥甘,脾失健运,聚湿生痰,痰郁生热,上壅清窍,脉络阻塞,清阳不升,则视力骤丧或急剧下降,头重而眩。痰热阻滞中焦,则胸闷烦躁,食少恶心。痰稠口苦、舌苔黄腻、脉弦滑皆为痰热之象。

治法:涤痰开窍。

方药:涤痰汤加减。本方以半夏、橘红、枳实、茯苓燥湿祛痰,理气降逆;胆南星、竹茹清热化痰;人参、甘草、生姜、大枣益气健脾,治痰之源;菖蒲化湿开窍。诸药合用,可涤痰开窍。临证时,若加僵蚕、地龙、川芎、牛膝、麝香,则可增涤痰通络开窍之力;若热邪较盛,可去方中人参、生姜、大枣,酌加黄连、黄芩。

※肝风内动

证候表现:眼症同前。全身表现为头晕耳鸣,面颊潮红,烦躁易怒,少寐多梦,口苦,舌红苔黄,脉弦;或有腰膝酸软,遗精神疲,舌绛,脉细。

证候分析:阴虚阳亢,肝风内动,气血逆乱,并走于上,脉道闭阻,则视力骤降或失明。风阳上扰,清窍不利,则头晕耳鸣,面颊潮红;扰动心神,则少寐多梦,烦躁不宁。口苦、舌红苔黄、脉弦皆为肝阳亢盛之象。若真阴大亏,脑髓、骨骼失养,且虚火扰动,则头晕耳鸣较甚,腰膝酸软,遗精神疲,舌绛,脉细。

治法:平肝潜阳,滋阴息风。

方药:天麻钩藤饮或大定风珠加减。天麻钩藤饮以天麻、钩藤、石决明为主,平肝潜阳;黄芩、栀子清肝火;牛膝、益母草活血通络,引血下行;杜仲、桑寄生补肝肾;夜交藤、茯神安神宁心;全方重在平肝潜阳息风。大定风珠以阿胶、鸡子黄为主,滋阴息风;芍药、五味子、甘草酸甘化阴,滋阴柔肝;地黄、麦冬、麻仁滋阴养血润燥;龟甲、鳖甲、牡蛎育阴潜阳;全方重在滋阴潜阳息风。证偏阳亢动风者,宜用天麻钩藤饮;偏于阴虚动风者,宜用大定风珠。因肝风内动,气血逆乱,脉道被阻,而致暴盲,故方中可加丹参、红花、桃仁、川芎、地龙之类活血通络之品。

※虚火伤络

证候表现:初起眼无不适,或自觉眼前有蚊蝇飞舞、云雾飘动,或视物呈现红色,继而视力骤然下降,甚至失明。眼底见视网膜静脉迂曲扩张,静脉旁有白鞘伴行,网膜上有点片状出血,甚至玻璃体积血,眼底不能窥清。全身表现可伴有头晕耳鸣,烦热口干,舌红少苔,脉弦细数。

证候分析:肝肾阴亏,水不制火,虚火上炎,灼伤眼络,血溢络外,则见视网膜静脉病变及视网膜出血、玻璃体积血等。出血多,则视力骤降。阴精亏虚,清窍失养,复受虚火扰动,故头晕耳鸣。烦热口干、舌红少苔、脉弦细数均为阴虚火旺之象。

治法:滋阴凉血,止血化瘀。

方药:宁血汤或生蒲黄汤加减。本证在出血期时,先用宁血汤止血,待出血趋于静止后,即改用生蒲黄汤。

2.目系猝病

※肝火亢盛

证候表现:单眼或双眼视力急降,甚至失明。常伴眼珠压痛及转动时珠后作痛。眼底可见视神经盘充血、水肿,生理凹陷消失,边界不清,视网膜静脉扩张,视神经盘附近网膜有水肿、渗出、出血等,或发病时眼底无明显改变。全身表现为头痛耳鸣,口苦咽干,舌红苔黄,脉弦数。

证候分析:目系乃厥阴肝经所主,包括视神经及球后血管。肝火上攻目系,窍道闭阻,遂致失明。因热盛血壅为红赤肿痛,热灼津液为渗出物,灼伤脉络为血溢,故见眼珠疼痛,视神经盘充血、水肿,视网膜静脉扩张,并波及附近网膜亦出现水肿、渗出、出血等。头痛耳鸣、口苦咽干、舌红苔黄、脉弦数皆为肝胆火盛之征。

治法:清肝泻火。

方药:龙胆泻肝汤加减。本方清肝泻火,用于视神经盘充血、水肿较重或附近视网膜渗出、出血较多者,临证时可酌加牡丹皮、赤芍、毛冬青,以凉血活血。

※气滞血郁

证候表现:眼症同肝火亢盛证。其人神情抑郁,常有胸胁胀痛,脘闷食少,苔白,脉弦。

证候分析:情志不舒,肝失条达,气滞血郁,壅遏目窍,则见视力骤降、头眼疼痛。气血不行,筋脉不利,则转动眼珠时牵引作痛。眼底见症皆为气滞血瘀所致。厥阴肝经布于胸胁,肝郁气滞,血脉不和,则见胸胁胀痛;肝气乘脾犯胃,则见食少脘闷、苔白、脉弦。

治法:疏肝解郁,行气活血。

方药:柴胡疏肝散加减。方中以柴胡、枳壳、香附疏肝行气解郁;川芎、芍药、甘草活血止痛。临证时可加当归、郁金、丹参、山楂、神曲等,可增行气活血、消滞健脾之功;若见口苦咽干、苔黄、脉数等肝郁化热之象,可酌加栀子、牡丹皮、黄芩以清肝泻热。

※阴虚火旺

证候表现:眼症同肝火亢盛证。全身表现常见头晕耳鸣,颧赤唇红,五心烦热,口干舌红,脉弦细数。

证候分析:热病伤阴,水不制火,火性上炎,热盛血壅,则见眼珠疼痛、视神经盘红肿、视力骤降。阴精亏虚,清窍失养,复受虚火扰动,故头晕耳鸣。颧赤唇红、五心烦热、口干舌红、脉弦细数皆为阴虚火旺之征。

治法:滋阴降火。

方药:知柏地黄丸加减。原方滋阴降火,以治其本,临证时可酌加丹参、郁金、琥珀、毛冬青等,以活血消肿,兼治其标;若阴虚火邪尚盛,可再加玄参、旱莲草、女贞子、龟甲之类,以增强滋阴降火之力。

（二）针刺疗法

常用穴：睛明、攒竹、球后、承泣、瞳子髎、太阳、风池、翳明、合谷、外关等。每次局部取 2 穴，远端取 2 穴，中等刺激，不留针。

（三）其他疗法

本病急重，为及时抢救视力，宜配合使用必要的西药。

（1）视网膜中央动脉阻塞者，可配合应用血管扩张剂，如亚硝酸异戊酯吸入、硝酸甘油片舌下含化、球后注射阿托品等；或进行前房穿刺放出房水、吸氧等。视网膜静脉阻塞者，以治疗原发病为主，如控制血压、血糖、血脂，避免动脉硬化等。

（2）视神经盘充血水肿者，可配合应用皮质激素，如静脉滴注地塞米松、口服或球后注射地塞米松、强的松之类，也可配合应用维生素、抗生素、扩张血管药物、神经营养药物等，以保护视功能。

【预防与调护】

（1）饮食宜清淡且富有营养，少食辛辣、肥甘厚味、生痰动火之品。

（2）避免不良情绪，保持心身健康，开朗豁达，避免因病而郁。

（3）中老年人应定期检查血压、血糖、血脂，对原有基础性疾病应坚持系统规范的治疗，注意并发症的防治。

（4）出血期间宜取半坐卧位；哺乳期者宜停止哺乳；注意劳逸结合，勿过劳。

（5）反复发作者应注意继发青光眼的治疗。

第十九节　视瞻昏渺

视瞻昏渺是指外眼无异常，视力减退，以致视物模糊不清的眼病，类似于西医学之脉络膜、视网膜疾病，以及慢性球后视神经炎等。

【病因病机】

（1）湿热痰浊内蕴，上犯清窍。

（2）情志不舒，气滞血瘀，玄府不利。

（3）肝肾不足，精血亏耗；或心脾两虚，气血不足，目失所养，神光衰微。

【诊断】

1. 临床表现

眼外观端好，视力逐渐下降，目昏日增，或眼前有黑花飞舞，或眼前有灰色或黄褐色阴影，视物变形、变色等。

2. 检查

眼底检查时可见下述变化：玻璃体混浊；视神经盘轻度充血，视网膜静脉略显充盈；视网膜有边界模糊的渗出病灶，或见中央色白、边缘色素沉着的陈旧病变；视网膜黄斑区水肿模糊，色暗红，中心凹反光减弱或消失；或见不规则的色素沉着，甚至出现黄斑囊样变性。有条件者可做眼底造影、光学相干断层成像、视觉电生理检查等以明确病变部位、性质。

【辨证治疗】

(一)分型论治

1.浊邪上犯

证候表现:自觉目昏,或见黑花飞舞,或视瞻有灰色或黑色阴影,视物变形,如视直如曲、视大为小等。眼底可见视网膜、脉络膜有边界模糊之黄白色渗出斑,或仅见黄斑区水肿、渗出,中心凹反光不清等。眼症常缠绵不愈。全身表现可见头重胸闷、食少口苦、小便黄少,舌苔黄腻、脉濡数,或脘闷多痰、口苦而腻、舌苔黄腻、脉滑数等。

证候分析:湿热内蕴,熏蒸清窍,或痰湿化热,上犯于目,致脉络膜视网膜水肿、渗出等病变,则视物不清、眼见黑花。若病变位于黄斑区,水肿、渗出较重,则眼前正中出现灰黑色阴影,视物变形,视力下降明显。湿热偏重者,水肿较甚;痰浊为重者,则渗出物多呈团状,且病变区比较污秽。湿邪致病,则病程缠绵;湿热郁遏,气机不畅,清阳不升,浊阴不降,则头重胸闷,食少口苦,小便黄少,舌苔黄腻,脉濡数。若见腹满痰多,口苦而腻,舌苔黄腻,脉滑数,则属痰热偏重之证。

治法:利湿清热,祛痰化浊。

方药:三仁汤或温胆汤加减。三仁汤功在运脾化痰,清热利湿,用于湿热痰浊上犯清窍,而以湿热偏重,眼底水肿比较明显者。临证时可加黄芩、栀子、茺蔚子、泽兰、车前子之类,则更增清热利湿消肿的作用。温胆汤以半夏、茯苓、陈皮、甘草燥湿祛痰,理气和胃;竹茹、枳实降上逆之痰浊。温胆汤适用于痰热偏重,眼底渗出物较多者。临证时可加黄连、胆南星、车前子、茺蔚子、泽兰之类,则清热除湿之力更强。

2.气滞血郁

证候表现:眼珠隐痛,视力渐降,或眼前有带色阴影,视物变形。检视眼底无明显异常,或有视神经盘轻度充血,或仅黄斑区暗红,有渗出物及色素沉着,中心凹反光不清等病变。全身表现可有情志不舒,头晕胁痛,口苦咽干,脉弦细数。

证候分析:肝失条达,气滞血瘀,壅遏目窍,故致视神经盘充血,或致视网膜黄斑区呈暗红色,并致视物不明、眼珠作痛。肝郁不舒,气滞血瘀,且已化热,则见头晕胁痛,口苦咽干,脉弦细而数。

治法:清热疏肝,行气活血。

方药:丹栀逍遥散加减。原方可清热疏肝,理气和营。临证时加丹参、郁金、川芎、茺蔚子等,可增清热疏肝、行气活血之效。

3.肝肾不足

证候表现:眼内干涩,目昏,或视物变形。眼底可无明显异常,或见脉络膜视网膜病灶色素沉着,病变陈旧,可夹杂新的渗出斑;或黄斑区轻度水肿,有渗出物及色素沉着。全身表现为头晕耳鸣,夜眠多梦,腰膝酸软,脉细。

证候分析:肝肾两亏,精血不足,目失濡养,则眼内干涩,目昏。肝肾精血不充,血脉不利,则眼内渗出物、色素沉着难以消退。全身兼见之脉症为肝肾精血亏虚所致。

治法:补益肝肾。

方药:杞菊地黄丸或加减驻景丸加减。杞菊地黄丸可补养肝肾、益精明目,临证用于眼底渗出物及色素较多者,可加当归、牛膝、丹参等以增养血活血、通络消滞的作用。加减驻景丸以菟丝子、楮实子、五味子、枸杞子、熟地黄、当归补益肝肾,滋养精血;川椒温阳以配阴,且能行气,使诸药补而不滞;车前子利水而泻肝肾邪热,既抑诸药之温燥,又防滋腻之碍湿。诸药合用,具有补肝益肾、填精养血的功效。临证时,若阳虚不显者,可去川椒,加山楂、鸡内金、芜蔚子、丹参等消积导滞,祛瘀生新;若阳气偏衰者,可去车前子,选加紫河车、鹿角胶、肉苁蓉、乳香、三七等以温肾益精,养血活血。

4.心脾两虚

证候表现:眼症同肝肾不足证。全身表现为面色无华,头晕心悸,食少神疲,舌淡,脉弱。

证候分析:久病过劳或产后哺乳致心脾亏虚,气血不足,目失濡养,神光衰微,且血不荣脉,血流滞缓,眼底之渗出物及色素沉着难消,则视物不清。血不上荣,则面色无华而头晕;血不养心,则见心悸。脾虚失于健运,气血不足以养神,则食少神疲。血不充舌、脉,则见舌淡、脉弱。

治法:养心益脾,补血行血。

方药:人参养荣汤加减。原方以八珍汤去川芎,作为益气补血之基础,加五味子、远志养心宁神,陈皮理气健脾,使补而不滞。临证时,若加川芎、丹参,则更增祛瘀生新之效。产后哺乳而患本病者,当断奶,否则更耗气血,不利于治疗。

(二)针灸疗法

针刺常用睛明、球后、头临泣、太阳、风池、翳明、合谷、养老、光明、肝俞、肾俞、足三里等穴位。每次局部取 2 穴,远端配 2 穴,每日针 1 次,10 次为 1 个疗程。偏阳虚者,可给予远端穴位施灸或针、灸并用,但应注意眼部穴位忌灸。

(三)其他疗法

对于眼底造影确诊有渗漏者,可根据具体病情,结合患者全身状况,做视网膜激光光凝治疗封闭渗漏,以减少复发。

【预防与调护】

(1)避免情绪激动、精神紧张、过度劳累及用眼过度。

(2)注意饮食宜清淡,忌食辛辣及肥甘厚味之品。

(3)发现视觉障碍应及时就诊,做到早发现、早诊断、早治疗。

第二十节　高风内障

高风内障是以夜盲和视野日渐缩窄为主症的眼病。本病具有遗传倾向,多于青少年时期发病,一般双眼罹患,病程漫长,日久则成青盲,或瞳内变生翳障。本病相当于西医学之视网膜色素变性。

【病因病机】

禀赋不足,命门火衰;或肝肾亏损,精血不足;或脾胃虚弱,清阳不升,均可使脉道不得充盈,血流滞涩,目失所养,以致神光衰微,夜不见物,视野缩窄。

【诊断】

1.诊断要点

(1)病史:患者多为双眼发病,或有家族史。

中 医 五 官 科 学

（2）临床表现：初起即有人暮或黑暗处视物不清，行动困难，至天明或光亮处视力复常；日久病情加重，视野日渐缩窄，甚至缩窄如管状，仅见眼前事物，不能看到周围空间，因而行动极为困难，最终可致失明。

（3）检查：眼外观无异常；眼底检查时可见视神经盘颜色蜡黄，视网膜血管显著变细，周边部视网膜有星状、骨细胞样或不规则形状色素沉着，渐向后部中央发展；整个眼底颜色污秽，后期晶状体可变混浊。视觉电生理检查有异常变化。

2.鉴别诊断

本病应与肝虚雀目相鉴别。后者多发生于小儿，初期虽有夜盲，但视野不缩窄，眼底无异常。若肝虚雀目继续发展，则可出现白睛、黑睛干燥失泽，红赤畏光等症。严重者会因黑睛穿孔，晶珠、神膏脱出，眼珠塌陷而失明。

【辨证治疗】

（一）分型论治

1.肾阳不足

证候表现：眼症如诊断所述。全身表现可见形寒肢冷，腰膝酸软，舌淡，脉沉。

证候分析：肾阳不足，命门火衰，温煦失职，生化不力，气虚血少，不荣于目，且阳衰不能抗阴，神光衰微，故夜盲而昼明，视野日窄。阳虚阴盛者，血凝脉涩，瘀阻不通，致目窍萎闭而失明。肾阳不足，不能温煦肢体，故形寒肢冷。腰为肾之府，命门火衰，下元衰惫，则腰膝酸软。舌淡、脉沉为阳虚阴盛之象。

治法：温补肾阳。

方药：右归丸加减。原方可温补肾阳、益精养血，临证时宜加川芎、牛膝，以助肉桂、当归温阳活血通络。

2.肝肾阴虚

证候表现：眼部主症俱备，且眼内干涩不适，头晕耳鸣，失眠多梦，舌红少苔，脉细数。

证候分析：肝肾阴虚，精亏血少，不濡目窍，目络枯涩，玄府渐闭，则眼罹本症。头晕耳鸣、失眠多梦，皆由肝肾阴亏，虚火上扰清窍及心神不宁所致。舌红少苔、脉细数为阴虚内热之象。

治法：滋养肝肾。

方药：明目地黄丸加减。原方可滋养肝肾、益精明目，用于眼底血管变细或色素堆积、视网膜颜色污秽者，临证时宜加丹参、牛膝、夜明砂、毛冬青之类活血化瘀、通络消滞之品；虚热重者，可酌加知母、黄柏。

3.脾气虚弱

证候表现：眼部主症俱备，面白神疲，食少乏力，舌淡苔白，脉弱。

证候分析：脾胃虚弱，受纳运化失职，脏腑精气不足，清阳不升，目失濡养，且气虚血滞，脉道不利，眼络枯涩，遂致眼部诸症。脾虚则气血生化不足，不荣于头面则面白，无以养神，故见神疲。脾胃失于健运，则食少、苔白。精气不足以充养四肢及肌肉，故见乏力。脉弱乃气虚血少所致。

治法：补脾益气。

方药：补中益气汤加减。本方主要作用为补中益气升阳。临证时，若气虚血滞、脉道不利，

84

可加丹参、三七、川芎以活血通络。

（二）针灸疗法

（1）体针：常用穴如睛明、球后、上明、太阳、风池、养老、肝俞、脾俞、肾俞、足三里、足光明、三阴交等。每次局部取1～2穴，远端配用2穴，每日针1次，10次为1个疗程。久病阳虚者，远端穴位可施灸法，或针、灸并用。

（2）穴位注射：可用复方丹参注射液、灵芝注射液或维生素 D_1、维生素 B_{12} 等取双侧肝俞、肾俞交替注射，每穴注射 0.5 mL，每日或隔日1次，10次为1个疗程。

【预防与调护】

（1）本病是与遗传有关的慢性进行性疾病，应注意避免强光照射，外出时可戴有色眼镜。视力低下者可佩戴助视镜。

（2）应定期复诊，尽力稳定病情，以延缓发展。

（3）宣传优生优育，防患于未然。

第二十一节 青 盲

青盲是眼外观端好，而视力渐降至盲无所见的眼病，相当于西医学之视神经萎缩。本病可从青风内障、视瞻昏渺、高风内障等多种瞳神疾病演变而来，亦可由其他全身性疾病或头、眼部外伤引起。

【病因病机】

（1）脾肾阳虚，精微不化，目失温养，神光渐失。

（2）肝肾两亏或禀赋不足，精血虚少，不得荣目，致目窍萎闭，神光遂没。

（3）心营亏虚，目窍失养，神光衰竭。

（4）情志抑郁，肝气不舒，玄府郁闭，致神光不得发越。

（5）头、眼部外伤，或肿瘤压迫，致脉道瘀阻、玄府闭塞，亦可导致青盲。

【诊断】

1.病史

患者多有头、眼外伤，或有颅内肿瘤、视网膜视神经疾病、青光眼、鼻窦炎等病史。

2.临床表现

患眼外观如常，视力渐降，终致失明。

3.检查

检视眼底可见视神经盘苍白，边界清楚，血管正常或变细，筛板明显可见；或视神经盘灰白或蜡黄，边界不清，血管变细，筛板不显；或视神经盘灰白，生理凹陷深大如杯状，血管偏鼻侧边缘呈屈膝状。视野有异常改变。视觉电生理检查或头颅 CT 扫描有助于诊断。

【辨证治疗】

（一）分型论治

1.肝肾不足

证候表现：眼无外症，视力渐降，甚至失明。眼底可见视神经萎缩之改变。全身表现为头晕耳鸣,腰膝酸软,脉细。

证候分析:久病过劳,或禀赋不足,致肝肾两亏,精血虚少,目失滋荣,则视物渐昏;日久则目系枯萎,玄府闭塞,神光熄灭而失明,眼底则见视神经萎缩的改变。全身之表现亦由肝肾精血亏虚所致。

治法:补益肝肾,开窍明目。

方药:杞菊地黄丸或加减驻景丸加减。杞菊地黄丸可滋养肝肾之阴,补益精血,适用于肝肾阴虚,精血亏少者;加减驻景丸以菟丝子、楮实子、五味子、枸杞子、熟地黄、当归为主药,补益肝肾、填精养血之力较杞菊地黄丸强,且有川椒温阳,其性偏温。临证时加牛膝、麝香之类通络开窍,则有标本兼治之功。

2. 心营亏虚

证候表现:眼症同肝肾不足证。全身表现见面白无华,头晕心悸,失眠健忘,舌淡,脉细。

证候分析:心主血,目为血所养;心藏神,运光于目而能视。久病过劳或失血过多,心营亏虚,以致目窍失养而萎闭,神光衰竭而失明。面白、头晕、健忘、心悸失眠、舌淡、脉细等皆为血虚失荣之征。

治法:养心补血,宁神开窍。

方药:人参养荣汤加减。本方重在益气补血,养血宁神,适用于血虚气弱者。临证时可加牛膝、川芎、麝香、石菖蒲等,以增强通络开窍的作用。

3. 脾肾阳虚

证候表现:眼症同肝肾不足证。全身表现见面白形寒,腰膝酸冷,少气乏力,食少便溏,舌淡苔白,脉沉细。

证候分析:久病虚羸,或禀赋不足,脾肾阳虚,不能运化水谷精微以上荣头目及温煦肢体。目失温养,玄府渐闭,阳虚火衰,则目无所见、视神经萎缩。因精气不能温养头面肢体和充养血脉,故面白形寒、腰膝酸冷、少气乏力、舌淡、脉沉细。阳虚内寒,不能腐熟运化水谷,则食少便溏、舌苔白滑。

治法:补脾益肾,温阳通窍。

方药:补中益气汤加味。原方重在补脾益气升阳,临证时可加附子、肉桂、补骨脂、熟地黄以温补肾阳;川芎配肉桂、当归、熟地黄,则有养血活血、通脉利窍的作用。诸药合用,共奏补脾益肾、温阳通窍之功。

4. 肝气郁结

证候表现:目视不明,眼底有视神经萎缩之病变。患者情志不舒,头晕目胀,口苦胁痛,脉弦细数。

证候分析:郁怒伤肝,气机失调,气滞血瘀,脉道不利,玄府闭阻,神光不得发越,则见目视不明、视神经萎缩之病变。肝气上逆,则头晕目胀。肝气失和,经脉不利,则胁痛、脉弦。气郁化热,则口苦、脉细数。

治法:清热疏肝,行气活血。

方药:丹栀逍遥散加减。原方可清热疏肝,理脾和营。临证时,若加香附、郁金、川芎等,则可增强行气活血通络的作用;郁热不重者,可减牡丹皮、栀子。

5.气血瘀滞

证候表现:外眼无异常,目昏,或头、眼部外伤后,视力渐丧。眼底有视神经萎缩的病变,视网膜血管明显变细。全身或见头痛健忘,舌色瘀暗,脉涩。

证候分析:邪气或外伤可致气滞血瘀,脉道阻塞,目失所荣,神光泯灭则失明,眼底则见视神经萎缩之病变。病久视网膜血管明显变细,血瘀而经脉不畅,髓海不充,则见头晕健忘。舌色瘀暗、脉涩等为瘀血之象。

治法:行气活血,化瘀通络。

方药:血府逐瘀汤加减。原方行气活血,化瘀通络之力较强。临证时,若病久正虚,不胜攻逐者,可去牛膝、枳壳、桔梗,酌加黄芪、党参、白术、陈皮益气扶正,以攻补兼施。

(二)针灸疗法

(1)体针:常用穴如睛明、球后、上明、太阳、风池、养老、肝俞、脾俞、肾俞、足三里、光明、三阴交等。每次局部取1~2穴,远端配用2穴,每日1次,10次为1个疗程。久病阳虚者,远端穴位可施灸法,或针、灸并用。

(2)穴位注射:取上述体针腧穴,用复方丹参注射液做穴位注射。每次局部选1穴,远端配1~2穴,每穴注入药液0.5 mL左右,每日或间日1次,一般5~10次为1个疗程,疗程之间休息3~5日。

(3)头针:取视区,每日或间日针1次,10~15次为1个疗程,疗程之间休息3~5日。

【预防与调护】

(1)本病治疗困难,早期治疗或可恢复部分视力,晚期则难以奏效。

(2)重视原发疾病的治疗,防患于未然。

(3)慎起居,畅情志,戒烟酒,进饮食清淡,慎用对神经有毒性的药物,尽量不接触有害化学物质。

第二十二节　眼外伤概述

眼外伤是眼珠及其附属器受到外伤而导致损伤的一类眼病,可分为机械性与非机械性两大类。机械性眼外伤依损伤性质可分为异物伤、顿挫伤与穿通伤;非机械性眼外伤依致伤原因分为化学伤、热烧伤与辐射性眼外伤等。眼外伤多见于男性、儿童或青壮年,其特点可概括为以下五个方面。

一是眼珠构造精细,组织脆弱娇嫩,受伤后易造成形态和视功能的损害。例如,黑睛瘢痕、晶珠混浊均影响眼珠的晶莹清澈,从而造成视力障碍等。

二是眼珠脉道幽深细微,经络分布周密,气血纵横,如有损伤,既可伤血,又可伤气,伤血则易致瘀滞,伤气则多气机失调,皆可致功能障碍。

三是致伤物大多污秽。伤处易被污染,特别是本身无血络分布的黑睛、晶珠、神膏,抗邪力较低,易被风毒侵袭,出现严重证候,危害视力。

四是眼珠各部的组织性质差异很大,对外伤的抵抗力与敏感性也各有不同。例如,黑睛与白睛交界处容易发生裂伤、黄仁根部易断裂、晶珠易脱位等,皆因这些部位对外伤的抵抗力较低之故。

　　五是外伤使受伤眼的经络、气血、组织受伤;若受伤眼红赤难于消退或眼内存留异物,尚可影响健眼。若治疗不及时,可致双眼失明。

　　眼外伤的检查和处理应根据眼外伤的轻重缓急和患者就诊时的条件,在不延误急救、不增加损伤和痛苦的前提下,有重点地进行检查及处理。

　　眼部异物伤则应根据不同部位而采取不同的方法取出异物,可用无菌盐水棉签沾出、生理盐水冲洗、行角膜异物剔除术等。术后滴用抗生素眼药水,或酌情于结膜下注射抗生素,用眼垫封盖,次日复查。

　　眼球钝挫伤应辨明受伤的部位、轻重、新久、有无眼珠破裂及有无并发症等。若有眼珠破裂,则须先行手术清创缝合;若无眼珠破裂,则以内治为主,必要时再考虑手术治疗。

　　眼球穿通伤应以 3‰硼酸水溶液轻轻冲洗患眼,清除一切污物。伤口大者,应缝合伤口后再包扎;有内容物脱出者,应酌情处理;有眼内异物,特别是金属异物时,应尽早取出;若眼球无保留价值者,可考虑摘除眼球;对晶珠混浊,也可根据受伤的情况酌情处理,常规注射破伤风抗毒素以预防破伤风。眼局部一般使用具有消炎、止痛、扩瞳等作用的眼药水,处理过程中切忌挤压伤眼。

　　眼化学伤以彻底清除眼部酸碱化学物质、减轻组织损伤、预防并发症、提高视力为主,争分夺秒地在现场彻底冲洗眼部是处理酸碱烧伤的关键。

　　眼外伤应根据受伤后出现的症状来辨证论治。例如,出现红、肿、痛、畏光、流泪、黑睛生翳等症状,多为风热之邪所致,治以祛风清热,兼以活血;若胞睑紫肿、白睛溢血、血灌瞳神及眼内出血等,可按瘀血来辨证,治以凉血止血、活血化瘀;若目赤肿痛、头眼疼痛、抱轮红赤或混赤、黑睛溃烂、黄液上冲等,多为热毒侵眼,治以清热解毒,兼以凉血;若眼底出现水肿、渗出、增殖等改变,可按外伤多瘀滞、瞳神属肾、肝肾同源来辨证,治以滋养肝肾、活血祛瘀、软坚散结为主;若眼胀头痛、胸闷纳少、口苦咽干、嗳气胁痛等,则为七情不畅、气郁化火之征象,应在以上治法的基础上,适当配伍疏肝理气之品。

　　眼外伤是一种常见病、多发病,并且外伤后易致视功能障碍,占致盲因素的第四位。眼外伤必须以预防为主,在社会上应宣传预防眼外伤的知识;制订安全操作规程,完善安全保护措施,佩戴防护眼镜,以杜绝意外事故的发生;学校和家长应对儿童进行相关的安全教育,如不要玩耍尖锐玩具、爆炸危险物品等;如有外伤,要及时就医;饮食宜清淡,保持大便通畅,以利于伤情痊愈。

第二十三节　风牵偏视

　　风牵偏视是以眼珠突然偏斜、转动受限、视一为二为临床特征的眼病,主要由风中经络所致。若伴见半身不遂、口眼㖞斜、语言不利甚至猝然昏倒者,则属内科中风之范畴。本病相当于西医学之麻痹性斜视。

【病因病机】

　　(1)正气不足,卫外失固,或阴血亏少,络脉空虚,风中经络。

　　(2)脾失健运,聚湿生痰,复感风邪,风痰阻滞,脉络不通,筋肉失养而迟缓不用。

　　(3)头面外伤或中风后遗,气虚血滞,脉络瘀阻。

【诊断】

1. 诊断要点

(1)病史:患者可有外伤、炎症、肿瘤、代谢性疾病、产伤等病史。

(2)临床表现:猝然发作,黑睛偏斜于一侧,转动受限,视一为二,甚至上胞下垂或口眼㖞斜;常伴有头晕、恶心、呕吐、步态欠稳等症状,当遮盖一眼时多可消失。

(3)检查:目珠运动受限,偏斜于麻痹肌作用方向的对侧,头多向麻痹肌作用方向倾斜。周边弧形视野计、同视机、X线、CT及MRI等检查有助于明确诊断。

2. 鉴别诊断

本病应与通睛相鉴别。二者都有目偏视,但通睛无复视,无眼球运动障碍。

【辨证治疗】

(一)分型论治

1. 卫外失固,风邪中络

证候表现:黑睛猝然偏斜,转动受限,视一为二,起病多有恶寒发热、头痛、舌苔薄白、脉浮等表证。

证候分析:卫外失固,风邪乘虚入中经络,气血运行不畅,筋肉失于濡养而迟缓不用,则见黑睛猝然偏斜。风邪外袭,先伤肌表,则见恶寒发热等表证。

治法:疏风通络,扶正祛邪。

方药:小续命汤加减。方中用麻黄、防风、防己、杏仁、生姜辛温发散,祛风通络;人参、附子、肉桂、川芎、芍药、甘草益气助阳,调理气血,匡扶正气;黄芩苦寒,可制风药辛燥动火之弊,并防止风邪入里化热。临证时,若风热为患,则去生姜、肉桂、附子,酌加生石膏、生地黄、秦艽、桑枝等。

2. 脾虚湿盛,风痰阻络

证候表现:眼症同卫外失固,风邪中络证。患者平素食少纳呆,泛吐痰涎,舌苔厚腻,脉弦滑。

证候分析:脾虚湿停,湿浊化痰,故平素食少纳呆、泛吐痰涎。复感风邪,风邪夹痰上壅,阻滞脉络,气血不行,则筋肉失养而迟缓不用、黑睛猝然偏斜。舌苔厚腻、脉弦滑为风痰之象。

治法:健脾化痰,祛风通络。

方药:六君子汤合正容汤加减。六君子汤可健脾益气,除湿化痰。正容汤中白附子、胆南星、法半夏、僵蚕祛除风痰;羌活、防风、秦艽、松节祛风除湿,疏通经络;甘草和中益气。两方合用,扶正祛邪,有标本同治之功。由于气血为风痰所阻,筋脉失养,因此可加入当归、赤芍等养血活血。

3. 气虚血滞,络脉瘀阻

证候表现:患者有头部外伤或中风病史,后遗目珠偏视、口眼㖞斜、半身不遂,或肢体麻木不仁、面色萎黄,舌质淡,或有瘀斑,苔白,脉细。

证候分析:中风病后正气亏虚,后遗之络脉瘀阻未除,故仍见珠偏、眼斜、口㖞,甚至半身不遂、肢体麻木不仁。因气虚不能运血上荣,致面色萎黄,血不得充盈,故舌淡、脉细。舌有瘀斑为血瘀之象。因无里热,故见白苔。

治法:益气活血,化瘀通络。

方药:补阳还五汤加减。方中黄芪益气;当归尾、赤芍、川芎、桃仁、红花、地龙活血化瘀通络。临证时,若再加白附子、僵蚕、全蝎等,更可消除中风后遗留于络脉中之风痰,促使气血运行。

(二)针刺疗法

针刺能缩短疗程,提高疗效,常用穴如睛明、瞳子髎、承泣、四白、丝竹空、太阳、攒竹、颊车、地仓、合谷、太冲、行间、风池。每次局部取 2～3 穴,远端循经配 1～2 穴。斜向左者,针刺右侧;斜向右者,针刺左侧。

(三)其他疗法

目珠偏斜日久或偏斜严重,服药、针刺等无效者,可考虑行手术矫正。

【预防与调护】

(1)遮盖患眼,消除复视。

(2)本病忌食肥甘厚味,以避免痰湿内生而加重病情。

(3)慎起居,避风寒,以减少或避免本病的发生。

第二十四节　近　视

近视指视近物清晰、视远物模糊的眼病。其中,由先天生成,近视程度较高者,又有近觑之称,俗称"觑觑眼"。本病相当于西医学之近视眼。

【病因病机】

(1)学习、工作时不善使用目力,劳瞻竭视,久视伤血,血损气伤,心阳衰弱,致使神光不能远及。

(2)禀赋不足,肝肾两虚,精血不足,致使神光衰微。

【诊断】

1.诊断要点

(1)病史:患者可有近视家族史。

(2)临床表现:患者近视力良好,视远处目标则模糊不清。高度近视者,眼珠较为突出;远视力显著减退,为了视物清晰,不得不移近所视目标,且常眯目视物。

(3)检查:检查时可见近视力正常,远视力减退,可伴外斜视或外隐斜、眼球突出。眼底检查时可见视神经盘颞侧弧形斑、豹纹状眼底、巩膜后葡萄肿、黄斑出血、视网膜变性、裂孔、脱离、玻璃体液化和混浊等。验光结果为近视。

2.鉴别诊断

本病应注意与假性近视的鉴别。假性近视是由于长时间近距离用眼,过度调节,产生调节痉挛而导致的暂时性的近视表现。

【辨证治疗】

(一)分型论治

1.心阳不足

证候表现:视近清楚,视远模糊。全身无明显不适,或见面色㿠白、心悸神疲、舌淡、脉弱。

证候分析:火在目而为神光,心阳不足,神光不得发越于远处,则见视近清晰,视远模糊。面色㿠白、心悸神疲、舌淡、脉弱等皆为心阳虚弱、气血不足之征。

治法:补心益气,安神定志。

方药:定志丸加减。方中远志、石菖蒲性温,宁心安神定志;人参、白茯苓益气宁心安神;朱砂安心神。诸药合用,共奏补心益气、安神定志之功。临证时,若阳气虚甚者,可加黄芪、炙甘草、肉桂、当归等益气养血温阳。

2.肝肾两虚

证候表现:视近怯远,眼前黑花渐生。全身表现可有头晕耳鸣,夜眠多梦,腰膝酸软,脉细。

证候分析:肝肾两虚,精血不足,神光衰微,以致光华不能远及,故可视近而不能视远。目窍失养,则黑花渐生。头晕耳鸣、夜眠多梦、腰膝酸软、脉细皆为肝肾精血亏虚之征。

治法:滋补肝肾,益精养血。

方药:杞菊地黄丸或加减驻景丸加减。证偏肝肾阴虚者,宜用杞菊地黄丸滋养肝肾,益精明目。证属精血亏甚者,则宜用加减驻景丸补益肝肾,填精补血。临证时,若兼气不足者,可加党参;脾不健运者,可酌加麦芽、陈皮。

(二)外治法

滴眼药:用0.25％托吡卡胺滴眼液,每晚于睡前滴眼1次;亦可用珍珠明目滴眼液滴眼,每日3次。

(三)针刺疗法

(1)体针:常用下列四组穴位:①承泣、翳明;②四白、肩中俞;③头维、球后;④睛明、光明。每日针刺1组,轮换取穴,10次为1个疗程。

(2)耳穴:将王不留行籽用胶布固定于心、肝、肾、眼、内分泌等穴处,每日按压2～5次,1周为1个疗程。

(3)梅花针:用梅花针叩打后颈部及眼区(眼眶周围),于颈椎两侧各打3行,于眼眶上缘及下缘密叩3～4圈,同时在睛明、攒竹、鱼腰、四白、太阳、风池等穴各叩几下。隔日1次,15次为1个疗程,以中等程度刺激为宜。

(四)其他疗法

(1)推拿疗法:取攒竹、鱼腰、丝竹空、四白、睛明等穴,以食指指端在穴位处行环形按摩,每次10分钟,每日2～3次,1个月为1个疗程。

(2)配镜矫正视力:上述疗法无效的患者,应进行散瞳验光,配戴合适的眼镜。

(3)屈光手术:如准分子激光屈光手术等。

【预防与调护】

(1)学习和工作环境照明要适度,光线不可太暗。

(2)阅读和书写时保持端正的姿势,眼与书本应保持30 cm左右的距离。切勿在卧床、走路或乘车时看书。

(3)加强身体锻炼,合理饮食,坚持做眼保健操。

(4)对青少年定期检查视力,发现视力下降者,及早查明原因,尽可能给予治疗。

第二十五节 远 视

远视是指视远较视近清楚的眼病,相当于西医学之远视眼。

【病因病机】

(1)阴主敛,肾阴亏损,致使目中光华不能收敛视近。

(2)禀赋不足或肝肾俱虚,目中光华散漫不收,以致不能视近。

【诊断】

1.临床表现

一般外眼无异常,远视力尚好,近视力减退。远视程度高者,视远、近目标皆模糊。持续近距离使用目力时,常感眼胀、头痛、视昏,休息片刻后可以缓解。小儿患本病者,容易引起通睛。

2.检查

眼底视神经盘较小,色较红,边界模糊。检影验光为远视,可有内斜视,或伴有弱视。

【辨证治疗】

(一)分型论治

证候表现:视远物清楚,视近物模糊,或视远、近物皆模糊不清。全身可无明显不适,或见肝肾亏虚之脉、症表现。

证候分析:视远尚清,视近模糊者,多由肾阴不足,目中光华不能收敛视近引起。先天禀赋不足或肝肾亏虚,目中光华散漫不收,则见视远、近皆模糊。

治法:补益肝肾。

方药:地芝丸或杞菊地黄丸加减。地芝丸中以天冬、生地黄滋肾清热,为主药;菊花可助主药清肝明目,枳壳可理气和胃,使补而不滞。地芝丸宜用于阴虚有热者。杞菊地黄丸可滋养肝肾、益睛明目,尤其适宜于肝肾不足者。

(二)其他疗法

配镜矫正视力,或采用手术治疗。针刺疗法同近视。

【预防与调护】

远视的预防与调护同近视。

第七章 耳、鼻、咽喉的解剖与生理功能

第一节 耳的解剖与生理功能

一、耳的解剖

耳分为外耳、中耳和内耳三部分(图7-1)。

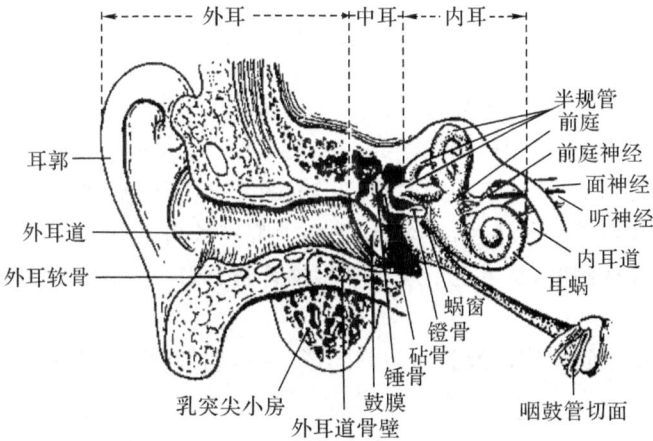

图7-1 耳的分部示意图

(一)外耳

1. 耳郭

耳郭由软骨构成支架,外覆软骨膜和皮肤,耳垂无软骨,只有脂肪与结缔组织。

2. 外耳道

外耳道起自外耳道口,向内止于鼓膜,长2.5～3.5 cm,外1/3为软骨部,内2/3为骨部。外耳道皮下组织少,皮肤与软骨膜和骨膜相贴较紧,一旦发生感染,疼痛剧烈。软骨部富有毛囊和皮脂腺,并含有耵聍腺,是耳疖好发的部位。成人外耳道略呈"S"形弯曲,故检查鼓膜时,须将耳郭向后外上方牵拉;婴幼儿外耳道发育尚不完全,狭小而塌陷,检查时应将耳郭向后下方牵拉。

(二)中耳

中耳包括鼓室、鼓窦、乳突和咽鼓管。

1. 鼓室

鼓室为一含气空腔,内有由锤骨、砧骨和镫骨3块听小骨构成的听骨链。鼓室形似一竖立

的火柴盒,有 6 个壁(图 7 - 2)。

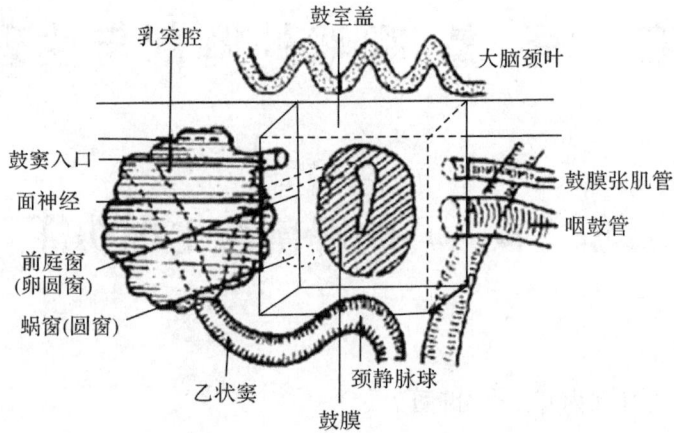

图 7 - 2　鼓室六壁示意图

(1)上壁:与颅中窝相隔,称为鼓室盖。

(2)下壁:为一薄骨板,与颈静脉球相邻。

(3)前壁:上部有两个开口,上为鼓膜张肌半管的开口,下为咽鼓管的鼓室口。

(4)后壁:有面神经垂直段通过,又名乳突壁,上部有鼓窦入口。

(5)内壁:即内耳外侧壁,从上至下有水平半规管凸、面神经管凸、前庭窗(卵圆窗)、鼓岬和蜗窗(圆窗)。

(6)外壁:主要由鼓膜构成。鼓膜为一椭圆形、半透明薄膜,呈浅漏斗状,介于鼓室和外耳道之间(图 7 - 3)。

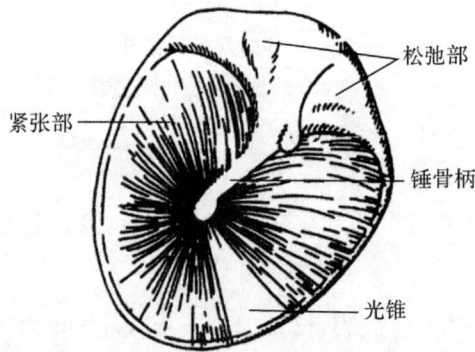

图 7 - 3　鼓膜的分部示意图

2. 鼓窦

鼓窦为鼓室后上方的含气空腔,前与上鼓室、后与乳突气房相通,上方以鼓室盖与颅中窝相隔。

3. 乳突

乳突含许多大小不等、形状不一、相互连通的气房。乳突根据气房发育程度分为气化型、板障型、硬化型和混合型。

4. 咽鼓管

咽鼓管为沟通鼓室和鼻咽部的管道,起自鼓室前壁,向内、前、下斜行到达鼻咽侧壁的咽鼓管咽口,其外 1/3 为骨部,内 2/3 为软骨部。软骨部在静止时闭合,当张嘴、吞咽、呵欠或唱歌时开放,使空气进入鼓室,以调节中耳腔与外界气压的平衡,维持中耳的正常功能。

婴幼儿的咽鼓管接近水平位,且较成人的短而宽,因此婴幼儿的咽部感染易经此管侵入鼓室而引起中耳炎。

(三)内耳

内耳又称迷路,位于颞骨岩部,分为骨迷路和膜迷路,两者形状相似,膜迷路位于骨迷路内。膜迷路含有内淋巴液,骨迷路和膜迷路之间充满了外淋巴液,内、外淋巴液互不相通。

1. 骨迷路

骨迷路由致密的骨质构成,包括前庭、半规管和耳蜗(图 7 - 4)。

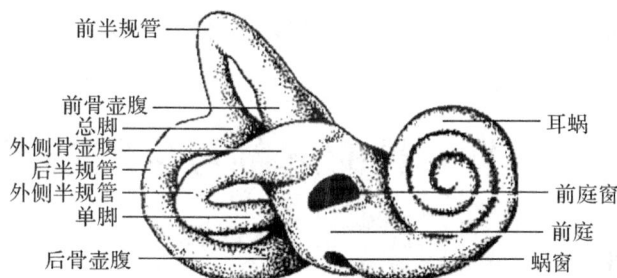

图 7 - 4　骨迷路示意图

2. 膜迷路

膜迷路借助纤维束固定于骨迷路内,分为椭圆囊、球囊、膜蜗管和膜半规管(图 7 - 5),各部互相沟通。膜蜗管内基底膜上有螺旋器,是听觉器官。椭圆囊和球囊内的椭圆囊斑、球囊斑及半规管内的壶腹嵴是重要的平衡感受器。

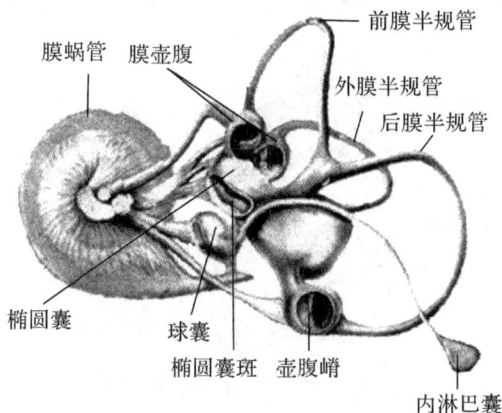

图 7 - 5　膜迷路示意图

二、耳的生理功能

(一)听觉功能

声音通过空气传导和骨传导传入内耳,在正常情况下,以空气传导为主。

1.空气传导

声波从外耳道经听骨链至前庭窗,镫骨底板振动激动内耳外、内淋巴液波动,引起基底膜振动,使其上的螺旋器毛细胞受到刺激而感音,产生神经冲动,经听神经传到听觉中枢。

2.骨传导

骨传导即声波直接振动颅骨,使内、外淋巴液振动,刺激耳蜗的螺旋器而产生听觉。

(二)平衡生理

人体依靠前庭、视觉和本体感觉三个系统的协调来维持身体的平衡,其中以前庭系统最为重要。如果任何一个系统发生功能障碍,在代偿功能出现后,依靠另外两个系统的正常功能,尚可以使人体在日常生活中维持自身的平衡;如果有两个系统发生功能障碍,则患者将难以维持身体平衡。

第二节　鼻的解剖与生理功能

一、鼻的解剖

鼻由外鼻、鼻腔和鼻旁窦三部分组成。

(一)外鼻

外鼻突出于面部中央,呈三角锥形,由骨和软骨构成支架。其中,鼻骨上端窄厚,下端宽薄,易受伤而致骨折。鼻根部和鼻背部皮肤薄而松弛,鼻尖、鼻翼和鼻前庭皮肤较厚,富含皮脂腺、汗腺和毛囊,易发生鼻疖、痤疮和酒渣鼻。

外鼻静脉经面静脉、内眦静脉及眼静脉与颅内海绵窦相通(图7-6),并且面部静脉无静脉瓣,血液可反流,故挤压鼻或上唇疖肿可以引起海绵窦血栓性静脉炎。

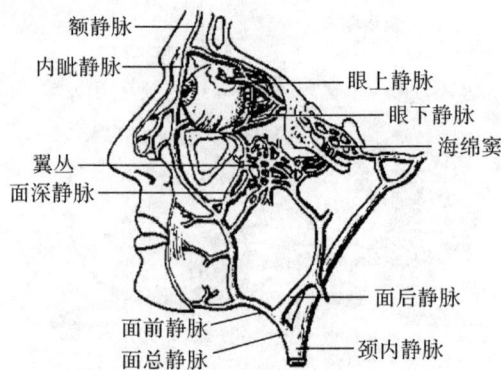

图7-6　外鼻静脉与海绵窦的关系

（二）鼻腔

鼻腔起自前鼻孔，经后鼻孔与鼻咽部相通。左、右各一，包括鼻前庭和固有鼻腔。

1. 鼻前庭

鼻前庭有皮肤覆盖，长有鼻毛，并含皮脂腺和汗腺，易发生疖肿。因其皮肤与软骨膜紧密相连，故患疖肿时疼痛剧烈。鼻前庭与固有鼻腔的分界即皮肤与黏膜交界处，称为鼻阈。

2. 固有鼻腔

固有鼻腔简称为鼻腔，起自鼻阈，止于后鼻孔，有黏膜覆盖，有内、外、顶、底四壁。

（1）内侧壁：即鼻中隔，由软骨和骨构成，软骨膜和骨膜外有黏膜覆盖。其前下方鼻黏膜下动脉血管汇聚呈丛状，称为利特尔区，是鼻出血好发的部位（图 7-7）。

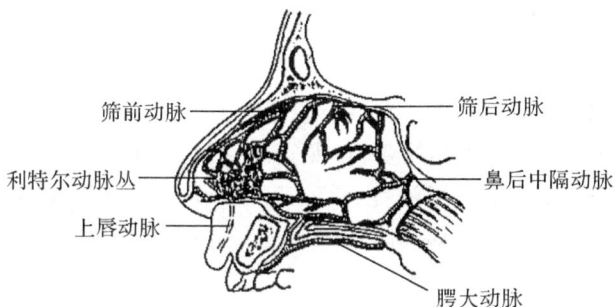

图 7-7　鼻中隔易出血区

（2）外侧壁：为鼻腔最重要的部位，从上向下有 3 个呈阶梯状排列的长条突起，分别称为上鼻甲、中鼻甲、下鼻甲，其下方的裂隙样空间分别称为上鼻道、中鼻道、下鼻道（图 7-8）。

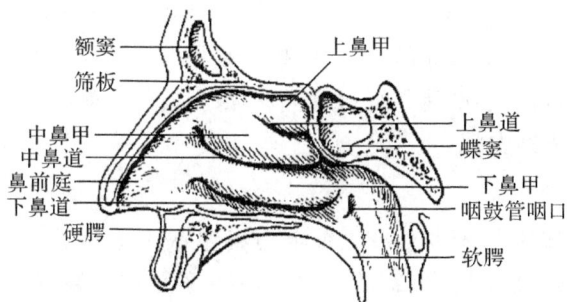

图 7-8　鼻腔外侧壁

下鼻甲最大，前端接近鼻阈，后端距咽鼓管咽口仅 1.0~1.5 cm，故下鼻甲肿大时常引起鼻塞，也可引起咽鼓管的通气引流障碍而出现耳部症状。下鼻道前上方有鼻泪管的开口，下鼻道外侧壁前端近下鼻甲附着处骨质最薄，是上颌窦穿刺的最佳部位。

中鼻甲属于筛骨的一部分，附着于筛骨顶壁和筛骨水平板的连接处。中鼻道有两个隆起，前下者呈弧形隆起，称为钩突，其后上者称为筛泡，内含 1~4 个气房。两个突起之间有一半月形裂隙，称为半月裂孔，额窦、前组筛窦和上颌窦开口于此。中鼻甲、中鼻道及其附近区域统称为窦口鼻道复合体，中鼻甲、钩突和筛泡是内镜手术的手术标志和进路。

上鼻甲是三个鼻甲中最小的,位于鼻腔外侧壁上部,前鼻镜检查难以窥见,后组筛窦则开口于此。上鼻甲后端的后上方有蝶筛隐窝,是蝶窦的开口。

以中鼻甲游离缘为界,其上方鼻甲与鼻中隔之间的间隙为嗅沟,其鼻腔黏膜为嗅区黏膜。在其下方,鼻甲与鼻中隔之间的不规则间隙称为总鼻道,为呼吸区黏膜覆盖,含有丰富的腺体和杯状细胞。

(3)顶壁:呈穹隆状,前段倾斜上升,由鼻骨和颚骨鼻突构成;后段倾斜向下,即蝶窦前壁。中段水平为分隔颅前窝的筛骨水平板,属于颅前窝底的一部分,板上多孔,又名筛板,嗅区黏膜的嗅丝由此通过并抵达颅内。筛板菲薄而脆,外伤或手术损伤易致脑脊液鼻漏或鼻源性并发症。

(4)底壁:即硬腭的鼻腔面,与口腔相隔,前3/4由上颌骨的腭突构成,后1/4由腭骨水平部构成。

(三)鼻旁窦

鼻旁窦是围绕在鼻腔、位于颅骨内的含气空腔,一般左、右成对,共4对。鼻旁窦依所在颅骨分别命名为上颌窦、额窦、筛窦和蝶窦;按照窦口引流方向分为前组鼻旁窦和后组鼻旁窦。前组鼻旁窦包括上颌窦、额窦和前组筛窦,开口于中鼻道;后组鼻旁窦包括后组筛窦和蝶窦,后组筛窦开口于上鼻道,蝶窦开口于蝶筛隐窝。

1.上颌窦

上颌窦位于上颌骨内,为最大的鼻旁窦,共有5个壁。前壁较薄,是常用的上颌窦手术进路;后外壁与翼腭窝和颞下窝邻近,靠近翼内肌,上颌窦病变破坏此壁可致张口困难;顶壁即眼眶底壁,上颌窦与眶内疾病可互相影响;底壁即上颌骨牙槽突,牙根感染可引起牙源性上颌窦炎;内壁即鼻腔外侧壁。鼻窦炎中以上颌窦炎的发病率为最高,与其开口高、底低有关。

2.筛窦

筛窦位于筛骨体内,为蜂窝状结构,被中鼻甲基板分为前组和后组,各开口于中鼻道和上鼻道。外侧壁即眼眶内侧壁,菲薄如纸;顶壁借一薄骨板与颅前窝相隔,所以筛窦疾病、手术和外伤可造成眶内或颅内并发症。

3.额窦

额窦位于额骨下部的内、外板之间。前壁为额骨外骨板,内含骨髓,炎症或外伤可致额骨骨髓炎;后壁即额骨内骨板,为颅前窝的一部分,有导静脉或骨裂隙存在,故额窦感染可侵入颅内,引起鼻源性颅内并发症;底壁相当于眼眶内上角,发生炎症时压痛明显。

4.蝶窦

蝶窦位于蝶骨体内,外侧壁与颅中窝、海绵窦邻近,内侧与颈内静脉和视神经管相邻近,顶壁为蝶鞍,下壁即鼻咽顶。

二、鼻的生理功能

(一)鼻腔的生理功能

1.呼吸功能

(1)清洁和过滤作用:吸入气流中较大的尘粒被鼻毛阻挡,细小的尘埃和微生物可被鼻黏膜表面的黏液毯黏附,借纤毛运动输送到咽部排出。

(2)温度调节作用:依赖鼻腔黏膜血管的舒缩作用,可以调节吸入气流的温度,使之保持稳定,以减少对呼吸道的刺激。

(3)湿度调节作用:鼻腔黏膜含有的杯状细胞、腺体(浆液腺、黏液腺、嗅腺等)的分泌物以及毛细血管的渗出维持鼻腔的湿度,用以提高吸入气体的湿度,以利于肺泡的交换和纤毛的正常运动。鼻黏膜每昼夜可分泌 1000 mL 的渗出液。

2. 嗅觉功能

嗅觉功能主要依赖于嗅区黏膜中的嗅细胞。含有气味的空气被吸入嗅区后,其微粒溶于嗅腺的分泌液中,刺激嗅细胞产生神经冲动,经嗅神经传递到中枢,产生嗅觉。

3. 共鸣作用

鼻腔在发音时起共鸣作用,鼻塞时可出现闭塞性鼻音,鼻咽闭合不全时可出现开放性鼻音。

(二)鼻旁窦的生理功能

一般认为,鼻旁窦对鼻腔的呼吸、共鸣作用有辅助作用,也可减轻头颅重量和缓冲外来冲击力,保护颅脑免遭外伤。

第三节　咽的解剖与生理功能

一、咽的解剖

咽是呼吸道和消化道的共同通道,上起颅底,下至第 6 颈椎,成人全长约 12 cm。咽的前面与鼻腔、口腔和喉腔相通,后方与颈椎相邻,下端与食管连接,两侧与大血管和神经邻近。咽腔自上而下分为鼻咽、口咽和喉咽三部分(图 7-9)。

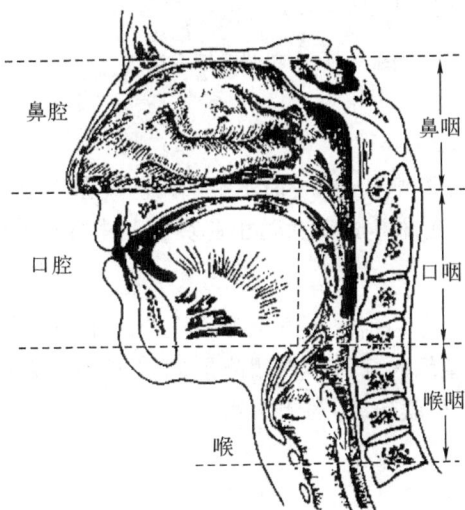

图 7-9　咽腔分部

中 医 五 官 科 学

(一)鼻咽

鼻咽位于颅底与软腭游离缘平面之间,前经后鼻孔与鼻腔相通,两侧壁各有一咽鼓管咽口,连通中耳腔。咽口上方有一隆起,称为咽鼓管圆枕,圆枕后上方与咽后壁之间有一凹陷区,称为咽隐窝,是鼻咽癌的好发部位。顶后壁有腺样体附着,下方与口咽相通。

(二)口咽

口咽介于软腭与会厌上缘平面之间,前方经咽峡与口腔相通。咽峡是由上方悬雍垂和软腭游离缘、下方舌背、两侧腭舌弓和腭咽弓共同构成的环形狭窄部分。两腭咽弓之间的深窝是扁桃体窝,内有腭扁桃体。

(三)喉咽

喉咽上接口咽,下界为食管入口,前方通喉腔。在喉的入口两侧各有一深窝,称为梨状窝。舌根与会厌之间的浅窝称为会厌谷,是异物常停留的部位。

(四)咽的淋巴组织

咽黏膜下淋巴组织丰富,彼此有淋巴管相通,较大淋巴组织团块呈环状排列,称为咽淋巴环(图7-10)。由腺样体、咽鼓管扁桃体、腭扁桃体、咽侧索、咽喉壁淋巴滤泡及舌扁桃体构成内环;内环淋巴流向颈部淋巴结,颈部淋巴结之间又互相交通,自成一环,称为外环。

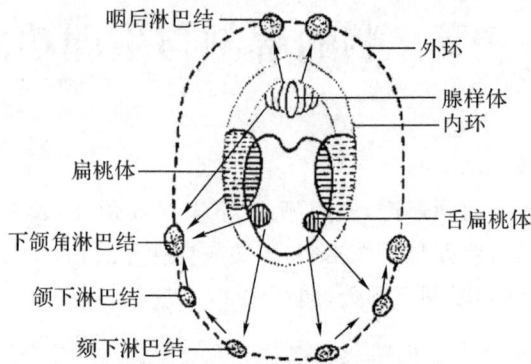

图7-10 咽淋巴环示意图

1.腺样体

腺样体又称咽扁桃体,位于鼻咽顶壁,表面不平,有5～6条纵形沟隙,出生时即存在,一般10岁以后逐渐退化。腺样体过度增生或肥大可引起鼻腔和中耳功能障碍。

2.腭扁桃体

腭扁桃体通常称为扁桃体,左、右各一,位于腭舌弓与腭咽弓之间的扁桃体窝内。其内侧面覆盖有复层鳞状上皮,上皮组织向扁桃体内凹陷形成6～20个隐窝,细菌易于存留,形成感染病灶。其外侧面有结缔组织被膜包绕,易于手术剥离。

二、咽的生理功能

(一)呼吸功能

咽是上呼吸道的一部分,对吸入的空气有继续调温、调湿及清洁作用。

100

(二)吞咽功能

吞咽是由许多肌肉参加的反射性运动,使食物从口腔进入食管。当食物进入咽部时,引起反射性软腭上举,咽后壁向前突出,关闭鼻咽腔,同时喉肌收缩,使声门暂时关闭,咽缩肌收缩,食物自上而下进入食管。

(三)防御保护功能

咽部的淋巴组织和黏膜分泌的黏液可以吞噬细菌。协调的吞咽反射可封闭鼻咽和喉腔,在吞咽时避免食物吸入气管或反流鼻腔。当异物或有害物质接触咽部时,会发生恶心、呕吐,有利于异物及有害物质的排除。

(四)共鸣作用

咽腔为共鸣腔之一,发音时咽腔和口腔可以改变形状,产生共鸣,使声音清晰、悦耳,并由软腭、口、舌、唇、齿等协同作用构成各种语言。

(五)扁桃体的免疫作用

扁桃体属于末梢免疫器官,为外周免疫器官,不仅含有各种吞噬细胞,又可以制造具有天然免疫作用的细胞和抗体,如 T 细胞、B 细胞、吞噬细胞及免疫球蛋白等,因此具有细胞免疫和体液免疫功能。儿童时期的扁桃体具有较活跃的免疫功能。

第四节　喉的解剖与生理功能

一、喉的解剖

喉是呼吸道的门户,位于舌骨之下的颈前部正中,上通喉咽腔,下连气管,在成人相当于第3~5 颈椎平面之间,女性及儿童的喉部平面位置较男性稍高。喉由软骨、肌肉、韧带、纤维组织和黏膜等构成,其形状似锥形管腔状(图 7 - 11)。

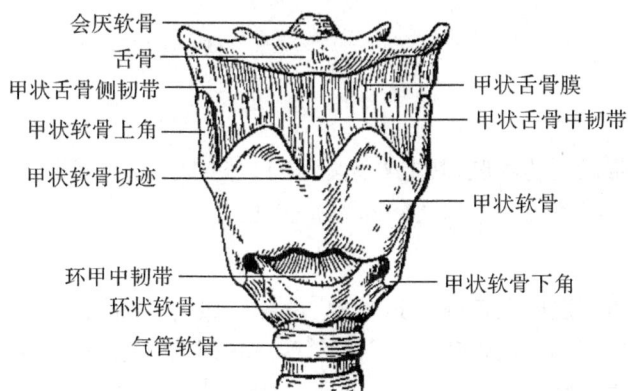

图 7 - 11　喉的前面

(一)喉软骨

软骨构成了喉的支架。会厌软骨、甲状软骨、环状软骨各有一块,杓状软骨、小角软骨和楔状软骨左、右各有一块。喉软骨之间由纤维韧带连接。会厌软骨呈叶片状,位于喉的上部,吞咽时掩盖住喉入口,防止食物进入喉腔;其舌面组织疏松,儿童会厌炎时易阻塞喉的入口而窒息。甲状软骨为喉部最大的软骨,由两块对称的四边形甲状软骨板在前方正中融合而成,和环状软骨共同构成喉支架的主要部分;在成年男性,甲状软骨前缘上端向前突出,称为喉结。环状软骨位于甲状软骨之下,第一气管环之上,是喉气管中唯一完整的环形软骨,对保护喉气管的通畅有重要作用。

(二)喉肌

喉肌分为内、外两组。喉外肌位于喉的外部,将喉与周围组织相连接,有固定喉、牵拉喉体上升或下降的功能。喉内肌是与声带运动有关的肌肉,主要有环杓后肌、环杓侧肌、甲杓肌、环甲肌等,它们的运动可使声门开大或关闭、声带紧张或松弛。

(三)喉腔

喉腔上界为喉入口,下界相当于环状软骨下缘,被声带分隔成声门上区、声门区和声门下区(图 7-12)。

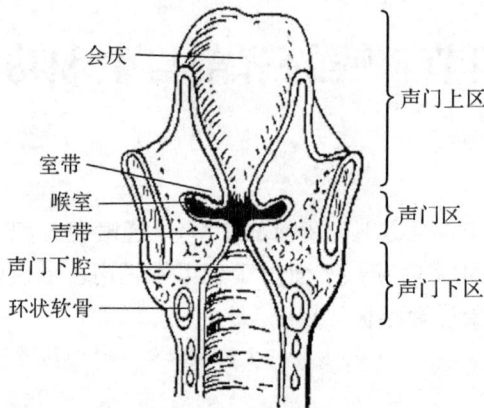

图 7-12 喉腔分区

1.声门上区

声门上区为声带以上的喉腔,其上界为喉入口。声带上方与其平行的皱襞为室带,与声带之间的空腔为喉室。喉室与喉入口之间称为喉前庭。

2.声门区

声门区为两侧声带之间的区域。声带左、右各一,是由黏膜、声韧带、肌肉构成的白色组织,边缘整齐。声带张开时,出现顶向前方的等腰三角形的裂隙,称为声门裂,为喉腔最狭窄的部位。声带的运动主要受喉返神经支配。喉返神经由迷走神经发出分支,左侧绕过主动脉弓,右侧绕过锁骨下动脉,继而上行,支配除环甲肌外的喉内肌的运动。左侧喉返神经的径路较右侧长,故易受损伤而发生声带麻痹。

3. 声门下区

声门下区位于声带以下和环状软骨下缘之间,声门下区与气管相连,上窄下宽,婴幼儿时期该区黏膜下组织疏松,炎症时水肿严重,易引起喉阻塞。

二、喉的生理功能

(一)呼吸功能

喉为下呼吸道的门户,声门裂是呼吸道最狭窄的部位。声带的内收、外展可以调节声门裂的大小,声门裂的大小可以调节呼吸。当运动声带时,声带外展,声门裂变大,以便吸入更多的空气;反之,安静时所需吸入的空气减少,声门裂就变小。

(二)发音功能

喉是发音器官,其发音部位在声带。呼出的气流冲击内收的声带,使之振动而发出基音。基音经过咽、口、鼻、鼻旁窦、气管及肺等器官的共鸣作用而使之发生变化,又由舌、唇、牙及软腭协调配合而完成语言构成。

(三)保护功能

吞咽时,喉被上提,会厌向后下盖住喉入口,形成保护下呼吸道的第一道防线;此时,两侧室带内收,向中线靠拢,形成第二道防线;同时,声带内收,声门闭合,形成第三道防线。另外,喉上部黏膜非常敏感,稍受刺激即可引起反射性咳嗽,从而将异物咳出。

(四)屏气功能

声带内收,声门紧闭,呼吸暂停就是屏气,增加了胸腔和腹腔内的压力,有利于完成咳嗽、排便、分娩、举重物等生理功能。

第八章　耳、鼻、咽喉与脏腑经络的关系

人体是一个整体。耳、鼻、咽喉位于头颈部,均属于清窍,通过经络的沟通和气血的灌注与脏腑保持着密切的联系。不同脏腑的生理功能和病理变化可循经反映于耳、鼻、咽喉等器官,而耳、鼻、咽喉的病变也可波及所属脏腑。因此,在诊治耳、鼻、咽喉科疾病时,应树立整体观念,把局部与整体结合起来,全面分析,辨证论治。

第一节　耳、鼻、咽喉与脏腑的关系

一、耳与脏腑的关系

耳位于头面部,是清阳之气上通之处,属清窍之一。耳司听觉,主平衡。《灵枢·口问》说:"耳者,宗脉之所聚也。"耳与脏腑的关系主要体现于肾、心、肝(胆)、肺、脾等脏腑。

1. 耳与肾

肾主耳,耳为肾之窍,为肾之官。《素问·阴阳应象大论》说:"肾主耳,……在窍为耳。"肾藏精,肾之精气上通于耳,肾精充沛,耳窍得以濡养,则听力聪敏,能闻五音,如《灵枢·脉度》说:"肾气通于耳,肾和则耳能闻五音矣"。肾精亏损,耳窍失于濡养,则可致耳鸣、耳聋,如《灵枢·决气》说:"精脱者耳聋,……液脱者,……耳数鸣。"若肾亏而精髓不足,髓海空虚,不能上荣于耳,则可致耳鸣眩晕,如《灵枢·海论》说:"髓海不足,则脑转耳鸣"。临床上,肾功能失调的病理变化多产生耳鸣、耳聋、眩晕、脓耳日久、耳内胀塞等虚性病症。

2. 耳与心

心寄窍于耳,耳为心之客窍。《证治准绳·杂病》指出:"心在窍为舌,以舌非孔窍,因寄窍于耳,则是肾为耳窍之主,心为耳窍之客。"心主神明,耳司听觉,受心之主宰。又心主血脉,耳为宗脉之所聚,心血上奉,耳得心血濡养而功能健旺。手少阴心之脉络于耳中,肾之精气上通于耳,心肾相交,心火与肾水相互调和,则清静精明之气上走空窍,耳受之而听觉聪敏。若心虚血耗及心肾不交,均可致耳鸣、耳聋、眩晕;邪热上犯耳窍,壅闭心包,则致黄耳伤寒。

3. 耳与肝(胆)

足少阳胆经之脉循耳后,其支者从耳后入耳中,出走耳前。肝、胆互为表里,胆经循耳,肝之络脉亦络于耳。肝为肾之子,肝肾精血同源,肾主耳,故肝与肾的关系亦密切,如《辨证录·耳痛门》说:"肝为肾之子,肾气既通于耳,则肝之气未尝不可相通者。"耳的正常生理功能有赖于肝胆之气通达及肝血的奉养。肝胆经气失调,肝胆火热上犯耳窍,常致耳胀、耳肿、耳痛、耳流脓、耳鸣、耳聋、耳眩晕等病症,如《类证治裁》说:"有肝胆火升,常闻蝉鸣者。"若肝血虚,耳失所养,或肝阴不足,肝阳上扰清窍,亦可产生耳鸣、耳聋、耳眩晕等病症,如《素问·脏气法时论》说:"肝病者,……虚则目无所见,耳无所闻。"

4. 耳与肺

手太阴肺经别出的络脉亦循行于耳。《温热经纬·余师愚疫病篇》按语:"肺经之结穴在耳中,名曰龙葱,专主乎听……"。五脏生克关系,肺为肾之母,肺与肾金水相生,肾开窍于耳,司听觉功能。外邪袭肺,邪结耳窍。《素问·气交变大论》说:"金肺受邪,……嗌燥耳聋。"临床上可见风邪犯肺,肺气不宣,可致耳胀痛、耳堵塞感、耳鸣耳聋、旋耳疮等病。肺气虚弱,不能贯耳,亦可致耳病,如《素问·脏气法时论》说:"肺病者……虚则少气,不能报息,耳聋嗌干。"

5. 耳与脾

足太阴脾之络脉入于耳中。脾为后天之本,主输布水谷精微,升清降浊,为气血生化之源。耳为清窍,得清气濡养方能维持正常功能。若脾气虚弱,气血生化之源不足,不能上奉于耳,则耳的功能失常而致病,脾虚湿困,清阳不升,浊阴不降,湿浊停滞,聚而成痰,痰湿或痰火蒙闭耳窍而致耳病。如《素问·玉机真脏论》:"脾为孤脏,……其不及,则令人九窍不通。"常致耳病如耳胀、脓耳、耳眩晕等。

二、鼻与脏腑的关系

鼻是气体出入人体之门户,下连咽喉,直通于肺,属于肺系,具有助肺行呼吸、司嗅觉、助发音等功能。头面部为诸阳之会,鼻居面中,为阳中之阳,是清阳之气交会之处,为"清窍"之一。鼻与脏腑的关系体现于肺、脾、胆、肾、心等脏腑。

1. 鼻与肺

肺主鼻,鼻为肺之窍。《素问·阴阳应象大论》说:"肺主鼻……在窍为鼻。"《素问·金匮真言论》说:"西方白色,入通于肺,开窍于鼻"。肺司呼吸,鼻为呼吸之气出入的门户,故鼻窍通利,呼吸之气出入畅通,则肺气通利;肺主气,司宣发肃降,肺之宣降正常,才能使精微上注鼻窍,鼻得濡养、护卫,则窍道通利、嗅觉灵敏,《灵枢·脉度》说:"肺气通于鼻,肺和则鼻能知香臭矣。"若肺气不足,腠理疏松,卫表不固,外邪乘袭,邪毒滞留,可引起鼻塞流涕等,《诸病源候论·卷二十九》说:"肺脏为风冷所乘,则鼻气不和,津液壅塞而为鼻齆。"若肺阴不足,鼻失滋养,则鼻内肌膜枯槁干燥,嗅觉失灵。

2. 鼻与脾

鼻准居面部中央,而中央属土,故鼻准属脾土。《杂病源流犀烛·卷二十三》说:"鼻为肺窍,外象又属土。"脾主统血,是气血化生之源,脾气的盛衰关系到鼻部血脉的盈亏及血液的运行状况。鼻为肺之窍,脾土为肺金之母,故肺气的充足和鼻功能的正常均有赖于脾气的健旺。《素问·玉机真脏论》说:"脾为孤脏……其不及,则令人九窍不通。"脾运无力,气血乏源,精微无以上输,则鼻窍失养,易为邪毒滞留而产生鼻塞、喷嚏流涕。若脾不统血,可致鼻衄;脾胃湿热熏蒸鼻窍,则发为鼻红赤烂、流涕黄浊等症。

3. 鼻与胆

胆之经气上通于脑,脑下通于颏,颏之下为鼻,故胆通过髓海与鼻相联系。胆之经气上通于脑,胆气和利,则脑、颏、鼻俱安。《素问·气厥论》说:"胆移热于脑,则辛颏鼻渊。鼻渊者,浊涕下不止也"。若胆腑有热,循经移热于脑而下犯于鼻,则形成实证、热证之鼻病。

4. 鼻与肾

督脉循行于鼻柱到鼻头,肾之经脉交会于督脉而连于鼻;鼻为肺之窍,肺肾金水相生,肺肾阴液相互滋生,肺为气之主,肾为气之根,肺之气阴濡养护卫鼻窍,有赖于肾之精气的充养。肾阴充足,肾气充沛,濡养摄纳有权,才能保证肺、鼻的正常生理功能。若肾气虚弱,鼻失温煦,则易感风寒之邪而致鼻鼽等病。《素问·宣明五气论》说:"肾为欠,为嚏。"肾阴不足,肺失濡养,加之虚火上炎,可致鼻槁、鼻衄等的发生。

5. 鼻与心

鼻之山根部属心,鼻为心肺之门户。《景岳全书·卷二十七》说:"鼻为肺窍,……乃宗气之道,而实心肺之门户。故经曰:心肺有病而鼻为之不利。"《难经·四十难》说:"心主嗅,故令鼻知香臭。"鼻的嗅觉功能是在心神的主宰下完成的。《素问·五脏别论》说:"五气入鼻,藏于心肺,心肺有病,而鼻为之不利也。"临床可见心火亢盛或心肺失调而见鼻衄、嗅觉失灵等症。

三、咽喉与脏腑的关系

咽前连口腔,下接食管,通胃腑,属于胃系,有司饮食吞咽、助发声、御外邪的功能。喉上通口鼻,下接气管至肺脏,属于肺系,有行呼吸、发声音、护气道的作用。咽喉是经脉循行交会的要冲,又是饮食呼吸的门户,与肺、脾、胃、肝、肾的关系较为密切。

1. 喉与肺

喉属肺系,与肺相通,为肺气出入的通道。《疮疡经验全书·卷一》说:"喉应天气,乃肺之系也。"肺之经脉入肺,上循咽喉。肺司呼吸,要在喉的生理功能正常情况下进行,如《重楼玉钥·喉科总论》说:"喉者空虚,主气息出入呼吸,为肺之系,乃肺气之通道也。"喉的发声只有在肺气充沛、宣降正常的情况下才能清亮有力。肺的病理变化可由肺系直接上行而波及咽喉,如肺失宣降,邪滞咽喉;肺经热盛,上攻咽喉;肺阴不足,咽喉失养以及虚火上炎,蒸灼咽喉,均可导致咽喉疼痛、声音嘶哑等症状。

2. 咽与脾胃

咽属于胃系,下接食管,与胃相通,是胃纳水谷的通道,脾与胃相表里,足太阴脾经上循咽喉,夹舌本。《重楼玉钥·喉科总论》说:"咽者,咽也,主通利水谷,为胃之系,乃胃气之通道也。"咽喉功能正常,饮食吞咽通畅,脾胃才能完成消化、吸收、输布精微的生理功能;而脾胃功能健旺,腐熟水谷,输布精微,上养咽喉,才能维持咽喉的功能正常。若脾胃蕴热,熏蒸咽喉,可致咽喉红、肿、热、痛、吞咽不利。《太平圣惠方·卷三十五》说:"脾胃有热,则热气上冲,致咽喉肿痛。"若脾虚失运,湿滞痰阻,壅结咽喉,可致咽喉肿胀不利。《重楼玉钥·诸风秘论》说:"咽主地气属脾土,其变动为湿,湿则肿而胀。"

3. 咽喉与肾

足少阴肾经循喉咙,夹舌本,肾主藏精,肾精充沛,循经上养咽喉,使其生理功能正常,呼吸之气出入畅利,声音洪亮,咽喉也不易为邪毒所侵犯。如肾阴不足,咽喉失养,虚火上炎,蒸灼咽喉;或肾阳虚衰,虚阳上越,均可循经伤及咽喉而为病,常见咽干、咽痛、声音嘶哑等症状,如《辨证录》说:"人有咽喉干燥,久而疼痛,人以为肺热之故,谁知是肾水之涸竭乎。"

4. 咽喉与肝

足厥阴肝经之脉循喉咙之后,入颃颡。肝主疏泄,调畅气机,肝之经气通达于咽喉。肝的疏泄功能正常,气机调畅,则咽喉通利,其吞咽、呼吸等功能正常。若肝失疏泄,气机郁滞,上逆于咽喉，或肝郁化火，上炎咽喉，或气郁痰阻、气滞血瘀，结于咽喉，皆可导致咽喉功能失常，症见咽喉不利或疼痛不适等。

第二节　耳、鼻、咽喉与经络的关系

一、耳与经络的关系

耳是经脉聚会之处，通过经络的循行，构成了耳与五脏六腑及全身各部的广泛联系，《灵枢·邪气脏腑病形》说："十二经脉，三百六十五络，其气血皆上于面而走空窍，……其别气走于耳而为听。"说明了全身经脉直接或间接聚会于耳，与耳的生理功能和病理变化有着广泛的联系。

直接循行于耳的经脉有：①足少阳胆经，其分支从耳后分出，进入耳中，走耳前，至目外眦后方。②手少阳三焦经，其分支从耳后分出，进入耳中，走耳前，至目外眦。③足阳明胃经，环绕口唇，下交承浆，分别沿下颌的后下方经大迎，循颊车，上耳前，沿发际到前额。④手太阳小肠经，其分支从缺盆沿颈上颊，至锐眦，入耳中。⑤足太阳膀胱经，其分支从巅分出，向两侧下行至耳上角。

此外，别出的络脉，如手阳明大肠经别出的络脉、厥阴心包络经别行的正经、足少阳胆经筋、足阳明胃经筋、手太阳小肠经筋、手少阳三焦经筋、手少阴之络、足少阴之络、手太阴之络、足太阴之络、足阳明之络等直接循行于耳。

二、鼻与经络的关系

鼻居阳中之阳，是清阳交会之处，又是血脉多聚之处，故循行于鼻和鼻旁的经脉多属于阳经。《灵枢·邪气脏腑病形》说："十二经脉，三百六十五络，其血气皆上于面而出走空窍……其宗气上出于鼻而为臭。"说明鼻与经络、气血的关系非常密切。直接循行于鼻的主要经脉有以下几条。

(1)手阳明大肠经：其支脉从缺盆上颈，通过颊部，入下龈中，循出夹口，绕上唇，左右交叉于人中，分布于鼻孔两侧。

(2)足阳明胃经：起于鼻之两旁，上行至鼻根部，向下沿鼻外侧进入上齿龈内。

(3)手太阳小肠经：其支脉从颊部至眼眶的下部到鼻，再到目内眦。

(4)足太阳膀胱经：起于目内眦，上额，交于巅顶。

(5)足少阳胆经：其支脉从目外眦下行至大迎，折行于�，过颊，再下行于颈。

(6)手少阴心经：其支脉夹咽，经面部，沿鼻旁，上连目系。

(7)督脉：由巅顶沿前额正中下行至鼻柱、鼻尖，到上唇。

(8)任脉：环绕口唇，上至龈交，分左右循鼻旁到二目下。

(9)阳跷脉：从颈外侧上夹口角，循鼻外侧到目内眦。

三、咽喉与经络的关系

咽喉是经脉循行交会的要冲，在十二经脉中，除手厥阴心包经和足太阳膀胱经间接通于咽喉外，其余经脉均是直接通达。

(1)手太阴肺经：入肺脏，从肺系上循至咽中，横出腋下。

(2)手阳明大肠经:从缺盆上走颈部,过面颊,夹口,入下齿中。

(3)足阳明胃经:其支者,从大迎前下走人迎,循喉咙,入缺盆。

(4)足太阴脾经:从脾脏上络于胃,横过膈,上行夹食道两旁,循经咽喉,连于舌本。

(5)手少阴心经:其支者,从心系夹食道上循咽喉,连于目系。

(6)手太阳小肠经:其支者,从缺盆循颈,经咽喉上颊。

(7)足少阳肾经:从肾上贯肝膈,入肺中,循喉咙,夹舌本。

(8)手少阳三焦经:从肩上走颈,过咽喉,夹舌本。

(9)足少阳胆经:从耳后循颈过咽,下肩至缺盆;其支者,从颊车下走颈,经咽喉,至缺盆。

(10)足厥阴肝经:与胆经相络,上贯膈,分布于胸胁,循喉咙之后,上入颃颡。

(11)任脉:循腹里,上关元,至咽喉,上颐,循面,入目。

(12)冲脉:会于咽喉,别而络唇口。

(13)阳跷脉:从肩部循经过咽,上夹口角。

(14)阴跷脉:从胁部上行至咽喉。

第九章　耳鼻咽喉科疾病的病因病机

第一节　耳鼻咽喉科疾病的病因

疾病的发生,究其原因是外界环境的变化,邪毒侵袭。人体正常生理功能紊乱,脏腑发生病变,人体阴阳平衡失调,引发疾病。耳、鼻、咽喉位于头面部,是脏腑的孔窍,内连脏腑,外络体表,故来之于内外诸种因素均可致病,其主要病因包括外因与内因两个方面。外因包括外感邪毒、外伤创伤、异物所伤;内因多为七情所伤、饮食、劳倦及官窍之间的病变互相传变。

一、外因

1. 外感邪毒

外感邪毒常见六淫邪毒的侵袭,或时邪疫疠及异气外袭。

(1)风邪:《素问·风论》说:"风者,百病之长也。""风者,善行而数变。"《素问·太阴阳明论》说:"伤于风者,上先受之。"在临床所见,各种耳病、鼻病、咽喉病初起,常见风热、风寒、风热湿邪合犯,常从肌肤或口鼻而入。

(2)火热之邪:急性、热性、实证的耳、鼻、咽喉疾病,多为火热之邪上犯清窍而致。病初起以风热上犯为主,若邪热壅盛,则内外邪热搏结,邪热循经上犯。外感火热之邪,往往与湿邪同起,如挖耳损伤耳窍,污水浸渍耳窍,湿热之邪致耳窍糜烂红肿。此外,火热外邪也可损伤人体气、血、津液,致脏腑功能失调。

(3)湿邪:长期阴雨、住处潮湿、污水浸渍等易致湿邪外袭耳、鼻等窍而致病,如耳周、耳窍、鼻前孔处皮肤红肿、赤烂、痒痛、黄水淋漓。脾喜燥恶湿,湿邪内困于脾,脾运失健,每致耳脓,浊涕量多,湿性黏滞,故使疾病缠绵难愈。

(4)燥邪:外感燥邪而发病,多从口鼻而入,如秋燥之邪、干寒之地、干燥高温的工作环境等,燥邪易伤津、伤肺,肺气宣发与肃降功能失健,可致鼻干不适、咽喉不舒等。

(5)时邪疫疠:一类具有强烈传染性的致病邪气。疫疠多从口鼻而入,其特点是发病急、传播快、毒性强、病情重,如白喉、疫喉痧等。

(6)异气:异气是指污浊的气体,如汽车尾气、工业排出的废气,以及各种有毒的化学气体、花粉、粉尘等,均可直接由口鼻而吸入,发生鼻及咽喉疾病。

2. 外伤致病

耳窍位于头面外侧,鼻突出于头面正中,故耳鼻易遭受跌扑、撞击、金刃、弹击、爆炸所伤,或因手术创伤,或因激光、微波、烧灼等治法不当,均可导致疾病。

3. 异物所伤

异物误入外耳道或鼻腔,鱼刺、骨类或其他异物鲠喉或鲠于食管、气管,堵塞清窍,如不及时取出,甚则可产生严重病症。

二、内因

1.饮食所伤

饮食不节,脾胃受伤,气血化生不足,耳、鼻、咽喉失养,或痰湿内生,阻滞脉络而致耳、鼻、咽喉疾病。

2.劳倦内伤

劳逸失节,房劳过度,久病劳损,均可耗伤气、血、津液,或导致脏腑虚损而致耳、鼻、咽喉疾病;用声不当或过度,声带受伤,功能失健,则致声嘶暗哑;久处噪声环境,可致耳鸣、耳聋等。

3.情志致病

精神致病因素,如忧、思、悲、恐、惊等各种刺激,使脏腑气机发生紊乱而致病。

4.官窍疾病相传

耳、鼻、咽喉之间互相通连,若治不及时,或病毒势猛,病情发展,也可传于它窍。如伤风鼻塞,若治疗不彻底,邪毒经咽鼓管传至中耳,可致耳胀、耳闭或脓耳等,若病情发展,可传至鼻旁窦而致鼻渊等。

第二节 耳鼻咽喉科疾病的病机

病机即疾病发生、发展与变化的机制。耳、鼻、咽喉病的发生,其病理变化错综复杂,因各种致病因素而引起脏腑功能失调,其病理变化如下。

一、实证

实证、热证多见肺经风热、肝胆热盛、脾胃热盛、心经火热等证型。

1.肺经风热

风热邪毒从口鼻而入,循肺系直犯于肺,肺脏首当其冲。风热犯肺,失于宣畅,清肃失常,邪热壅盛,循经上扰,困结鼻窍,致鼻塞、喷嚏、流涕,鼻黏膜红肿等症;风热邪毒上扰耳窍,经气闭塞,官窍闭阻,致耳鸣、耳胀痛、耳聋不聪;风热邪毒循经上蒸于咽喉,咽喉脉络闭阻,黏膜受灼,致咽喉红肿疼痛、声嘶、咳嗽等。风热为患,多伴有发热、恶风寒、头痛、脉浮数等。

2.肝胆热盛

肝主疏泄,胆主决断,肝之经脉直接循行于耳,胆之经亦络于肝,互为表里,故当肝胆发生病理变化时,易上犯耳窍而致耳病。肝胆湿热上蒸耳窍,可致耳郭红肿、流溢脂水,或耳窍红肿疼痛,耳流脓液黄稠;肝胆郁热,痰火困结耳窍,则致耳鸣、耳聋、眩晕;胆之经气上通于脑而下通于颃,故胆腑邪热可随胆之经气犯于鼻窍。邪热壅盛,内犯胆腑,火热随经上犯鼻窍,蒸灼黏膜,可致鼻渊,出现鼻流浊涕、头痛、目眩、耳聋、耳鸣等;若肝胆湿热壅盛,循经上犯颃颡,可致颃颡焮热疼痛、干燥痒涩、鼻涕黄稠、耳鸣、耳内有堵塞感等。

3.脾胃热盛

若饮食不节,过食肥甘厚腻,酿成湿热,或脾胃素有蕴热,复感湿热邪毒,热蕴脾胃,循经上犯,湿热循经上壅鼻窍,蒸灼鼻窍黏膜,可致鼻窍黏膜红肿、稠黄浊涕不止、头痛鼻塞等症;脾胃湿热循经上越,蒸灼咽喉,可致咽喉红肿疼痛、吞咽不利、痰黄稠、口臭,甚则肉腐成脓而为喉痈。

4. 心经火热

火热壅盛,久困耳窍,内犯心经,心火炽盛,上侵于脑;或火炼津液,结为痰火,痰火内扰,扰乱心神;或热入营血,内犯心包,则为脓耳变症,出现耳痛加剧、高热烦躁、心悸、神昏谵语、颈项强痛、神昏等症。

二、虚证

虚证、寒证多见肺脏虚损、脾胃虚弱、肾脏亏虚等证型。

1. 肺脏虚损

肺脏虚损,不能宣发卫气及输布精气于鼻窍和肌表,则致鼻窍功能减退,邪毒乘机侵袭,引起各种虚性慢性鼻病;肺阴亏损,阴津不足,失其清润肃降之功,使咽喉失于津液的滋养,虚火上炎于咽喉,而致咽喉疾病;肺阴虚,鼻失濡养,则致鼻槁。

2. 脾胃虚弱

脾气虚弱,输布水谷精微失职,气血化生之源不足,则官窍失养而致病。脾虚运化失职,水湿停聚耳窍,则致耳鸣、眩晕、脓耳、湿疹缠绵难愈;湿浊聚于鼻窍,则鼻塞、鼻流浊涕不止;脾气虚,声带闭合无力,则声嘶。

3. 肾脏亏虚

肾脏亏虚常出现肾阴虚或肾阳虚的病理变化。肾阴虚,阴精亏损,无以制火,虚火上炎或肾阴虚,水不济火,心肾不交,则致耳鸣、耳聋、眩晕;肾阴亏耗,咽喉失养,则咽干、咽痛、声音嘶哑;肾阳虚,阳气虚弱,温煦生化不足,寒水上泛,可致耳鸣、眩晕之症;肾阳虚,耳窍失养,可致耳鸣、耳聋;肾元亏损,鼻失温养,则鼻齆。

三、虚实夹杂证

脏腑功能调顺,气血运行通畅,则官窍功能健旺。若脏腑功能失健,可出现血虚、气虚、气结;脉络不畅,可致气滞血瘀痰凝,闭阻官窍而致病,如耳、鼻闭塞,可致耳胀、耳闭、耳聋、耳鸣、眩晕、咽喉不利、声嘶、咽喉部肿瘤等。

第十章　耳鼻咽喉科疾病的诊断概要

中医耳鼻咽喉科学的诊病原则与其他中医临床学科一样要遵循中医传统的诊病思路和方法，即从整体观出发，采用四诊合参、辨证的理论方法，识别病症，推断病情，为防治疾病提供依据。

针对耳、鼻、咽喉等官窍的发病特点，必须强调辨病与辨证相结合、局部辨证与整体辨证相结合、局部四诊和全身四诊相结合。局部四诊是耳鼻咽喉科疾病特有的诊法，突出了专科诊病的需要，是全身四诊的延伸与补充。在中医耳、鼻、咽喉疾病的诊病过程中，要体现出中医耳鼻咽喉科在诊病中的优势和特色。

第一节　耳鼻咽喉科疾病的诊法

中医耳鼻咽喉科诊法主要采用全身四诊和局部四诊相结合的方法。耳、鼻、咽喉疾病发病多在深邃的腔道内，病变隐匿，不易诊视，随着现代科技的发展，在继承传统四诊的基础上，结合应用现代医学相关器械检查，拓展丰富了传统整体四诊的内涵。

一、耳鼻咽喉科常用的检查设备

检查室光线宜稍暗，应配有检查椅、转凳、检查桌、痰盂、盛清洁器械和用后器械的盛具。光源要求最好为 100 W 磨砂灯泡。检查时需备有常用器械，如额镜、前鼻镜、鼻咽镜、间接喉镜、耳镜、电耳镜、鼓气耳镜、压舌板、耵聍钩、鼓气球、音叉、枪状镊、膝状镊、卷棉子、喷雾器等，特殊器械有纯音测听仪、声阻抗测听仪及各种内窥镜等。现临床多配备耳、鼻、咽喉科综合诊疗台，除常用器械、基本设备外，还可根据需要配置耳、鼻、咽喉内镜系统，图像显示及处理系统等，此外，应备有无菌纱布块、棉球、棉片、凡士林纱条等敷料。常用药品如 75％酒精、3％过氧化氢溶液、1％～2％丁卡因、1％～3％麻黄素生理盐水、30％～50％三氯醋酸等。

额镜的用法：额镜为一中央有孔的凹面反光镜，有头带供检查者固定头部，通过联结关节可使镜面灵活转动。戴镜和对光是最基本的操作。检查者和受检者相对而坐，将光源置于额镜同侧，调整镜面使之贴近眼部，使投射于额镜上的光线经反射后聚集于受检部位（图 10－1）。对光时需注意：①调整额镜，使瞳孔、镜孔、受检部位保持直线；②保持检查姿势端正、持久；③单眼视，但另眼不闭。

二、耳的四诊

(一)望诊

1. 耳郭及耳周检查

观察耳郭及其周围有无畸形、红肿、瘘口、瘢痕、新生物等，检查耳郭有无牵拉痛、耳屏及乳突有无压痛、耳周淋巴结有无肿大及压痛等。

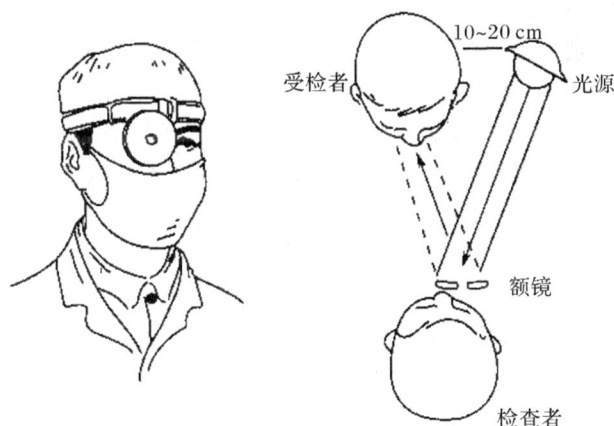

图 10-1　额镜的佩戴与对光

2.外耳道及鼓膜检查

戴镜对光后,检查者将受检耳耳郭向后上外牵拉(婴幼儿则往后下方牵拉),使外耳道变直。注意观察外耳道有无耵聍、异物,外耳道内有无分泌物及其性质;观察鼓膜的正常解剖标志是否存在,有无充血、穿孔及穿孔部位、大小等。

3.咽鼓管功能检查

(1)吞咽法:将两端带橄榄头的听诊管分别置入受检者和检查者外耳道口,嘱受检者做吞咽动作,当受检者咽鼓管功能正常时,检查者可听到轻柔的"咯哒"声。

(2)瓦尔萨尔法:又称捏鼻鼓气法,嘱受检者擤尽鼻涕,捏紧两侧鼻翼,吸气后紧闭嘴唇,向鼻腔鼓气,使空气从咽鼓管进入鼓室。如患者耳内有轰响声及鼓膜向外膨胀的感觉,表示咽鼓管通畅;如无上述感觉,则表示咽鼓管功能不良。

(3)波利策法:让受检者含一口水,检查者将波利策氏球前端的橄榄头塞于受检者一侧前鼻孔,另侧前鼻孔以手指压紧,嘱受检者将水吞咽而下,并于吞咽之际,检查者迅速捏紧橡皮球。

4.听力检查法

听力检查法分为主观测听法和客观测听法两类。前者包括语音检查、表试验、音叉试验、纯音听阈及阈上功能测试、言语测听等;后者有声导抗测试、电反应测听及耳声发射测试等。其中,音叉试验、纯音听阈测试、声导抗测试较为常用。

(1)语音检查:简单方便,多用于一般体格检查。选一安静房间,受检者与检查者距离6 m,被检耳朝向检查者,另一耳用微湿棉球堵塞。检查者用耳语发音,请受检者复诵。受检者一次不能复诵,检查者可重复1~2次,受检者仍不能复诵者,可走近至能复诵为止,并记录距离。如受检者在3 m处听到,记录为3/6 m。

(2)音叉试验:常用的主观测听法之一,可初步判断耳聋的性质,常选用 C_{256} 及 C_{512} 的音叉进行检查。试验方法有:①林纳试验(Rinne test,RT),又称气骨导比较试验;方法是将振动的音叉柄置于受检耳乳突区,待受检耳听不到声音时,立即将叉臂置于受检者外耳道口,若能听见,说明气导>骨导,记作 RT(+),提示听觉正常或感音神经性耳聋;若气导听不到后,骨导仍能听到,说明骨导>气导,记作 RT(-),提示传导性耳聋。②韦伯试验(Weber test,WT),

比较受检者两耳的骨导听力,即骨导偏向试验;方法是将振动的音叉柄底置于受检者颅骨中线任何一点,请受检者辨别音叉声偏于何侧,记录时以"→"表示所偏向的侧别,如果偏向患侧,多为传导性聋,而偏向健侧者,患耳则为感音神经性聋,用"="表示两侧相等。③施瓦巴赫试验(Schwabach test,ST),又称骨导比较试验,用于比较受检者与正常人的骨导听力;方法是先测正常人骨导听力,当听不到声音时,迅速测受检者同侧骨导听力;然后按同法先测受检耳,后移到正常人,如受检耳骨导延长,以(+)表示,缩短则记为(—),(±)表示两者相似,为正常。音叉试验结果分析见表 10-1。

表 10-1 音叉试验结果分析

试验方法	正常	传导性聋	感音神经聋
RT	(+)	(—)(±)	(+)
WT	=	→患耳	→健耳
ST	(±)	(+)	(—)

(3)纯音听阈测试:临床最为常用的客观测听法,可判断耳聋的类型、程度和病变部位。通过测定不同的频率引起听觉的最小声强值,绘制纯音听力曲线,以了解听力损失的性质和程度等情况。

5.前庭功能检查法

前庭功能检查法通过一些特殊的测试方法,了解前庭功能状况,并为定位诊断提供依据。前庭功能检查主要包括平衡功能检查及眼震检查两部分:①平衡功能检查,包括闭目直立检查法、过指试验、行走试验、指鼻试验、跟膝胫试验及轮替运动等;②眼震检查,包括自发性眼震检查法、位置性眼震检查法、温度试验、旋转试验等。

6.耳部影像学检查法

耳部影像学检查法是耳部疾病重要的辅助检查方法,包括颞骨岩部及乳突部 X 线摄片、颞骨 CT 及 MRI。

(二)闻诊

耳部闻诊包括嗅察与耳相关的气味和听与耳相关的声响两部分。

1.嗅诊

嗅察耳道、鼓室内分泌物的气味,若有臭味,可能提示耳道异物日久变质、耳胆脂瘤或耳菌所致的恶臭脓液等。

2.闻耳部声音

一般耳鸣为自觉声响而无相应声源,如检查者可听到的耳鸣,为他觉性耳鸣,可能与咽鼓管部肌肉痉挛有关。进行咽鼓管吹张术检查可通过听诊管听到鼓气声或咽鼓管不同程度开放的通气声。

(三)问诊

耳部问诊除询问受检者全面情况外,还要重点询问与耳病有关的特有症状,如耳聋、耳鸣、耳痛、耳眩晕等。

注意询问发病时间、特点、原因以及发病后的病情变化,如发病时间、现病史、病程及发作缓解的时间;发病特点,包括突发、缓慢发作、自我感受等影响因素;可能的发病原因,包括外感、内伤、药物、精神情绪、劳作、饮食的影响。

对于耳聋者,应问起病情况,是突发还是渐发;耳聋及相关全身性疾病是否有对听力损伤的刺激因素,如噪声、耳毒性药物、增压、减压(航空器潜水器的应用);问耳聋者对声音的分辨能力,以及对高、低频声音的敏感程度等。

对于耳鸣者,应问耳鸣发作时间,耳鸣声响的大小及频调的高低;问耳聋与耳鸣是同时发病还是先后发病,以及耳聋与耳鸣的持续时间和强度。

对于眩晕者,应问眩晕发作时间,是否有周期性和诱因,眩晕发作时自身及视物的感受、精神情绪意识,问汗出、呕吐及肢体冷热,注意区别眩晕与头昏的不同。

(四)切诊

耳部切诊为耳局部的触按诊查,主要针对耳郭、耳周及耳道等。牵拉耳郭、按压耳屏、耳郭及耳周,观察有无肿胀;肿胀的性质、软硬程度、活动度、波动感、对疼痛的反应;耳道内可用卷棉子触压病变部位的软硬程度,观察有无出血、肉芽及异物、新生物及其活动度等。

三、鼻的四诊

(一)望诊

1. 外鼻检查法

外鼻检查时注意观察外鼻有无畸形、红肿、缺损、隆起、歪斜、新生物,皮肤有无红肿及色泽变化,触诊有无压痛、皮下气肿、变硬,鼻骨有无塌陷、移位或骨擦感等。

2. 鼻腔检查法

(1)鼻前庭检查:嘱受检者头稍后仰,检查者用拇指将受检者鼻尖抬起,观察鼻前庭皮肤有无红肿胀痛、溃疡、皲裂、糜烂、隆起、疖肿及结痂,鼻毛有无脱落等。

(2)前鼻镜检查:额镜对好光后,检查者先将前鼻镜两叶合拢,使之与鼻底平行,缓缓伸入鼻前庭,但不可越过鼻阈,然后缓缓张开镜叶以扩张鼻孔,依次检查鼻腔各部。按照下面 3 个检查头位顺序检查:先使受检者头稍低(第一头位),观察鼻底、下鼻甲、下鼻道、鼻中隔前下部;再使受检者头后仰 30°(第二头位),检查鼻中隔中段、中鼻甲、中鼻道及嗅裂中后部;最后使受检者头进一步后仰至 60°(第三头位),观察鼻中隔上部、中鼻甲前端、嗅裂与中鼻道前部。前鼻镜检查主要观察鼻甲的形态和鼻黏膜的色泽,如有无肥大、充血、出血、水肿、苍白、干燥及萎缩,有无息肉样变。注意鼻道有无分泌物及分泌物的性质;鼻中隔有无偏曲、穿孔、出血、溃疡或糜烂;鼻腔内有无异物、息肉及肿瘤等;必要时可用 1‰ 麻黄素生理盐水收缩鼻甲后再检查。

(3)后鼻镜检查:可弥补前鼻镜检查之不足,检查时应注意后鼻孔及鼻甲和鼻道的形态、颜色、分泌物等,详见"间接鼻咽镜检查法"。

3. 鼻旁窦检查法

鼻旁窦检查时应观察各鼻旁窦相应体表皮肤有无红肿、隆起,局部有无叩痛、压痛。前鼻镜或鼻内镜检查中鼻道、嗅沟或后鼻孔有无分泌物、息肉。另外,可行体位引流及上颌窦穿刺冲洗等检查。

4.嗅觉检查

嗅觉检查时常用简易法嗅觉检查,将香精、醋、樟脑油、煤油、水等分装于五个形状相同的褐色小瓶,嘱受检者用一侧鼻辨别,能辨别者为正常,不能完全辨别者为嗅觉减退,全部不能辨别者为嗅觉丧失。

5.鼻部影像学检查法

鼻部影像学检查的常用方法有鼻旁窦 X 线片、鼻旁窦 CT、鼻旁窦 MRI。鼻旁窦 CT 常采用冠状位扫描,可清晰显示鼻腔、鼻旁窦病变及相关解剖结构,对鼻腔、鼻旁窦疾病诊断具有重要的临床意义,是鼻内镜术前的常规检查。

(二)闻诊

1.嗅诊

嗅诊时应注意呼气有无腥臭味等。

2.听诊

听诊时应注意有无闭塞性鼻音、开放性鼻音、鼾声和喷嚏情况等。

(三)问诊

1.鼻塞

问诊时应注意询问鼻塞的发作时间、单侧或双侧、间歇性、持续性或交替性、缓解或加重因素等。

2.鼻涕

问诊时应注意询问流涕的时间长短、量的多少、质地、色泽、有无异味或带血丝等。

3.嗅觉

问诊时应注意询问嗅觉有无减退、时间长短、诱因等。

4.头痛

问诊时应注意头痛有无、时间规律、发生时间规律、疼痛规律等。

(四)切诊

1.外鼻部触诊

外鼻部触诊时应扪触鼻根、鼻背有无压痛、骨擦音或凹陷,对鼻前庭内的疖肿、囊肿进行触诊等。

2.鼻内部触诊

鼻内部触诊时可用探针触探鼻甲有无肿大及其程度,弹性感;鼻腔新生物用卷棉子触压,以了解其软硬程度、活动度等。

四、咽喉的四诊

(一)望诊

1.鼻咽部检查法

鼻咽部检查法也称后鼻孔检查,常用间接鼻咽镜检查。具体方法:嘱受检者端坐,平静呼吸,检查者将加热后的间接鼻咽镜在压舌板帮助下置于受检者软腭与咽后壁之间,镜面向上,观察后鼻孔区、咽鼓管咽口及圆枕、咽隐窝、鼻咽顶后壁及腺样体,注意有无充血、粗糙、出血、溃疡、隆起及新生物等(图 10 - 2)。

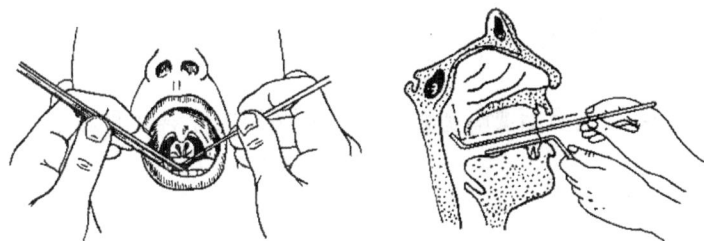

图 10 - 2　间接鼻咽镜检查

2. 口咽部检查法

检查者用压舌板轻压受检者舌前 2/3 与后 1/3 交界处,自前向后依次观察双侧腭舌弓、腭咽弓、扁桃体、咽侧壁及咽后壁等,并观察软腭运动情况。注意黏膜有无充血、溃疡、假膜、肿胀和隆起,两侧腭扁桃体有无充血、肿大、溃疡,隐窝口有无分泌物等。

3. 喉咽及喉部检查法

检查时先检查喉外部,观察喉体大小、位置及左右是否对称,有无皮下气肿、触痛、畸形,颈部有无淋巴结肿大等。间接喉镜检查(图 10 - 3)是检查喉咽及喉腔最常用而简便的方法。具体方法:检查者与受检者相对而坐,嘱受检者张口、伸舌,检查者左手用纱布将受检者舌前 1/3 轻轻向外下方牵拉,右手将间接喉镜加热后,镜面向下置于受检者悬雍垂下,观察其喉咽部;嘱受检者发"衣"音,使其会厌张开,观察其喉内部。应注意检查喉咽及喉腔黏膜色泽、有无充血、溃疡、增生或结节、新生物或异物等,同时应观察声带活动情况。

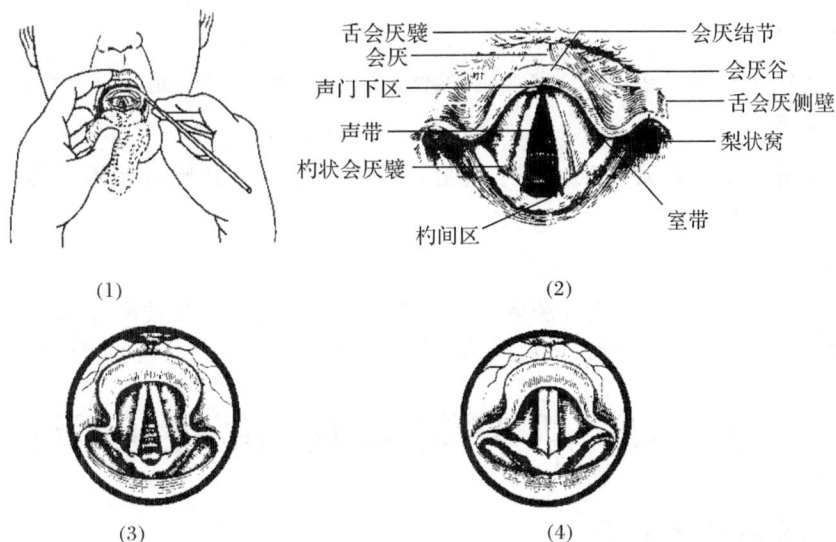

(1)　　　　　　　　　　　(2)

舌会厌襞　会厌　声门下区　声带　杓状会厌襞　杓间区　会厌结节　会厌谷　舌会厌侧壁　梨状窝　室带

(3)　　　　　　　　　　　(4)

图 10 - 3　间接喉镜检查

4.纤维鼻咽镜、纤维喉镜检查

纤维鼻咽镜、纤维喉镜检查用于上述检查困难、不易窥清喉咽部所有结构者,可在 1‰ 麻黄素滴鼻剂收缩鼻黏膜和1‰丁卡因表面麻醉下进行检查,能更容易、更清晰、更直观地检查,同时可取活检或切除细小病变等。

5.影像学检查

透视、颈部侧位 X 线片、鼻咽或喉造影、CT 及磁共振成像等有助于肿瘤、异物的诊断。

（二）闻诊

1.嗅诊

嗅诊时注意有无腥臭味。

2.听诊

听诊时注意嗓音是否洪亮清脆、有无嘶哑,呼吸音有无喘鸣,咳嗽声是否清脆等。

（三）问诊

1.问咽喉疼痛

问咽喉疼痛时应注意咽喉疼痛的时间、持续或间歇、新痛或久痛、疼痛部位及性质（如刺痛、钝痛、灼痛）等。

2.问异物感

问异物感时应询问患者有无干燥感、痒感、灼热感、痰液黏着感或窒息感等。

3.问吞咽

问吞咽时应注意有无吞咽异常或吞咽困难等。

4.问发音

问发音时应注意有无声音嘶哑,突发或渐发,加重或减轻因素,是否与用嗓职业有关等。

5.问咳嗽痰涎

问咳嗽痰涎时应注意有无咳嗽,咳痰的性质,如色、质、量、味,是否带血等。

6.问呼吸

问呼吸时应注意有无气急、气促、气短,有无喉鸣音,注意呼吸困难与体位或活动的关系等。

（四）切诊

切诊时应注意触摸颈部有无肿块、包块、臖核,以及其大小、软硬度、活动度、有无压痛等,并注意触摸咽部肿块的软硬度、活动度、有无压痛,按压喉核有无分泌物流出等。

第二节　耳鼻咽喉科疾病的症状辨证

一、耳病的症状辨证

1.耳痛

耳痛是耳科疾病常见症状之一,包括耳郭、耳周及耳窍深部疼痛。临床上可根据疼痛的部位、程度、时间、喜恶和伴有的症状进行分析。耳疼痛为新病,痛势较剧,持续不解,痛而拒按者,多属实证;久病痛势较缓,时痛时止,痛而喜按者,多属虚证。

耳痛初起,痛势较轻,耳郭微红微肿者,多为耳郭受邪,如断耳疮初起;若耳道有局限性或弥漫性红肿者,多为耳疖、耳疮;若鼓膜微红者,多为耳胀或脓耳初起,多为风热侵袭或风寒化热所致。

耳痛剧烈,局部红赤,在耳郭者多为断耳疮;若耳后完骨红肿者,为耳后疽;若外耳道痛剧、红肿者,为耳道疮疖;若鼓膜红赤、穿孔者,则为脓耳,多为肝胆热毒壅盛,犯于耳窍所致。

耳痛、头痛剧烈、壮热、呕吐或神昏谵语者,为脓耳变证,此为火毒内犯心包之重证。

外伤、异物入耳、虫伤亦可致耳痛。

2. 耳脓

耳部流脓,主要从流脓的时间长短,脓液的色泽、质、量和气味进行辨证。

发病急,流脓初起,脓质稠,色黄浊者,为实证、热证;发病缓,流脓日久,色清淡稀薄、秽浊者,多为虚证、寒证或虚实夹杂证。

脓色黄,多为肝胆火热上蒸;脓中带血,多为热毒壅盛,伤及血分;脓色白或色青,多属脾虚;脓液污秽黑腐,多为肾虚,湿浊困结。

脓液黏稠,多属体实阳盛;脓液清稀、量多者,多为正虚湿聚;脓液如粉浆、污水者,多属气血衰败,肾元亏虚,为虚实夹杂证。

脓量多而质稠者,多为湿热所致;脓量多而清稀者,多为脾虚湿困;脓液臭秽,有豆腐渣样物者,多为肾元亏虚,湿热滞留,骨质受损。

3. 耳鸣、耳聋

耳鸣暴发,鸣声大,听力下降者,外因多为风、热、湿邪壅塞耳窍,内因多为肝胆之火上逆、痰火郁结或气滞血瘀扰及清窍。

耳鸣渐发,鸣声细微,听力逐渐下降者,多为脏腑虚损,如肝肾阴虚、虚火上炎或气血亏耗,耳失濡养所致。

耳鸣高音调、高频听力下降明显者,多属肝肾或心肾虚损、气血不足之证;耳鸣呈低音调,低频听力下降明显者,多属肝胆热盛或风邪袭肺,邪气壅滞耳窍之证。

年老听力逐渐减退,无其他导致耳聋、耳鸣的病史,一般为生理性听力下降者,多为肝肾亏损,气血不足,清窍失养所致。

耵聍栓塞、异物入耳,亦可造成耳鸣、耳聋。

4. 眩晕

眩晕伴有头痛、耳痛胀闷感、口苦咽干者,多属肝胆火热上炎之证。

眩晕伴有头重、头胀、低音调耳鸣、胸闷、倦怠者,多属痰湿壅阻之证。

经常眩晕、耳鸣,听力减退,或耳胀闷,劳作后眩晕发作或加重,或有心悸、气短、乏力者,多属气血不足,脾气虚弱之证。

眩晕常常发作,伴有高音调耳鸣,听力减退以高频明显,记忆力减退,腰膝酸软者,多属肾元亏损之证。

眩晕伴有耳流脓,如为初病,脓黄、耳痛剧者,多为肝胆火热蒸灼耳窍;如为久病,脓清稀或呈豆腐渣样、臭秽者,多为脾虚湿困,或肾元亏损,湿毒内困之证。

二、鼻病的症状辨证

1. 鼻塞

鼻塞初起,鼻黏膜红肿,全身伴有风热表证者,为风热邪毒犯表;若鼻黏膜淡红肿胀,全身伴有风寒表证者,则为伤风鼻塞。

鼻塞重,鼻黏膜及鼻甲红肿,鼻涕黄稠量多,头痛较剧者,多为肺、胆、胃火热上蒸所致。

鼻塞日久,时轻时重,鼻内黏膜淡红,下鼻甲肿胀、光滑、柔软,多为肺脾气虚,邪毒滞留;若鼻塞持续,鼻音重,鼻黏膜暗红,下鼻甲肥大、较硬、凹凸不平者,多为邪毒久留,气血瘀阻所致,常见于鼻窒。

阵发性鼻塞、鼻痒、喷嚏频作,鼻流清涕,鼻甲肿胀,呈苍白色者,多为肺、脾、肾阳气虚弱,寒邪凝聚所致,常见于鼻鼽。

鼻内有堵塞感,鼻黏膜干燥萎缩,涕痂滞留者,多为燥邪犯及鼻窍,或肺肾阴虚,脾气虚弱,鼻失滋养,见于鼻槁。

2. 鼻涕

鼻涕多而清稀,鼻病初起伴表证者,为风邪犯鼻;久病阵发性发作者,多为肺脾肾虚,阳气不能温化所致之鼻鼽。

鼻涕黄浊如脓,量多,涕自上向下流,鼻甲红赤肿胀者,为鼻渊,多为肺、胆、脾、胃热盛,上灼鼻窍而致。

流涕日久,鼻涕黏黄或黏白而量多,鼻甲肿胀色淡者,为鼻渊,属肺气虚寒或脾气虚弱所致。

久病鼻涕黄绿,或干结为痂,鼻内干燥者,多为邪毒久留,肺脾气阴两虚,阴液耗伤,见于鼻槁。

3. 鼻衄

血色鲜红,多属实热证;若量少,点滴而出者,多为风热外袭或燥邪犯鼻;若量多不止者,则多为胃腑热盛,或肝胆火热上蒸。

血色淡红,量多少不一,渗渗而出,多为气不摄血所致;衄血色红、量不多,时发时止,多为阴虚火旺所致。

鼻衄位于鼻中隔易出血区,可因挖鼻、外感、黏膜溃疡或黏膜干燥引起,多属实证、热证。

鼻衄位于后鼻孔,血液流于咽部,见于年长者,多为肝胆火盛或阴虚阳亢所致,需警惕鼻咽部纤维血管瘤或鼻咽癌等肿瘤。

4. 嗅觉异常

鼻病初起,嗅觉减退,伴鼻塞、鼻黏膜肿胀,鼻甲肿大红赤者,多为风热邪气侵袭;若鼻黏膜淡白者,多属风寒外袭鼻窍。

鼻病日久,嗅觉减退,鼻黏膜淡白肿胀,鼻涕清稀者,多为肺脾肾阳气虚弱,鼻窍失于温养。

嗅觉减退,鼻黏膜干燥,鼻甲萎缩者,乃肺肾阴虚或气血不足,鼻窍失养之鼻槁。

嗅觉逐渐减退,鼻内有肿物,逐渐增大者,多见于鼻息肉、鼻肿瘤等,为痰瘀结聚,鼻窍脉络阻塞。

5. 头痛

头痛初起,伴鼻塞流涕、打喷嚏者,多为风邪犯鼻。

头痛剧烈,头额、鼻梁、颧部疼痛,或头深部疼痛,有时间规律,流黄浊脓涕,量多,鼻甲红肿者,为鼻渊头痛,多为肺、胆、脾、胃热盛上灼所致。

鼻病日久,头钝痛,头昏头重,涕黏黄或白,鼻黏膜色淡者,多为肺脾气虚,湿浊上犯鼻窍。

鼻前庭及鼻尖部红肿疼痛,伴头痛者,见于鼻疔,为邪毒外袭,火毒上攻所致。若颜面红肿疼痛,高热头痛等,则为火毒炽盛之疔疮走黄。

三、咽喉病的症状辨证

1. 咽喉红肿、疼痛

初起咽喉红肿、疼痛者,多为风热外袭肺卫受邪;若咽喉淡红、微肿者,属风寒外袭,见于喉痹、乳蛾早期。

咽喉疼痛较剧,咽部红肿明显,喉底颗粒红肿突起,或喉核红肿、声带红肿者,多为邪热入里,肺胃热盛,可见于喉痹、乳蛾、喉喑等。

咽喉疼痛剧烈,发病迅速,咽喉红肿高突,呈深红色者,多是肺胃热盛,内外邪热搏结之实热证;若红肿、疼痛不减者,为热毒炽盛,化腐成痈,见于喉痈。

咽喉病日久,微红、微肿、微痛者,多为虚证;若咽部微痛干热,喉底颗粒如珠突起、潮红,或喉核肿大、前后潮红,或声带微红、微肿者,多为阴虚,虚火上炎所致,见于喉痹、乳蛾、喉喑等。

2. 咽干灼痒、异物感

咽喉病初起,咽痛、咽干、灼热、咽痒、咳嗽、咽部红肿者,多为风热外袭。

咽喉病日久,咽内干痒不适、哽哽不利、干咳少痰者,多为肺肾阴虚,虚火上炎。

咽喉病日久,咽喉部有痰黏着感,口淡不渴,胸闷恶心者,多为脾虚湿困;若咽喉堵塞,有异物感、灼热感,痰黏难咳,伴喉底颗粒增多、暗红,喉核肿大,声带暗红或有小结者,多为痰瘀搏结咽喉。

咽喉异物感如梅核阻塞,不碍饮食吞咽,伴抑郁多疑、心烦多怒者,多是肝郁气滞,痰气交阻。

咽喉梗阻,异物感严重,饮食难下,呼吸不顺者,应注意咽喉部食管肿瘤等。

3. 声音异常

声音异常初起,发病迅速,咽喉疼痛,言语不清,口中如含物者,多为咽喉痈之肺胃热盛证。

喉病初起,猝然声音不扬,甚至声音嘶哑,喉部不适、疼痛,声带红肿者,为风热外袭;若声带鲜红肿胀,咳嗽痰黄者,则为痰热壅肺。

声嘶日久,咽喉干涩微痛,喉痒干咳,痰黏而少,午后尤甚者,多为肺肾阴虚,虚火上炎;若声嘶日久,语音低沉,说话不能持久,声带肥厚或有息肉、小结,声门闭合不者全,多为气滞血瘀痰凝;声嘶日久,语音低微,讲话费力,气短乏力,声带松弛,闭合欠佳者,多为肺脾气虚,无力鼓动。

妊娠后期,出现声音嘶哑,甚至不能发声者,多因肾之精气不能上达肺系,咽喉失养,称为子喑;突然失音,咳嗽如常,咽喉检查无异常者,多为情志所伤,肝郁气滞。

第十一章 耳鼻咽喉科疾病的治法概要

第一节 耳鼻咽喉科疾病的常用内治法

内治法是耳鼻咽喉科疾病的主要治疗方法,在具体应用时,必须从整体观念出发,以四诊、八纲为基础,进行局部与全身辨证,抓住疾病的本质,结合病情轻、重、缓、急的变化,在审证求因,审因论治的原则指导下,拟定治则,选择各种不同的治法。

耳、鼻、咽喉为清空之窍,临床上常因外邪侵袭,脏腑功能失调而产生邪毒、痰、瘀、气郁闭塞空窍等病理变化,故治疗耳、鼻、咽喉疾病时应注意运用和配合通窍、活血祛瘀、化痰散结等治法,以提高临床疗效。现将其归纳介绍如下。

一、通窍法

通窍法即用具有轻清、辛散、芳香、走窜的药物,治疗耳、鼻、咽喉疾病引起的清窍闭塞而产生的不同症状,使邪透外出,疏畅气机,清除壅滞,从而达到耳、鼻、咽喉诸窍通利的目的。临床上应根据耳、鼻、咽喉病不同的病因病机,按通窍药的特长分别选择配用。

1. 芳香通窍

本法选用轻清而芳香通窍的药物,以祛邪散壅,宣通闭塞之孔窍。由于邪毒壅滞清窍,出现耳堵塞感,声音听不清,或鼻塞、嗅觉不灵等,多配合本法使用。常用药物如苍耳子、辛夷花、白芷、石菖蒲、川芎、细辛、薄荷等。

2. 化浊通窍

本法选用气味芳香,具有清化湿浊作用的药物,以宣化湿浊,疏畅气机。由于湿浊内阻中焦,运化失职,升清无权,湿浊之邪上犯清窍而致脓耳流脓缠绵不愈、鼻流浊涕不止、眩晕呕恶等,可配合本法使用。常用药物如藿香、佩兰、厚朴、砂仁、陈皮、白豆蔻、草豆蔻等。

3. 升阳通窍

本法选用具有升清阳之气、透邪通窍作用的药物以协助补气药升举阳气,托邪宣窍。因肺脾气虚,清阳不升,外邪滞留,浊阴上干清窍,症见耳内胀闷堵塞,日久不愈,耳聋渐重,鼻窍窒塞日久,或鼻渊流涕难止、鼻鼽喷嚏频作等,常用本法配合人参、黄芪、白术等补气药同用。常用药物如柴胡、升麻、葛根等。

4. 利湿消肿通窍

本法选用健脾利水渗湿的药物组方,用于治疗水湿停聚官窍的病症,症见耳道渗液、鼓室积液、脓耳流脓、鼻渊浊涕长流不止及耳眩晕等,常选用药物如茯苓、泽泻、薏苡仁、车前子、猪苓等。本法多配合补气、理气药同用。

二、祛痰法

本法选用化痰药物为主组方,或配合主方使用,用以治疗痰浊困结耳、鼻、咽喉诸窍而致的病症,如耳眩晕、耳胀、耳闭、喉痹、乳蛾、喉喑、痰包及肿瘤等。常用的祛痰药:温化寒痰药有半夏、天南星、白附子、白芥子等,临床应用时常与健脾温燥的药物配伍,代表方如小半夏汤;清热化痰药有贝母、瓜蒌仁、前胡、竹茹、天竺黄等,临床应用时常与养阴清肺药同用,代表方如贝母瓜蒌散;若与软坚散结药同用,则有清热化痰散结的作用,代表方如消瘰丸;燥湿化痰适用于痰湿证,代表方如二陈汤;祛风化痰适用于风痰证,代表方如半夏白术天麻汤等。

三、祛瘀法

本法选用通血脉、祛瘀滞为主要作用的药物为主组方,或配合主方使用,适用于治疗血行不畅、气滞血瘀,或痰瘀互结所致的耳、鼻、咽喉病症。例如:耳、鼻、咽喉外伤,耳、鼻、咽喉肿瘤,以及耳鸣、耳聋、鼻窒、乳蛾、喉痹、喉喑等,常用药物如川芎、丹参、泽兰、王不留行、桃仁、红花、郁金、五灵脂等,治疗上需根据患者体质强弱、患病新久、病情轻重缓急来选方用药;活血药每与行气药组方,以活血祛瘀,消肿散结,代表方如通窍活血汤、会厌逐瘀汤;因跌扑损伤,或病久入络,瘀血内停,则活血祛瘀,通经活络,代表方如桃仁承气汤、血府逐瘀汤;在活血祛瘀的同时,还应注意正气的强弱,凡正气不足的,则宜益气活血,即在活血祛瘀方中配入补益气血之品,以顾护正气,代表方如补阳还五汤;对跌打损伤或鼻衄患者,若因瘀阻脉络所致出血不止,则应散瘀止血,常用药物如三七、蒲黄、茜草根、花蕊石等。

四、利喉开音

声嘶实证者,治宜清肺泻热开音,虚证者则以滋阴养液为主。临床上除了辨证治疗外,还应配合利咽开音,以增强主方通闭开音的作用,常用药物如薄荷、蝉蜕、桔梗、射干、马勃、胖大海、木蝴蝶、郁金、诃子等。

五、消痈排脓

本法用于治疗耳、鼻、咽喉的痈疮疔肿。

1. 清热解毒消痈

本法用药性寒凉、清解里热的药物组方,用于治疗火热邪毒壅盛,上蒸官窍之病症,如耳道红肿、鼓膜充血,鼻窍红肿疼痛,咽喉红肿疼痛,肿甚化脓等,代表方如五味消毒饮、黄连解毒汤等。

2. 散瘀排脓

本法由清热解毒、活血祛瘀、透脓溃坚的药物组方,用于治疗热毒壅聚、气滞血瘀而致的痈疮疔肿,如鼻疔、耳疖、咽喉痈等。本法对痈肿未成脓者,可使之消散,对脓已成者,有散瘀排脓作用,代表方如仙方活命饮、四妙勇安汤等。

3. 托毒排脓

本法由祛邪解毒、养血补气的药物组方,以扶助正气,托毒外出,用于治疗流脓经久不止的病症,代表方如托里消毒散等。

六、疏肝解郁

本法选用行气、化痰、疏肝解郁的药物组成,用于治疗七情所伤、肝气不舒、气滞痰凝所致的咽喉病。症见喉中梗梗不利,如有炙脔,吐之不出,吞之不下,胸中痞闷等,常用药物如半夏、厚朴、郁金、香附、柴胡、玫瑰花、百合、合欢皮、远志、茯神等,代表方如半夏厚朴汤等。

七、利咽法

本法选用具有利咽作用的药物配合其他药物治疗咽喉肿痛类疾病,如喉痹、喉痈、乳蛾等。临证时应注意轻重缓急和咽部黏膜的色泽变化,配合选用利咽药物。病初起而咽喉红肿、疼痛者,多为风热外袭,选用疏风清热利咽药,如荆芥、薄荷、牛蒡子、蝉蜕等;若咽喉疼痛剧烈,黏膜红肿较甚者,多为肺胃热盛,选用清热解毒、消肿利咽药,如板蓝根、山豆根、野菊花、马勃、蒲公英等;若痰热较盛,咽喉疼痛,咳嗽痰稠者,选用清热化痰利咽的药物,如射干、桔梗、浙贝母、瓜蒌仁、冬瓜仁等;若咽喉红肿疼痛、溃烂有白腐者,选用清热解毒、祛腐利咽的药物,如土牛膝、马勃、蒲公英、鱼腥草、紫花地丁、七叶一枝花等;若阴虚火旺,咽喉干燥、疼痛者,则选用养阴清热利咽的药物,如玄参、麦冬、天冬、沙参等。

第二节 耳鼻咽喉科疾病的常用外治法

一、耳病的常用外治法

1. 清洁法

清洁法选用清热解毒、排脓祛腐、收敛生肌类的药物制成液体制剂,洗涤患处,以除去外耳或外耳道的脓液、痂皮、耵聍,达到清洁局部的目的,同时也可作为进行其他疗法的基础疗法之一,多用于脓耳、耳疮、旋耳疮、耳瘘等。常用药物如板蓝根、鱼腥草、苦参、黄柏、蛇床子等,可单味煎水取液应用,或可选用生理盐水、双氧水等。

2. 滴耳法

滴耳法是将药物制成滴耳药液,滴入耳窍,以达治疗目的,用于耳痛、耳内流脓者,如抗生素滴耳液类、鱼腥草注射液等。具体方法:患者取坐位或侧卧位,患耳朝上,将耳郭向后上方轻轻牵拉,向外耳道内滴入药液3~5滴,然后以手指轻轻按捺耳屏数次,促使药液经鼓膜穿孔处流入中耳,5~10分钟后方可变换体位。注意:滴耳药液应尽可能与体温接近,以免引起眩晕。

3. 吹药法

吹药法是将具有清热解毒、收敛止痛、祛腐生肌等不同作用的药物研制成极细粉末,吹至外耳患处或耳内,以达治疗目的,可根据病情选用。注意:药物粉剂必须制成极细粉末,且易溶解者;耳内吹药前须先将脓液清除干净,或每次用药前均需清除干净上次吹入之药物,以免积留结块而妨碍引流;每次用量不宜多,吹入药粉薄薄一层即可。

4. 涂敷法

涂敷法选用适当的药物制成粉散剂或膏、糊剂,涂敷于局部,以收清热解毒、消肿止痛之功,常用于旋耳疮、耳疖、耳疮等,如用黄连解毒膏或青黛散、紫金锭,开水调敷患部。

二、鼻病的常用外治法

1. 滴鼻法

滴鼻法指将药物制成药液,滴入鼻腔内,起到治疗作用的方法。滴鼻时,患者取仰卧位,肩下垫枕,头后仰,鼻孔朝天,也可取坐位,背靠椅背,头后仰,经前鼻孔向鼻腔滴入药物,每次每侧滴 4～6 滴为宜,滴后保持该体位 5～10 分钟。

2. 雾化吸入法

雾化吸入法是将药物加工为溶液,或煎出液,通过超声波雾化器或蒸汽吸入器吸入鼻腔内,达到清热解毒、消肿利窍目的的方法。

3. 洗鼻法

洗鼻法是用清热解毒排脓的中药液或生理盐水、温开水等冲洗鼻腔,以清除脓涕或痂皮的方法。具体操作方法:患者低头,由鼻将药液吸入鼻腔,经口吐出,反复数次,也可用鼻腔冲洗器冲洗,每日 1～2 次。

4. 涂敷法

涂敷法是将药物涂敷患处,以起到直接治疗作用的方法。例如:鼻孔糜烂者,用紫金锭调水涂敷患处,以清热解毒消肿;鼻腔黏膜糜烂、干裂者,用金黄膏涂敷,以清热解毒、润燥生肌;鼻息肉者,可用明矾散等涂敷患处,以干燥收敛、除湿消肿。

5. 吹药法

吹药法是将药物研为极细粉末,吹入鼻腔,达到消肿通窍、滋润止血等目的的方法。吹药时,嘱患者屏住呼吸,以免药物吸入或喷出,引起呛咳,每次吹入少许,每日吹入 3～4 次。

6. 塞鼻法

塞鼻法是用浸有药液的纱条或凡士林油纱条塞入鼻腔内,以治疗鼻衄、鼻塞等的方法。

三、咽喉病的常用外治法

1. 吹药法

吹药法是将药物研成极细粉末,吹于咽喉患处,以达到清热解毒、消肿止痛、祛腐生肌目的的方法。吹药时,嘱患者屏气,用力要轻,力求药粉分布均匀,每日可吹药数次。

2. 含漱法

含漱法是将药物煎水或配置为溶液漱口,以清热解毒,清洁咽喉、口腔等的方法。本法常用于咽喉及口腔红肿疼痛、臭秽不洁、手术前后等。

3. 噙含法

噙含法是将药物制成丸剂、片剂,含在口中慢慢噙化而下,以达到清热解毒、生津润燥、利喉开音等目的的方法。本法常用于乳蛾、喉痹、喉喑、口疮等。

4. 雾化吸入法

雾化吸入法是将药物加工为溶液或煎出液,通过超声雾化器或蒸汽吸入器使药物变为微小雾滴,吸入咽喉口腔内,以达到清热解毒、消肿利咽开音等目的的方法。本法常用于乳蛾、喉喑等。

5. 敷贴法

敷贴法是将药物敷贴于患处或循经所取部位的方法。例如,因急性咽喉肿痛所致的颈部红肿疼痛者,局部外敷如意金黄膏;阳虚所致咽喉不利者,可用吴茱萸粉或附子捣烂,醋调为糊,外敷足心,以引火归原。

6. 烙治法

烙治法是以特制烙铁烧烙局部,以达到治疗目的的方法。烙铁头直径为 0.5～1 cm,大小不等,形状为圆形或椭圆形,烙铁柄长 20～30 cm。使用时,将烙铁头于酒精灯上加热,蘸香油后,迅速烙于患处 1～2 秒,再加热,再烙,每次烙 10～20 下,注意烙时不要伤及其他部位,一般每周 1～2 次,直至患处平复。本法适用于乳蛾、喉痹等。

第三节　耳鼻咽喉科疾病的其他治法

一、体针

体针选用与耳、鼻、咽喉疾病有关经络的穴位,常采用辨证循经取穴或邻近与远端相结合的取穴方法。

1. 常用穴位

(1)耳病常用穴位:如中渚、外关、翳风、天牖、耳门、听会、正营、侠溪、上关、听宫、少商、神门、曲池、迎香、合谷、百会、神庭等。

(2)鼻病常用穴位:如天府、少商、二间、偏历、迎香、巨髎、眉冲、玉枕、天柱、承灵、风池、囟会、上星、素髎、印堂、鼻通等。

(3)咽喉病常用穴位:如列缺、鱼际、少商、商阳、合谷、曲池、扶突、人迎、气舍、内庭、少泽、天窗、天容、涌泉、照海、关冲、中渚、支沟、四渎、哑门、风池、天突等。

2. 针刺方法

选用穴位后,用毫针进行针刺,针刺后得气出针,或留针 10～20 分钟。根据病证虚实,选择补泻手法,泻法用于实证、热证,进针时捻转角度大,频率较快,用力较重,出针时摇大针孔;补法用于虚证、寒证,捻转角度较小,频率慢,用力轻,出针后揉按针孔。

毫针刺法常用于治疗耳鸣、耳聋、耳眩晕、口眼㖞斜、鼻窒、鼻鼽、鼻渊、鼻衄、咽喉红肿疼痛、喉痈、喉风等耳、鼻、咽喉疾病。

二、穴位注射

穴位注射是将药物注射在穴位中,通过针刺与药液对穴位的刺激及药理作用而达到治疗目的的一种治法,亦称水针。具体方法:常规消毒穴位后,将针头按针刺手法快速刺入皮下,并提插捻转,待得气后,回抽无回血,即可将药物注入穴位,所选穴位与体针相同。

1. 耳病穴位注射

耳病穴位注射多用于治疗耳鸣、耳聋、耳胀、耳闭等,选用 1～2 穴,根据病情,注入调补气血、通经活络、行气祛瘀的药物,如黄芪、当归、川芎、红花、丹参等注射液,每穴注入 0.5～1 mL,每日或隔日1次,一般5～10次为1个疗程。

2.鼻病穴位注射

鼻病穴位注射多用于治疗鼻窒、鼻渊、鼻鼽、嗅觉不灵等,选择1～2穴,根据疾病虚实不同,实证、热证者可选用鱼腥草注射液、柴胡注射液、红花注射液、丹参注射液等,以清热解毒、凉血活血、消肿通窍;虚证者可选用当归注射液、川芎注射液、黄芪注射液,或维生素 B_1、维生素 B_{12} 注射液等,以补血养血、温经通窍,每次每穴注入0.5～1 mL,每日或隔日1次,一般5～10次为1个疗程。

3.咽喉病穴位注射

咽喉病穴位注射多用于治疗乳蛾、喉痹、喉痈、喉喑等病而致的咽喉红肿疼痛、声嘶等。药物选用有虚实之不同,实证者可选用丹参、红花、柴胡、鱼腥草、板蓝根等注射液,虚证者可选用当归、川芎、黄芪及维生素 B_1、维生素 B_{12} 等注射液。

三、穴位埋线

穴位埋线是将铬制羊肠线埋植在穴位内,利用羊肠线对穴位的持续性刺激作用,从而达到治疗疾病目的的一种方法。

1.迎香穴位埋线

迎香穴位埋线常用于治疗鼻槁、鼻鼽、嗅觉失灵等,方法是按外科无菌原则消毒后,铺小孔巾,在迎香穴局部注入1%利多卡因,每侧1～2 mL,用带有肠线的三角缝针穿过穴位内,埋线长约0.5 cm,剪去露出皮肤外面的线头,如有出血者,稍加压迫止血,不必包扎。

2.喉结旁或天突穴位埋线

喉结旁或天突穴位埋线操作方法同上,常用于治疗声门闭合不全、声带麻痹的声嘶等。

四、针刺放血

针刺放血即用三棱针点刺放血,一般先在针刺部位上下推按,使血积聚一处,施术者右手持针(拇、食两指捏住针柄,中指指端紧靠针身下端,留出1～2分针尖),对准受术者已消毒部位,迅速刺入1～2分,立即出针,轻轻挤压针孔周围,使出血数滴,然后用消毒棉球按压针孔。针刺放血有活血通经、泻热开窍、消肿止痛的作用。咽喉红肿疼痛、高热者,常取少商、商阳、耳背、耳尖、耳垂等穴;若咽喉局部红肿较甚,病情重,吞咽、呼吸不利者,可用三棱针在咽喉内患部之红肿高突处刺入,一般刺入一分许,刺2～3下,排出瘀血,或于局部黏膜浅刺5～6下,出血少许以泻热。

五、耳针

耳针疗法是指针刺耳穴以防治疾病的一种方法,具有奏效迅速、操作简便等优点。耳针治疗的操作方法主要有毫针针刺、埋针及耳穴敷贴疗法等。耳针治疗时应注意:①要注意严密消毒,以防感染;耳郭冻伤和有炎症的部位应禁针;如见针孔处发红,患者又觉耳郭胀痛,可能有轻度感染时,应及时抗感染处理。②有习惯性流产史的孕妇不宜采用耳针治疗;对年老体弱的高血压、动脉硬化患者,针刺前后应适当休息,以防意外。③耳针治疗时应注意预防发生晕针,若发生晕针,应及时处理。④在使用耳针时,可配合其他疗法。

1.耳科

耳针疗法常用于治疗耳鸣、耳聋、耳胀、耳闭、耳眩晕、脓耳、口眼㖞斜等病症。常用耳穴如内耳、肾、内分泌、枕、神门、肾上腺等。

2.鼻科

耳针疗法可用于治疗鼻鼽、鼻渊、鼻槁、鼻衄、头痛等病症。常用耳穴如外鼻、内鼻、下屏尖、额、内分泌、肺、脾等。

3.咽喉科

耳针疗法常用于治疗喉痹、乳蛾、喉喑等病症。常用耳穴如咽喉、轮1～6、扁桃体、内分泌、肾上腺、肺、脾、肝等。

六、灸法

艾灸疗法是通过温热刺激作用于经络腧穴,具有温经散寒、舒经活络、温通气血、扶阳救脱、升提阳气、消瘀散结等作用,达到防病治病的方法。灸法在耳鼻喉科多用于治疗耳、鼻、咽喉病的虚寒证,常用艾条灸,采用悬灸法(温和灸)。其方法是将艾条燃着的一端对准施灸部位,间隔一定距离(1.5～2 cm)进行熏烤,使患者有温热感而无灼痛,一般每处灸3～5分钟,灸处以皮肤稍起红晕为度。

施灸时应注意:①对于小儿患者、知觉减退者和昏厥患者,为了防止烫伤,医生可用中、食两指分开,放在施灸部位的两侧,这样可以通过医生手指的感觉来测知受热程度,以便随时调节施灸距离,防止灼伤皮肤。②注意安全,用过的艾条应放入小口玻璃瓶内,以防复燃。③由于施灸过重,皮肤出现小水疱者,不可将水疱擦破,可任其自然吸收;如水疱过大,可用注射器将疱内液体抽出;如有化脓者,应用敷料保护灸疮,待其吸收愈合。

耳科常见病如耳眩晕、耳鸣、耳聋等病症属寒性虚证者,可以配合应用灸法治疗。常用穴位如百会、中脘、关元、足三里及背俞穴。

鼻科常见病如鼻鼽、鼻渊、鼻槁、鼻窒及虚证鼻衄等,可配合应用灸法。常用穴位如上星、悬钟、合谷、百会、内关、囟会、鼻通、迎香、风池、大椎及膈俞等背俞穴。

咽喉科常见病如虚火喉痹、梅核气、慢喉喑、急喉风等属虚寒证者,可配合灸法治疗。常用穴位如足三里、合谷、曲池、内庭、少泽、涌泉、外关、天突、天容等。

七、推拿、按摩、导引法

1.咽鼓管自行吹张法

咽鼓管自行吹张法用于治疗耳胀、耳闭之耳鸣、重听、耳膜内陷、咽鼓管不通者。其方法是调整好呼吸,闭唇合齿,用拇、食二指捏紧双前鼻孔,然后用力鼓气,使气体经咽鼓管咽口进入鼓室内,此时可感觉到鼓膜突然向外鼓出,并有哄然之声。

2.鼓膜按摩术

鼓膜按摩术用于治疗耳闭之耳鸣、耳聋、耳膜内陷者。其方法是用中指尖插入外耳道口,轻轻按压,一按一放;或用中指尖在外耳道轻轻摇动十余次,待外耳道的空气排出后即突然拔出,如此重复多次;也可用两手中指分别按压耳屏,使其掩盖住外耳道口,一按一放,有节奏地重复数十次。

3. 鸣天鼓

鸣天鼓用于防治耳聋、耳鸣。其方法是调整好呼吸,先用两手掌按摩耳郭,再用两手掌心紧贴两外耳道口,两手食、中、无名、小指对称地横按在枕部,两中指相接触,再将两食指翘起叠放在中指上,然后把食指从中指上用力滑下,重重地叩击脑后枕部,此时可闻及洪亮清晰之声,响如击鼓。一般先左手 24 次,再右手 24 次,最后双手同时叩击 48 次。

4. 鼻部按摩法

鼻部按摩法用于鼻塞、流涕等。其方法是用两手大鱼际部相互搓热,然后分别于鼻背由鼻根向迎香穴往返按摩,至有热感为度,然后再分别由攒竹向太阳穴推拿,使局部有热感,每日 3 次。迎香穴按摩法是用食指于迎香穴上点、压、揉、按,每日 3 次,以觉鼻内舒适为度。

5. 咽喉部按摩法

(1)声嘶、失音的按摩法:取穴部位为人迎、水突、局部敏感压痛点,以及咽喉部三条侧线:第一侧线,喉结旁开 1 分处直下;第三侧线,喉结旁开 1.5 寸直下;第二侧线,在第一、第三侧线的中间。操作时,受术者取坐位或仰卧位,施术者先于受术者咽喉部三条侧线用一指禅推法或拿法,往返数次,也可配合揉法;然后在人迎、水突及敏感压痛点处施以揉法,手法宜轻快柔和,不可粗暴用力。

(2)咽喉疼痛的按摩:取穴为风池、风府、天突、曲池、合谷、肩井。操作时,受术者取仰卧位,先在喉结两旁及天突穴处以拿法或一指禅推法推揉,上下往返数次;再嘱受术者取坐位,按揉其风池、风府、肩井等穴,并配合拿风池、肩井、曲池、合谷等。

八、擒拿法

擒拿法常用于急性咽喉疾病,如咽喉肿胀、疼痛剧烈、吞咽困难、汤水难下、痰涎壅盛、口噤难开等。本法能调和气血、疏通经络、减轻症状,以使患者进食汤药或稀粥。常用的擒拿法有单侧擒拿法与双侧擒拿法两种。

1. 单侧擒拿法

受术者正坐,单手侧平举,拇指在上,小指在下。施术者站于受术者举手之正侧面,用与受术者同侧手的食、中、无名指,紧按受术者鱼际背部(相当于合谷穴处),小指扣于腕部,拇指与受术者拇指罗纹相对,并用力向前压紧,另一手拇指按住受术者术侧锁骨上缘肩关节处(相当于肩髃穴处),食、中、无名指紧握其腋窝处,并用力向外拉开。如此反复多次,此时受术者咽喉疼痛明显减轻,助手则可将汤药或稀粥喂给受术者缓缓咽下。

2. 双侧擒拿法

受术者坐在没有靠背的凳子上,施术者站在其背后,用两手从其腋下伸向胸前,并以食、中、无名指按住锁骨上缘,两肘臂压住其胁肋。施术者胸部贴紧受术者背部,位置固定好后,施术者两手用力向左、右两侧拉开(沿锁骨到肩胛),两肘臂和胸部将受术者胁肋及背部压紧,三方面同时用力,以使受术者咽喉部松动,便于吞咽,助手则可将汤药或稀粥喂给受术者缓缓咽下。

施术时,施术者用力须恰当,不可过于粗暴,并随时注意受术者身体状况,以免发生意外。

九、其他疗法

1. 超短波治疗

超短波治疗是指用频率为 30～300 MHz、波长为 1～10 m 的高频振荡电流在人体所产生的电场作用下进行治疗的方法。超短波治疗用于急喉痹、急乳蛾、急喉喑、外耳道疖、耳胀、耳闭、脓耳等疾病效果较好。

2. 冷冻治疗

冷冻治疗是利用致冷剂产生 0 ℃以下低温,冷冻局部病变组织并使之破坏,达到治疗疾病目的的方法。冷冻治疗在耳鼻喉科的适应证包括:①耳部疾病,如耳郭痰包等;②鼻部疾病,如鼻衄、鼻窒、鼻痔等;③咽喉部疾病,如慢喉痹、慢乳蛾、咽喉肿瘤等。

3. 微波治疗

微波是一种高频电磁波,医疗应用的电磁波其频率范围一般在 500～2500 kHz 之间。耳鼻喉科微波治疗常用于鼻衄、慢鼻窒、鼻齆、慢喉痹、咽喉肿瘤等。

4. 激光治疗

激光手术治疗常用方式有两种,即 CO_2 激光治疗与 YAG 激光治疗,常用于治疗慢性鼻窒、慢喉痹、咽喉肿瘤等。

5. 射频治疗

射频治疗是指利用频谱范围在 0.5 MHz～100 GHz 之间的电磁波作用于人体组织,产生内生热效应,使组织蛋白凝固、萎缩、脱落或消失,以达到使增生性病变组织相应缩小或消除目的的方法。本法适用于:①鼻部疾病,如慢鼻窒、鼻息肉、鼻齆等;②咽喉部疾病,如咽喉瘤、慢乳蛾、慢喉痹、慢喉喑等;③耳部疾病,如耳痔、耳瘘、耳郭痰包等。

第十二章　耳鼻咽喉科常见疾病

第一节　耳　疖

耳疖是发生于外耳道的疖肿,以耳痛、外耳道局限性红肿、突起如椒目为其特征。西医学的"外耳道疖"可参考本病进行辨证施治。

【病因病机】

1. 风热邪毒外侵

多因挖耳,损伤外耳道皮肤,风热邪毒乘机侵袭,或因污水入耳,或因脓耳之脓液浸渍染毒而发。

2. 肝胆湿热上蒸

湿热邪毒壅盛,引动肝胆湿热循经上乘,蒸灼耳道,壅遏经脉,逆于肌肤,而致耳道红肿、疼痛。

【诊断】

1. 诊断要点

(1)病史:多有挖耳史、污水入耳史等。

(2)临床表现:耳痛剧烈,张口、咀嚼时加重,严重者牵引同侧头痛,全身可有发热、恶寒等症。

(3)检查:耳屏压痛,耳郭牵拉痛,外耳道壁局限性红肿,隆起如椒目状,肿甚者可堵塞外耳道。脓肿溃破后,外耳道可见脓血。

2. 鉴别诊断

本病应与脓耳相鉴别。

【辨证治疗】

(一)分型治疗

1. 风热邪毒外侵

证候表现:耳痛,张口及咀嚼时加重,伴患侧头痛,全身可有发热、恶寒等症,舌质红,苔薄黄,脉浮数。检查时可见患侧耳屏压痛,耳郭牵拉痛,外耳道壁局限性红肿,隆起如椒目状。

证候分析:挖耳伤及肌肤,风热邪毒乘机侵犯耳窍,阻滞经脉,气血凝聚,故耳道红肿疼痛,隆起如椒目状;耳部经脉多连头部,故病情较重者可牵引同侧头痛,张口、咀嚼时耳痛加剧,按压耳屏、牵拉耳郭时疼痛加剧;舌质红、苔薄白、脉浮数皆为风热之表现。

治法:疏风清热,解毒消肿。

方药:银翘散合五味消毒饮加减。

2.肝胆湿热上蒸

证候表现：耳痛剧烈，痛引腮脑，或有听力减退，可伴有口苦、咽干、大便秘结、发热等症，舌质红，苔黄腻，脉弦数。检查时可见外耳道局限性红肿，肿甚者可堵满外耳道；若耳疖成脓，则顶部可见脓点；若溃破，则外耳道可见黄稠脓液；耳前、耳后臖核肿大压痛。

证候分析：肝胆湿热上蒸耳道，熏灼肌肤，则耳道红肿疼痛剧烈；肿甚时堵塞耳道，则听力减退；耳部脉络多连头部，则痛连腮脑；热甚灼腐肌肤，则见化脓；肝胆郁热，则口苦咽干；舌质红、苔黄腻、脉弦数皆为肝胆湿热之表现。

治法：清泻肝胆，利湿消肿。

方药：龙胆泻肝汤加减。临证时，若脓已成者，加皂角刺、穿山甲，或用仙方活命饮加减。

(二)外治法

(1)外敷：清洁外耳道后，将所服中药渣再煎，取汁热敷患侧耳部，以清热解毒，活血消肿止痛；或用紫金锭、牛黄解毒丸调温开水，涂搽患处；也可用棉栓蘸黄连膏或鱼石脂软膏等敷于患处，以清热解毒，消肿止痛。

(2)排脓：耳疖已成脓、未自行溃破者，可用针头挑破脓头，取出脓栓，排出脓血；或切开排脓。要注意切口必须与外耳道纵轴平行，以防切口难愈及愈合后形成外耳道狭窄。排出脓血后，局部敷紫金锭或黄连膏、金黄膏等。

(3)换药：耳疖破溃后，将脓液排尽，为防止外耳道狭窄变形及肉芽组织增生，可用大小适当的碘仿纱条塞纳外耳道，1～2日更换1次，直至痊愈。

(三)针灸疗法

耳部肿胀疼痛剧烈时，可取合谷、内关、少商穴针刺，以疏通经脉、泻热消肿止痛，每日针刺1次，连续2～4次。针刺手法：合谷、内关强刺激，留针20分钟；红肿较剧，并有高热者，可取少商穴针刺出血。

(四)其他疗法

疾病早期可配合红外线、微波理疗。

【预防与调护】

(1)注意耳部卫生，戒除挖耳习惯；避免污水入耳。

(2)保持外耳道清洁，如疖肿成脓溃破，应清除脓液；睡眠时应侧卧，患耳朝下，以利于脓液排出。

第二节　耳　疮

耳疮是指以外耳道弥漫性红肿疼痛为主要特征的疾病，好发于夏秋季节。西医学的外耳道炎可参考本病进行辨证施治。

【病因病机】

1.风热湿邪，上犯耳窍

多因挖耳损伤外耳道肌肤，风热湿邪乘机侵犯，或因耳道不洁，污水入耳，或因脓耳之脓液浸渍，湿郁化热，风热湿邪犯耳，与气血相搏，致生耳疮。

2.肝胆湿热,上攻耳窍

湿热邪毒壅盛,引动肝胆火热,循经上犯耳窍,蒸灼耳道,壅遏经脉,逆于肌肤而生耳疮。

3.血虚化燥,耳窍失养

久病不愈,阴血耗伤,耳窍肌肤失于濡养,血虚耳燥而致病。

【诊断】

1.诊断要点

(1)病史:多有挖耳、污水入耳或耳流脓史。

(2)临床表现:耳内灼热疼痛,少许流脓,或耳内发痒不适。

(3)检查:耳屏压痛,耳郭牵拉痛,外耳道弥漫性红肿,可有少许分泌物。反复发作者,可见外耳道皮肤增厚、皲裂、脱屑,甚则外耳道狭窄。

2.鉴别诊断

本病应与耳疖、旋耳疮、脓耳相鉴别。

【辨证治疗】

(一)分型论治

1.风热湿邪,上犯耳窍

证候表现:多于挖耳数日后出现耳痛、耳痒、耳道灼热感,伴头痛、发热、恶寒,舌质红,苔薄黄,脉浮数。检查时可见耳屏压痛,耳郭牵拉痛,外耳道弥漫性红肿,或耳道潮湿,有少量渗液。

证候分析:风热湿邪犯耳,与气血相搏,气血瘀滞,故耳道漫肿;风热邪盛,则耳痒、灼热、疼痛;湿热邪盛,则耳痛、渗液;风热外侵,故头痛、发热、恶寒;舌质红、苔薄黄、脉浮数均为风热外袭之表现。

治法:疏风清热,解毒祛湿。

方药:银花解毒汤加减。方中金银花、连翘疏风清热;紫花地丁、黄连、夏枯草清热解毒消肿;牡丹皮清热凉血;赤茯苓利水祛湿。

2.肝胆湿热,上攻耳窍

证候表现:耳痛,牵引同侧头痛,口苦,咽干,可伴有发热,舌红,苔黄腻,脉弦数。检查时可见耳屏压痛,耳郭牵拉痛,外耳道弥漫性红肿、糜烂、渗出黄色脂水。

证候分析:肝胆湿热上蒸耳道,熏灼肌肤,故耳道弥漫性红肿;湿热盛,则肌肤糜烂、耳道渗液;肝胆热盛,则口苦、咽干、发热;舌质红、苔黄腻、脉弦数皆为肝胆湿热之表现。

治法:清泻肝胆,利湿消肿。

方药:龙胆泻肝汤加减。方中龙胆草、黄芩、山栀子苦寒,泻肝胆实火,兼有苦寒燥湿作用;泽泻、木通、车前子清热利湿,引热下行;当归、生地黄活血凉血;柴胡疏肝利胆;甘草调和诸药。

3.血虚化燥,耳窍失养

证候表现:病程较长,耳痒,耳痛反复发作,全身症状不明显,舌质淡,苔白,脉细数。检查时可见外耳道皮肤潮红、增厚、皲裂,表面或见痂皮。

证候分析:久病气血虚损,耳窍失养,邪毒久羁,则见耳痒、耳痛反复发作;血虚耳窍失养,则耳道皮肤增厚、皲裂、结痂;舌质淡、苔白、脉细数皆为血虚之表现。

治法:养血润燥。

方药:地黄饮加减。方中熟地黄、当归、何首乌养血;生地黄、牡丹皮、玄参、红花凉血活血;白蒺藜、僵蚕祛风;甘草调和诸药。

(二)外治法

(1)外敷:可用黄连膏、紫金锭等局部涂敷;或用鱼石脂软膏、抗生素软膏局部外涂。

(2)滴耳:可用清热解毒的中药制成滴耳液滴耳,亦可用2％～4％酚甘油,或抗生素滴耳液滴耳。

(三)针刺疗法

耳痛较甚者,可针刺合谷、内关、少商等穴,以疏通经脉、泻热止痛。

(四)其他疗法

病变局部可用超短波理疗或微波理疗。

【预防与调护】

(1)避免挖耳及污水入耳。

(2)及时治疗脓耳,以免脓液长期浸渍耳道而为病。

(3)注意耳部卫生,及时清理耳道分泌物及痂皮。

(4)患病期间忌进食辛燥食品,以防火热、湿热内蕴,加重病情。

第三节　耳胀、耳闭

耳胀、耳闭是指以耳内胀闷堵塞感及听力下降为主要特征的中耳疾病。耳胀多为病之初起,以耳内胀闷为主,或兼有疼痛,多因风邪侵袭而致;耳闭多为病之久者,耳内如物阻隔,清窍闭塞,听力明显下降,多为耳胀反复发作,邪毒滞留耳窍,迁延日久转化而致。西医学的分泌性中耳炎、气压损伤性中耳炎等疾病可参考本病进行辨证施治。

【病因病机】

1.风邪袭耳,痞塞耳窍

生活起居失慎,寒暖不调,或过度疲劳之后,正气虚弱,肺卫不固,风邪乘虚而袭,风邪外袭,首先犯肺,致耳窍经气痞塞;风邪外袭,多有兼夹,其属性不外寒、热两类;风寒外袭,肺失宣降,津液不布,聚而为痰湿,上积于耳窍为病;若风热外袭或风寒化热,引动经热上循,结于耳窍,则可致耳窍痞塞不宣而为病。

2.肝胆蕴热,上壅耳窍

外感邪热,内传肝胆,肝胆火热上蒸;或七情所伤,肝气郁结,郁火上扰,致火热之邪闭阻耳窍而为病。

3.脾虚失运,痰湿困耳

久病伤脾,或肝郁气滞,肝气横逆犯脾,脾失健运,痰浊内困于耳窍而为病。

4.邪毒滞留,气血瘀阻

耳胀反复发作,或病情迁延日久不愈,邪毒滞留于耳窍,阻于脉络,耳窍气血瘀阻,以致闭塞失用,终成耳闭。

【诊断】

1.诊断要点

(1)病史:耳胀者多有近期感冒病史;耳闭者病程较长,可有反复发作史。

(2)临床表现:以耳内胀闷堵塞感、耳鸣、听力下降为主要症状。病变有新久之不同,耳胀者,患耳有胀闷堵塞感,或有微痛不适,耳鸣时如机器声、风声,在打哈欠、喷嚏或擤鼻时稍觉好转;耳闭者,耳聋逐渐加重,耳鸣声低,耳内有闭塞感。

(3)检查:早期可见鼓膜轻度充血、内陷,若中耳有积液,则可在鼓膜上见到液平面,或见鼓膜外突;若反复发作,可见鼓膜增厚凹陷,或见灰白色斑块,或萎缩、瘢痕粘连等;听力检查呈传导性耳聋,反复发作者可呈混合性耳聋;声导抗检查呈 B 型或 C 型鼓室导抗图。

2.鉴别诊断

本病应与外耳道异物、耵耳及鼻咽肿物压迫咽鼓管引起的鼓室积液等相鉴别。

【辨证治疗】

(一)分型论治

1.风邪袭耳,痞塞耳窍

证候表现:耳内作胀、不适或微痛,耳鸣如闻风声,自听增强,听力减退,患者常以手指轻按耳门,以求减轻耳部之不适,全身可伴有风寒或风热表证之表现。检查时可见鼓膜微红、内陷或有液平面,鼓膜穿刺可抽出清稀积液,鼻黏膜红肿。

证候分析:风邪外袭,肺经受邪,耳之经气痞塞不宣,故耳内作胀、微痛。风邪扰于清窍,故耳鸣如闻风声、听力突然减退。因用手指按压耳门,能帮助疏通经气,故可减轻耳内不适症状。风邪袭肺,肺失清肃,风邪循经上犯,结聚肺窍,故鼻黏膜肿胀、鼻塞不通。风寒偏重者,全身可见恶寒重、发热轻、头痛、肢体酸痛、鼻塞、流清涕、舌淡、脉浮紧等风寒表证表现;若因风热外袭,正邪抗争,则有恶寒、发热、鼻塞、流涕、咽痛、脉浮数等风热表证表现。

治法:疏风散邪,宣肺通窍。

方药:风寒偏重者,方用荆防败毒散加减。方中荆芥、防风、生姜、川芎辛温发散;前胡、柴胡宣肺解热;桔梗、枳壳、茯苓理气化痰,利水;羌活、独活祛风寒,除湿邪。

风热外袭者,方用银翘散加减。临证时,头痛甚者,加桑叶、菊花;咳嗽、咽痛者,加前胡、杏仁、板蓝根之类;耳胀、堵塞甚者,加石菖蒲以散邪通窍;窍内积液多者,加车前子、木通以清热利湿。

2.肝胆蕴热,上壅耳窍

证候表现:耳内有胀闷堵塞感,耳内微痛,耳鸣如机器声,自听增强,重听,或耳不闻声。患者烦躁易怒,口苦口干,胸胁苦闷,舌红苔黄,脉浮弦或弦数。检查时可见鼓膜内陷,周边轻度充血,或见液平面,鼓膜穿刺可抽出黄色较黏稠的积液。

证候分析:肝胆热邪上壅耳窍,则耳内胀闷堵塞而微痛、耳内鸣响如机器声,重听或听力下降较明显;火热灼耳,则鼓膜充血;肝热夹湿上聚耳窍,则见积液;烦躁易怒、口苦口干、胸闷、舌红苔黄、脉弦均为肝胆热盛之征。

治法:清泻肝胆,利湿通窍。

方药:龙胆泻肝汤加减。方中龙胆草苦寒,泻肝胆实火;黄芩、栀子清热解毒泻火;泽泻、木通、车前子清热利湿通窍;生地黄、当归为养血滋阴之品,以使标本兼顾,体质壮实者,可去当归;柴胡引诸药入肝胆经;甘草调和诸药。本方药物多为苦寒之性,宜药到病除即止。临证时,耳堵塞闭闷甚者,可酌加苍耳子、石菖蒲。

3.脾虚湿困,痰湿泛耳

证候表现:耳内有胀闷堵塞感,日久不愈,听力渐降,耳鸣声嘈杂,可伴有心烦胸闷、肢倦乏力,容易感冒,面色不华,或舌体胖,边有齿印,舌质淡红,脉细滑或细缓。检查时可见鼓膜内陷、混浊、增厚,鼓膜穿刺可抽出黏稠或清稀的积液。

证候分析:脾虚气弱,气不贯耳,则耳窍闭塞不通;脾虚气弱,清浊不分,痰湿滞留耳窍,则中耳积液黏滞,鸣声嘈杂;若脾肾阳虚,不能温化水湿,水湿壅阻耳窍,则中耳积液清稀。患者或见心烦胸闷,为肝郁气滞、肝气不舒之表现;肢倦乏力,容易感冒,面色不华,舌质淡红或舌体胖,舌边齿印,脉弦细或细缓均为脾虚之征。

治法:健脾利湿,化浊通窍。

方药:参苓白术散加减。方中以四君子平补脾胃;配以扁豆、薏苡仁、山药、白术健脾渗湿;加砂仁芳香醒脾通耳窍;桔梗为引经药,载诸药上行。临证时,若耳窍积液黏稠、量多者,加藿香、佩兰以芳香化浊;积液清稀而量多者,加泽泻、桂枝以温化水湿;肝气不舒、心烦胸闷者,加柴胡、白芍、香附以疏肝和肝、通耳窍;脾虚甚者,加黄芪以补气健脾。

4.邪毒滞留,气血瘀阻

证候表现:耳内有胀闷阻塞感,日久不愈,甚则如物阻隔,听力明显减退,逐渐加重,耳鸣如蝉,或有嘈杂声,或见纳呆,腹胀,便溏,腰膝酸软,头晕目眩,失眠多梦等,舌质淡暗,或边有瘀点,脉细涩。检查时可见鼓膜内陷明显,甚则粘连,或鼓膜增厚,有灰白色沉积斑;听力检查呈传导性耳聋或混合性耳聋;鼓室导抗图呈平坦型。

证候分析:由于患病日久体虚,易感受外邪侵袭,邪毒滞留,则耳胀反复发作,缠绵难愈。邪毒滞留耳窍日久,脉络阻滞,气滞血瘀,则耳内胀闷堵塞感明显,日久不愈,甚至如物阻隔,听力减退,逐渐加重。脾肾虚弱,精气不能上濡耳窍,则鼓膜失去正常光泽、增厚或粘连凹陷、有灰白色沉积斑。纳呆、腹胀、便溏等为脾胃虚弱的症状;腰膝酸软、头晕目眩、失眠多梦等为肾虚之象。

治法:行气活血,通窍开闭。

方药:通窍活血汤加柴胡、升麻。方中以赤芍、桃仁、红花活血化瘀;川芎行气活血;老葱、生姜温散余邪并助通窍;麝香芳香走窜,以通窍开闭;加柴胡、升麻以助调理气机而散上部之邪;红枣补益气血以扶正。诸药合用,有行气活血、通窍开闭之功效。临证时,若瘀滞兼脾虚明显,见少气纳呆、耳鸣日夜不断、舌质淡、脉细缓者,可用益气聪明汤或补中益气汤合通气散,以健脾益气、活血行气开闭;若兼肝肾阴虚,表现为耳鸣如蝉、入夜为甚、口干、听力下降明显者,可用耳聋左慈丸合通气散;若偏肾阳虚者,可用肾气丸;若鼓膜白斑、耳鸣耳聋明显者,可加龙骨、牡蛎、远志、石菖蒲以化痰宣窍,定志安神。

(二)外治法

(1)滴鼻:使用具有疏风消肿、通窍作用的药液滴鼻,使鼻窍及耳窍通畅,减轻堵塞,并促使耳窍积液的排出。常用药有鼻炎滴剂、1‰麻黄素滴鼻剂等。

(2)鼓膜按摩:用食指将耳屏向耳道口推压,压紧后即放松,如此反复多次,使外耳与中耳保持气压平衡,减轻鼓膜内陷,每次按摩10~20下,每日2~3次;或用鼓气耳镜放入耳道内,缓缓加压,边加压边观察鼓膜活动情况,如光锥有变化,即可反复加压,但不可用力过猛,每次加压 10～20 下。

(3)咽鼓管吹张:自行吹张法即用手指捏紧鼻孔,闭口屏气,然后用力鼓气,使耳中可闻及"卟"声,如此反复多次。此法每日可施行 2～3 次,也可用咽鼓管导管进行通气,每日 1 次;若耳痛较甚,鼓膜充血,或鼻塞涕多者,不宜进行咽鼓管吹张。

(4)鼓膜穿刺抽液:若见有鼓室积液,可消毒耳道及鼓膜后,以无菌注射器于鼓膜前下或后下方刺入鼓室,抽取积液。

(5)鼓膜切开术:经反复鼓膜穿刺无效、液体较黏稠者,应行鼓膜切开术。

(6)鼓室置管术:病程迁延,长期不愈,或反复发作,中耳积液黏稠者,可考虑用此法。

(三)针灸疗法

(1)体针:可采用局部取穴与远端取穴相结合的方法。耳局部取听宫、听会、耳门、翳风;远端可取合谷、内关,用泻法,留针 10～20 分钟,每日 1 次。耳闭而脾虚表现明显者,加灸足三里、脾俞、伏兔等穴,肾虚者,加刺三阴交、关元、肾俞,用补法或加灸。

(2)耳针:取内耳、神门、肺、肝、胆、肾等穴位埋针,每次选 2～3 穴;也可用王不留行籽贴压 3～5 日,经常用手轻按贴穴,以维持刺激。

(3)穴位注射:取耳周穴如耳门、听宫、听会、翳风等做穴位注射,药物可选用丹参注射液、当归注射液、柴胡注射液、毛冬青注射液等,每次选用 2 穴,每穴注射 0.5～1 mL 药液,隔日 1 次,5～7 次为 1 个疗程。

(4)穴位磁疗:对有耳鸣的患者,可在翳风、听宫等穴贴上磁片,或加用电流,以疏通经络气血,减轻耳鸣,每日 1 次,每次 20 分钟。

(四)其他疗法

超短波理疗、氦-氖激光照射等均有助于清除中耳积液,改善中耳的通气引流。

【预防与调护】

(1)加强体育锻炼,增强体质,积极防治感冒及鼻咽或鼻腔疾病是预防本病的关键。

(2)患伤风鼻塞、鼻窒、鼻渊等鼻病,鼻涕多时,应使用滴鼻药,以保持鼻腔及咽鼓管通畅。

(3)应及早彻底治疗耳胀,以免引起耳闭。

(4)擤鼻应使用正确方法,不宜用力过度,以免鼻涕进入咽鼓管而引起耳胀或脓耳。

(5)进行宣传教育,提高家长及教师对本病的认识,并加强对儿童听力的观察;对 10 岁以下儿童,宜定期进行声导抗检测。

第四节　脓　耳

脓耳是指以鼓膜穿孔、耳内流脓、听力下降为主要特征的耳病。本病是耳科常见病、多发病之一,可发生于任何季节,而以夏秋季发病率较高。西医学的急、慢性化脓性中耳炎及乳突炎可参考本病进行辨证施治。

【病因病机】

1.风热外侵

风热外袭或风寒化热循经上犯,风热邪毒结聚耳窍,蒸灼鼓膜,腐肉成脓。

2. 肝胆火盛

风热湿邪侵袭传里,引动肝胆之热,或肝胆素有内热,循经上蒸,热邪搏结于耳窍,火热炽盛,腐蚀鼓膜,化腐成脓。

3. 脾虚湿困

久病脓耳,脾气虚弱,正不胜邪,邪毒滞留,湿浊内生,泛溢耳窍,脓耳缠绵难愈。

4. 肾元亏损

先天不足,或后天肾精亏耗,以致肾元虚损,耳窍失养,邪毒乘虚侵袭或滞留,使脓耳迁延难愈。肾虚耳部骨质失养,不堪邪毒腐蚀,久之骨腐脓浊而臭,甚至邪毒内陷,导致脓耳变证,常见的有耳后附骨痈、脓耳面瘫、脓耳眩晕及黄耳伤寒等。

【诊断】

1. 诊断要点

(1)病史:初发病者大多有外感病史,病久者有耳内反复流脓史。

(2)临床表现:急发者,以耳痛逐渐加重、听力下降、耳内流脓为主要症状,全身可有发热、恶风寒、头痛等症状。小儿急性发作者,症状较重,可见高热,并伴有呕吐、泄泻或惊厥等,鼓膜穿孔流脓后,全身症状逐渐缓解。病久者,以耳内反复流脓或持续流脓、听力下降为主要症状。

(3)检查:发病初期可见从鼓膜松弛部开始红赤,逐渐发展到锤骨柄至紧张部,继而整个鼓膜红赤、肿胀,向外膨出,正常鼓膜标志难以辨识。鼓膜穿孔前,局部可见小黄亮点,初始穿孔甚小,或可见脓液从小孔闪动而出;热毒甚者,鼓膜穿孔较大,多位于紧张部;病程迁延日久者,常见鼓膜紧张部或松弛部大小不等的穿孔。听力检查以传导性聋为主,或为混合性聋。血常规检查:早期鼓膜穿孔前,白细胞总数明显偏高,鼓膜穿孔后或慢性者,血象可正常。必要时,本病可结合 X 线或 CT、MRI 检查,以明确病变程度。

2. 鉴别诊断

本病应与耳疮、耳疖等鉴别。

【辨证治疗】

(一)分型论治

1. 风热外侵

证候表现:发病较急,耳内痛,有闷堵感,听力下降或有耳鸣;耳痛进行性加剧,呈刺痛或跳痛,痛甚时可连及患侧头部,耳内流出脓血后,耳痛随之缓解;全身可见周身不适、发热、恶风寒或鼻塞流涕、舌质偏红、苔薄白或薄黄、脉弦数等表现。检查时可见鼓膜红赤或饱满,正常标志消失;鼓膜穿孔后,耳道可见脓血;听力检查呈传导性聋。

证候分析:风性善行数变,常夹寒夹热,多从火化,则见发病急;风热外侵,肺卫受邪,肺气通于鼻而贯于耳,耳为清窍,风热壅滞耳窍,与气血搏结,气血壅滞化火,则见耳内疼痛加剧、耳内胀闷、耳鸣;火热壅盛,灼伤鼓膜,腐蚀血肉,则见鼓膜红赤、腐化为脓;邪毒充斥中耳,则鼓膜饱满,正常标志不清,若鼓膜被灼腐穿孔,邪毒得以泄越,则见疼痛、发热诸症暂缓;发热、恶风寒、鼻塞、流涕、舌红、苔薄白或薄黄、脉弦数皆为上焦肺卫风热壅盛之表现。

治法:疏风清热,解毒排脓。

方药:银翘散合五味消毒饮加减。两方合用,可疏风清热,解毒消痈。

2. 肝胆火盛

证候表现：耳痛甚剧，痛引腮脑，耳聋、耳鸣，耳脓量多、黄稠或夹红色，全身可见发热、口苦咽干、小便黄赤、大便干结、舌质红、苔黄、脉弦数有力等表现。小儿症状较成人为重，可见高热、烦躁不安、惊厥等症。检查时可见患耳鼓膜红赤饱满，或鼓膜紧张部穿孔，耳道有黄稠或带红色脓液，量较多；听力检查为传导性聋。

证候分析：内、外邪热困结耳窍，蒸灼肌膜，则耳内疼痛；气机不利，则耳鸣、听力障碍、耳内有胀塞感；热势壅盛，灼伤耳窍，则耳内疼痛加剧；热毒炽盛，伤腐肌膜，则成脓；热盛则脓稠黄；热伤血分，则脓中带血而红；兼有湿浊者，则脓液量多；口苦咽干、小便黄赤、大便秘结、舌红、苔黄、脉弦而数等均为肝胆火热之表现。小儿脏腑柔弱，形气未充，邪毒容易内犯或引动肝风，故症状较重。

治法：清肝泻火，解毒排脓。

方药：龙胆泻肝汤加减。方中龙胆草、黄芩、栀子清泻肝胆、三焦之火；柴胡入肝胆，以解郁疏肝；当归、生地黄清热活血祛瘀；车前子、木通、泽泻渗湿泻热。临证时，若火热炽盛、流脓不畅者，重在清热解毒，消肿排脓，可选用仙方活命饮加减；小儿脓耳，热毒内陷，高热烦躁者，可在以上方剂中酌加钩藤、蝉蜕之属。

3. 脾虚湿困

证候表现：耳内流脓，缠绵日久，脓液清稀，量较多，无臭味，多呈间歇性发作，听力下降或有耳鸣，全身可见头晕、头重或有周身乏力，面色少华，纳差，大便溏薄，舌质淡，苔白腻，脉缓弱。检查时可见鼓膜色浊或增厚，有白斑，多有中央性大穿孔，通过穿孔部可窥及鼓室，或可见肉芽、息肉；听力检查多呈传导性聋。

证候分析：脾虚运化失健，清阳之气不得上达，耳失温煦所养，湿邪困结于耳，湿为阴邪，重滞黏腻，则耳脓清稀、量较多、缠绵日久而无臭味；湿浊浸渍，蚀伤鼓膜，则鼓膜破溃穿孔，或鼓膜色浊及有白斑；中耳湿浊蕴积日久，则滋生肉芽、息肉；湿浊之邪壅闭中耳，阻碍声音传递，则呈传导性耳聋；头晕、头重、周身乏力、面色少华、纳差或大便溏薄、舌质淡、苔白腻、脉缓弱等皆为脾虚失于运化，清阳之气不得营运之表现。

治法：健脾渗湿，补托排脓。

方药：托里消毒散加减。方中党参、黄芪、茯苓、白术、炙甘草健脾益气祛湿；川芎、当归、生地黄养血活血；金银花、白芷、皂角刺、桔梗解毒排脓。诸药合用，则气血足，正气盛，邪毒除，病自愈。临证时，若周身倦怠乏力，头晕而沉重者，为清阳之气不得上达清窍，可选用补中益气汤加减；若脓液清稀量多、纳差、便溏之脾虚失于健运者，可用参苓白术散加减；若脓液多者，可加车前子、地肤子、生薏苡仁等渗利水湿之品；若脓稠或黄白相间，鼓膜红肿，为湿郁化热，可酌加野菊花、蒲公英、鱼腥草等清热解毒排脓之药。

4. 肾元亏损

证候表现：耳内流脓不畅，量不多，耳脓秽浊或呈豆腐渣样，有恶臭味，日久不愈，反复发作，听力明显减退，全身可见头晕，神疲，腰膝酸软，舌淡红，苔薄白或少苔，脉细弱等表现。检查时可见鼓膜边缘部或松弛部穿孔，有灰白色或豆腐渣样脓；听力检查呈传导性聋或混合性聋，颞部 CT 或 X 线乳突摄片多示骨质破坏或有胆脂瘤阴影。

证候分析：肾元亏损，耳窍失养，湿热邪毒滞留日久，则见耳内流脓日久不愈，并反复发作；

肾虚耳窍失养,邪毒蚀骨化腐成脓,则耳脓秽浊或呈豆腐渣样,并有恶臭气味;邪毒充斥中耳,灼腐骨质,耳失清灵,则听力明显减退,可呈混合性耳聋;肾元耗损,脑髓失充,则头晕神疲、腰膝酸软;舌淡红、苔薄白或少苔、脉细弱皆为肾元亏损之表现。

治法:补肾培元,祛腐化湿。

方药:知柏地黄丸加减。临证时,常配伍祛湿化浊之药,如鱼腥草、金银花、木通、夏枯草、桔梗等;若脓液不多而无臭秽者,可用六味地黄丸加桑螵蛸;若肾阳虚者,用肾气丸加减;若湿热久困,腐蚀骨质,脓液秽浊,有臭味者,宜配合活血祛腐之法,可在前方基础上选用桃仁、红花、乳香、没药、泽兰、穿山甲、皂角刺、马勃、鱼腥草、板蓝根、金银花等。

(二)外治法

(1)清除脓液:可用3%双氧水洗涤耳道,以使其引流通畅,有助于局部药物的使用和吸收,也可用负压吸引的方法清除脓液。

(2)滴耳:一般选用具有清热解毒、消肿止痛作用的药液。

(3)吹耳:吹药前应先清除耳道积脓及残留的药粉,吹药时用喷粉器将药粉轻轻吹入,均匀散布于患处,每日1～2次,不要吹入过多,以免造成药粉堆积,妨碍引流。

(4)涂敷:脓耳引发耳前后红肿疼痛,病情较轻者,可用紫金锭磨水涂敷,或用如意金黄散调敷,有清热解毒、消肿止痛的效果。

(5)滴鼻:脓耳患者常因鼻塞、流涕导致病情加重,或迁延不愈,可选用1%麻黄素滴鼻剂。

(6)摘除肉芽、息肉:脓耳患者,外耳道或中耳腔有肉芽或息肉堵塞,妨碍引流,可用药物腐蚀或手术摘除,以利于脓液排除。

(7)乳突根治术:适用于胆脂瘤型中耳炎,可清除病灶,预防并发症。

(8)鼓室成形术:鼓室成形术适用于脓耳长期不愈、反复流脓及听力下降者,以彻底清除病灶,重建中耳的传音功能。

(三)针灸疗法

(1)体针:以局部取穴为主,配合远端取穴。常用穴位有耳门、听会、翳风、外关、曲池、合谷、足三里、阳陵泉、侠溪、丘墟等。每日1次,每次留针20～30分钟。

(2)艾灸:虚寒者选用翳风穴悬灸,每次约1分钟,灸至局部有热感为度,每日1次,亦可配合足三里艾灸。

【预防与调护】

(1)增强体质、积极预防上呼吸道疾病是预防本病发生的关键,尤其是小儿患麻疹、疫喉痧等传染病后,抵抗力下降,更容易罹患本病,应尽早诊治。

(2)戒除不良挖耳习惯,要注意擤鼻涕方法,防止鼻涕误入咽鼓管而诱发脓耳。

(3)鼓膜穿孔未愈者,防止污水误入耳道;保持脓液的引流通畅,如注意滴耳药、吹耳药的合理使用。

(4)密切观察病情变化,尤其是小儿和老年人,若见剧烈的耳痛、头痛、发热和神志异常,提示有变证的可能,要及时处理。

(5)注意饮食及生活环境,防止诱发因素,如少食鱼、虾等辛腥之品。婴幼儿哺乳时,要注意保持正确体位,防止因哺乳姿势和方法不当,将乳汁误入咽鼓管而诱发脓耳。

第五节 耳眩晕

耳眩晕是由耳窍病变所引起的以头晕目眩、如坐舟车、天旋地转为主要特征的疾病;临床特点为突然发生旋转性眩晕,站立不稳,但神志清楚,多伴有恶心、呕吐、耳鸣、耳聋等症状。西医学内耳疾病所引起的眩晕,如梅尼埃病、良性阵发性位置性眩晕、前庭神经炎、药物中毒性眩晕、迷路炎等均可参考本病进行辨证施治。

【病因病机】

1. 风邪外袭

风性主动,若因气候突变,或起居失常,风邪外袭,引动内风,上扰清窍,则可致平衡失司,发为眩晕。

2. 痰浊中阻

饮食不节,或劳倦、思虑过度,损伤脾胃,致脾失健运,不能运化水湿,内生痰浊,阻遏中焦,清阳不升,浊阴不降,清窍为之蒙闭,发为眩晕。

3. 肝阳上扰

若因情志不遂,易致肝气郁结,气郁化火生风,风火上扰清窍,则生眩晕;若素体阴虚,水不涵木,则肝阳上亢,扰乱清空,亦可导致眩晕。

4. 寒水上泛

素体阳虚,或久病及肾,肾阳衰微,不能温化水湿,寒水内停,上泛清窍,发为眩晕。

5. 髓海不足

若先天禀赋不足,或后天失养,房劳过度,耗伤肾精,则肾精亏损,髓海空虚,不能濡养清窍,而发为眩晕。

6. 上气不足

若脾气虚弱,运化失常,则气血生化之源不足,且升降失常,清阳不升,可致上部气血不足,清窍失养,而发为眩晕。

【诊断】

1. 诊断要点

(1)病史:本病大多有反复发作史,部分患者可有应用耳毒性药物史或感冒史。

(2)临床表现:眩晕发作时的典型症状是诊断本病的主要依据。突然发生旋转性眩晕,患者感觉自身或周围物体沿一定方向与平面旋转,或为摇晃浮沉感,站立不稳,体位变动或睁眼时眩晕加重,因此患者常闭目静卧,但意识清楚;常伴有恶心、呕吐、出冷汗、面色苍白等症状,持续时间短则数分钟至数小时,长则数日甚至数周。多数患者眩晕发作时可伴有耳鸣及耳聋,部分患者可伴有耳内胀满感,在发作间歇期耳鸣、耳聋可减轻或消失,但多次发作后可遗留顽固性的耳鸣、耳聋。

(3)检查:具体如下。①外耳道及鼓膜检查:多无异常发现。②听力检查:反复进行听力学检查,部分患者可显示波动性感音性听力减退,即眩晕发作期听力减退,间歇期听力好转,但听力检查正常不能排除本病。③自发性眼震:眩晕发作时可见自发性水平型或水平旋转型眼球震颤,快相向病侧或健侧,发作过后眼震逐渐消失。④前庭功能检查:初次发作者,可显示病侧前庭功能亢进,或有向病侧的优势偏向;多次发作者,则病侧前庭功能减退,甚至消失,或有向健侧的优势偏向;部分患者虽有多次发作,但前庭功能可正常。

2. 鉴别诊断

(1)类眩晕:临床上部分患者诉说头晕或头昏,实际上是头重脚轻感或晕厥感,以及莫可名状的头部不适感,并非真正的眩晕,与本病的旋转性眩晕不同,应注意鉴别。

(2)中枢性眩晕:中枢性眩晕一般持续时间较长,达数日至数月,眩晕程度与体位变动无关,多伴有中枢症状及意识障碍,而无耳部症状,根据这些特点可与耳眩晕鉴别。

【辨证治疗】

(一)分型论治

本病在眩晕发作期以实证为多见,如风邪外袭、痰浊中阻、肝阳上扰等,亦可见于虚中夹实,如寒水上泛等;在发作间歇期以虚证为多见,如髓海不足、上气不足等。

1. 风邪外袭

证候表现:突发眩晕,如坐舟车,恶心,呕吐,可伴有鼻塞、流涕、咳嗽、发热、恶寒,舌质红,苔薄黄,脉浮数。

证候分析:风性主动,风邪外袭,引动内风,上扰清窍,故眩晕突发、如坐舟车、恶心、呕吐;风邪犯肺,肺气不宣,故鼻塞、流涕;风邪袭肺,肺气上逆,故咳嗽;风邪袭表,正邪相争,则发热、恶寒;舌质红、苔薄黄、脉浮数皆为风热之象。

治法:疏风散邪,清利头目。

方药:桑菊饮加减。方用桑叶、菊花、薄荷、连翘疏风散邪;桔梗、杏仁宣降肺气;甘草调和诸药。临证时,可加入蔓荆子、蝉蜕以清利头目;眩晕较甚者,可加入天麻、钩藤、白蒺藜以息风;呕恶较甚者,可加半夏、竹茹以降逆止呕。

2. 痰浊中阻

证候表现:眩晕而见头重如蒙,胸中闷闷不舒,呕恶较甚,痰涎多,或见耳鸣、耳聋、心悸、纳呆倦怠,舌苔白腻,脉濡滑。

证候分析:痰浊中阻,清阳不升,浊阴不降,清窍为之蒙闭,故眩晕、头重、耳鸣、耳聋;痰阻中焦,气机升降不利,故胸闷、心悸;痰湿困脾,脾胃升降失常,故呕恶痰涎、纳呆倦怠;舌苔白腻、脉濡滑主痰湿。

治法:燥湿健脾,涤痰息风。

方药:半夏白术天麻汤加减。方中用二陈汤燥湿化痰,加白术健脾燥湿,天麻以息风。临证时,湿重者,倍用半夏,加泽泻;痰火互结者,加黄芩、胆南星、黄连清热化痰;呕恶较甚者,加竹茹。本型方药亦可选用泽泻汤加味。眩晕缓解后,应注意健脾益气、调理脾胃,以杜绝生痰之源,防止复发,可用六君子汤加减以善后。

3. 肝阳上扰

证候表现:眩晕每因情绪波动、心情不舒时发作或加重,常兼有耳鸣、耳聋,口苦咽干,面红目赤,急躁易怒,胸胁苦满,少寐多梦,舌质红,苔黄,脉弦数。

证候分析:肝气郁结,化火生风,风火上扰清窍,故眩晕、耳鸣、耳聋、面红目赤;肝气郁结,则急躁易怒、胸胁苦满;肝火灼伤津液,则口苦咽干;肝藏魂,魂不守舍,则少寐多梦;舌质红、苔黄、脉数主热,脉弦主肝病。

治法:平肝息风,滋阴潜阳。

方药:天麻钩藤饮加减。方中用天麻、钩藤、石决明平肝潜阳息风;黄芩、栀子清肝火;牛膝、杜仲、桑寄生、益母草滋养肝肾;茯神、夜交藤安神定志。临证时,若眩晕较甚,偏于风盛者,可加龙骨、牡蛎以镇肝息风;偏于火盛者,可加龙胆草、牡丹皮以清肝泻热,或用龙胆泻肝汤以清泻肝胆之火;因阳亢火盛,每致伤阴,故眩晕缓解后,应注意滋阴养液,以潜降肝阳,可用杞菊地黄丸调理善后。

4. 寒水上泛

证候表现:眩晕时心下悸动,咳痰稀白,恶心欲呕,或频频呕吐清涎,耳鸣,耳聋,腰痛,背冷,四肢不温,精神萎靡,夜尿频而清长,舌质淡胖,苔白滑,脉沉细弱。

证候分析:肾阳衰微,不能温化,寒水上泛清窍,则见眩晕、耳鸣、耳聋;寒水上凌心肺,则心下悸动、咳痰稀白;寒水上犯中焦,脾胃升降失常,则恶心、呕吐清涎;阳虚则寒,则腰痛、背冷、四肢不温;肾阳虚弱,气不化水,则夜尿频而清长;舌质淡胖、苔白滑、脉沉细弱皆为肾阳不足之象。

治法:温壮肾阳,散寒利水。

方药:真武汤加减。方中用附子大辛大热,温壮肾阳,化气行水;生姜散寒利水;茯苓、白术健脾利水,配以白芍养阴,以缓和附子之辛燥。临证时,寒甚者,可加川椒、细辛、桂枝、巴戟天等以加强温阳散寒的作用。

5. 髓海不足

证候表现:眩晕经常发作,耳鸣,耳聋,腰膝酸软,精神萎靡,失眠多梦,记忆力差,男子遗精,手足心热,舌质嫩红,苔少,脉细数。

证候分析:肾精亏损,髓海不足,清窍失养,则见眩晕经常发作、耳鸣、耳聋、记忆力差、精神萎靡;阴虚则阳亢,相火妄动,扰乱心神,则见失眠多梦、遗精;腰为肾之府,肾虚则腰膝酸软;阴虚生内热,则见手足心热;舌质嫩红、苔少、脉细数均为阴虚之象。

治法:滋阴补肾,填精益髓。

方药:杞菊地黄丸加味。方中用六味地黄丸滋肾填精;枸杞子、菊花养肝血、潜肝阳。临证时,可加白芍、何首乌以柔肝养肝;眩晕发作时,可加入石决明、牡蛎以镇肝潜阳;精髓空虚较甚者,可加入鹿角胶、龟甲胶以增强填补精髓之力。

6. 上气不足

证候表现:眩晕时发,每遇劳累发作或加重,可伴耳鸣、耳聋,面色苍白,唇甲不华,少气懒言,倦怠乏力,食少便溏,舌质淡,脉细弱。

证候分析:脾气虚弱,气血生化不足,清阳不升,清窍失养,则眩晕时发、耳鸣、耳聋;劳则耗气,则每遇劳累时发作或加重;血虚不能上荣头面,则面色苍白、唇甲不华;气虚则少气懒言、倦怠乏力;脾虚不运,则食少便溏;舌质淡、脉细弱皆为气血不足之象。

治法:补益气血,健运脾胃。

方药:归脾汤加减。方中用党参、黄芪、炙甘草健脾益气;茯苓、白术健脾祛湿;当归、龙眼肉、酸枣仁养血安神;配少量木香理气,使补而不滞;生姜、大枣调和营卫。临证时,若血虚较明显,可选加枸杞子、何首乌、熟地黄、白芍等以加强养血之力;以气虚为主、中气下陷者,可用补中益气汤以益气升阳。

(二)针灸疗法

(1)体针:主穴取百会、头维、风池、风府、神门、内关。配穴依据病机选取,风邪外袭者,配合谷、外关;痰浊中阻者,配丰隆、中脘、解溪;肝阳上扰者,配行间、侠溪、肝俞;寒水上泛者,配肾俞、命门;髓海不足者,配三阴交、关元、肾俞;上气不足者,配足三里、脾俞、气海。实证用泻法,虚证用补法,并可配合灸法,每日 1 次。

(2)耳针:可选肾、肝、脾、内耳、神门、皮质下、交感等穴,每次取 2～3 穴,中强度刺激,留针20～30 分钟,间歇捻针,每日 1 次;或用王不留行籽以胶布贴压在以上穴位上,不时按压该穴位,以加强刺激。

(3)头皮针:取双侧晕听区针刺,每日 1 次,5～10 次为 1 个疗程。

(4)穴位注射:可选用合谷、太冲、内关、风池、翳风、四渎等穴,每次取 2～3 穴,每穴注射5％葡萄糖液 1～2 mL 或维生素 B$_{12}$注射液 0.5 mL,隔日 1 次。

【预防与调护】

(1)向患者说明本病虽症状严重,但不会危及生命,解除患者的恐惧心理负担,鼓励患者加强锻炼,注意劳逸结合。

(2)眩晕发作期间应让患者卧床休息,注意防止意外;卧室应保持安静,减少噪声,光线宜暗,空气流通。

(3)宜进低盐饮食,并禁烟、酒、咖啡及浓茶。

第六节　耳鸣、耳聋

耳鸣指患者自觉耳中鸣响,而周围环境中并无相应的声源,可发生于单侧,也可发生于双侧。耳聋指有不同程度的听力减退,程度较轻者,有时也称"重听"。

耳鸣与耳聋这两个症状临床上常常同时或先后出现,二者的病因、病理及中医辨证施治原则也基本相似,故本节二者合在一起进行讨论。二者既是多种耳科疾病乃至全身疾病的一种常见症状,有时也可单独成为一种疾病。西医学的突发性聋、暴震性聋、传染病性聋、噪声性聋、药物中毒性聋、老年性聋、耳硬化症,以及原因不明的感音神经性聋、混合性聋与耳鸣等疾病,均可参考本节进行辨证施治。

【病因病机】

1. 风热侵袭

若寒暖失调,外感风热,或风寒化热,肺失宣降,致外邪循经上犯耳窍,清空之窍遭受蒙闭,而导致耳聋或耳鸣。

2. 肝火上扰

若外邪由表而里,侵犯少阳;或情志抑郁,或暴怒伤肝,致肝失条达,气郁化火,肝胆火热循经上扰耳窍,引起耳鸣、耳聋。

3. 痰火郁结

饮食不节,过食肥甘厚腻,使脾胃受伤,或思虑过度,伤及脾胃,致水湿不运,聚而生痰,久则痰郁化火,痰火上郁耳中,壅闭清窍,而致耳鸣、耳聋。

4. 气滞血瘀

若情志抑郁不遂,致肝气郁结,气机不畅,气滞则血瘀;或因跌扑暴震、陡闻巨响等伤及气血,致瘀血内停;或久病及血,均可造成耳窍经脉壅阻,清窍闭塞,发生耳鸣或耳聋。

5. 肾精亏损

若先天肾精不足,或后天失养,恣情纵欲,伤及肾精,或年老体弱等,均可导致肾精亏损,肾阴不足,则虚火内生,上扰耳窍;肾阳不足,则耳窍失于温煦,亦可引起耳鸣或耳聋。

6. 气血亏虚

若因饮食不节,饥饱失调,或劳倦思虑过度,致脾胃虚弱,清阳不升,气血生化之源不足,而致气血亏虚,不能上奉于耳,耳窍经脉空虚,致耳鸣或耳聋;或大病之后,耗伤心血,心血亏虚,则耳窍失养,而致耳鸣、耳聋。

【诊断】

1. 病史

患者可有耳外伤史、爆震史、噪声接触史、耳毒性药物用药史(如链霉素、庆大霉素、卡那霉素、妥布霉素等)、耳流脓史、其他全身疾病史(如心血管疾病、慢性肾病等)、治疗史等。

2. 临床表现

(1)耳鸣:可急性起病,亦可缓慢起病;既可为单侧,亦可为双侧;可呈持续性,也可呈间歇性;耳鸣的音调可呈高音调(如蝉鸣声、汽笛声、口哨声等),亦可呈低音调(如机器声、隆隆声等);一般在夜间或安静时加重,严重时可影响睡眠及对生活、工作、情绪产生干扰;多数耳鸣患者伴有听力下降。

(2)耳聋:轻者听音不清,重者完全失听。突发耳聋者,以单侧为多见,常伴有耳鸣及眩晕,少数亦有双侧同时发生者;缓慢发生的渐进性耳聋多为双侧;部分耳聋可呈波动性听力下降。

3. 检查

患者可选择进行以下检查:外耳道及鼓膜检查,听力学检查如音叉试验、纯音测听、耳鸣音调与响度测试、声导抗测试、电反应测听等,影像学检查如颞骨及颅脑X线、CT、MRI等检查。

临床诊断时,应注意不同原因所致耳鸣、耳聋之不同:如以耳鸣、耳聋为主诉,通过病史及检查,能查出引起耳鸣、耳聋的原发疾病者,应诊断为相应的疾病;以耳鸣为主诉,无明显听力下降,通过检查不能确定原发病者,可诊断为耳鸣;突然发生的明显的听力减退,伴或不伴有耳鸣、眩晕,排除外耳、中耳疾病后,可诊断为暴聋;缓慢发生并逐渐加重、病程较长的耳聋,排除外耳、中耳疾病后,可诊断为久聋(或渐聋);若同时伴有明显的耳鸣,可诊断为耳鸣、耳聋。

【辨证治疗】

(一)分型论治

1. 风热侵袭

证候表现:突起耳鸣,如吹风样,昼夜不停,听力下降,或伴有耳胀闷感,全身可伴有鼻塞、流涕、咳嗽、头痛、发热、恶寒等,舌质红,苔薄黄,脉浮数。

证候分析:风热外袭,肺经受病,宣降失常,循经上犯,蒙闭清窍,则见耳鸣、耳聋;风热上犯,经气痞塞,则耳内胀闷;鼻塞、流涕、咳嗽、头痛、发热、恶寒、舌红、苔薄黄、脉浮数等均为风热表证之表现。

治法:疏风清热,宣肺通窍。

方药:银翘散加减。方中银花、连翘、牛蒡子清热解表;荆芥、薄荷、淡豆豉疏风透表;桔梗宣肺通窍;淡竹叶、芦根清热生津;甘草调和诸药。临证时,可加入蝉蜕息风,石菖蒲以通窍;若无咽痛、口渴者,可去牛蒡子、淡竹叶、芦根;伴鼻塞、流涕者,可加苍耳子、白芷;头痛者,可加蔓荆子。

2. 肝火上扰

证候表现:耳鸣如闻潮声或风雷声,耳聋时轻时重,多在情志抑郁或恼怒之后耳鸣、耳聋加重,口苦,咽干,面红或目赤,尿黄,便秘,夜寐不宁,胸胁胀痛,头痛或眩晕,舌红苔黄,脉弦数有力。

证候分析:肝胆互为表里,足少阳胆经入耳中,肝火循经上扰耳窍,则见耳鸣、耳聋;情志抑郁或恼怒则肝气郁结,气郁化火,则耳鸣、耳聋加重;肝火上炎,则面红目赤、头痛或眩晕;肝火内炽,灼伤津液,则口苦、咽干、便秘、尿黄;肝火内扰心神,则夜寐不宁;肝气郁结,则胸胁胀痛;舌红苔黄、脉弦数均为肝火证之表现。

治法:清肝泻热,开郁通窍。

方药:龙胆泻肝汤加减。方中以龙胆草、栀子、黄芩苦寒直折,清泻肝胆;柴胡疏肝解郁;车前子、泽泻、木通利湿清热,引热下行;生地黄养阴清热;当归养血活血;甘草调和诸药。诸药合用,共奏清肝泻热、开郁通窍之功。临证时,若肝气郁结之象较明显而火热之象尚轻者,亦可选用丹栀逍遥散加减。

3. 痰火郁结

证候表现:耳鸣,耳聋,耳中胀闷,头重,头昏,或见头晕目眩,胸脘满闷,咳嗽痰多,口苦或口淡无味,二便不畅,舌红,苔黄腻,脉滑数。

证候分析:痰火郁结,上蒙清窍,则见耳鸣、耳聋、耳中胀闷、头重、头昏或头晕目眩;痰湿中阻,气机不利,则胸脘满闷、二便不畅;痰火犯肺,肃降失常,则咳嗽痰多;痰湿困脾,则口淡无味;内热盛,则口苦;舌红、苔黄腻、脉滑数皆为痰热之征。

治法:化痰清热,散结通窍。

方药:清气化痰丸加减。方中用胆南星、瓜蒌仁化痰清热;半夏燥湿化痰;茯苓利湿化痰;黄芩苦寒清热;陈皮、枳实行气解郁;杏仁降气化痰。诸药合用,使气顺则火自降,热清则痰自消,痰消则火无所附。临床应用时,本方可加入石菖蒲以开郁通窍。

4. 气滞血瘀

证候表现:耳鸣,耳聋,病程可长可短,全身可无明显其他症状,或有爆震史,舌质暗红或有瘀点,脉细涩。

证候分析:耳为清空之窍,若因情志郁结,气机阻滞,或爆震之后,致瘀血停滞,耳窍经脉痞塞,则耳鸣、耳聋;舌暗红或有瘀点、脉细涩皆为瘀血之象。

治法:活血化瘀,行气通窍。

方药:通窍活血汤加减。方中以桃仁、红花、赤芍、川芎活血化瘀;麝香、老葱辛香走窜,行气通窍;生姜、大枣调和营卫,并滋气血生化。诸药合用,则可行气活血,去瘀通窍。

5.肾精亏损

证候表现:耳鸣如蝉,昼夜不息,安静时尤甚,听力逐渐下降,或见头晕眼花,腰膝酸软,虚烦失眠,夜尿频多,发脱齿摇,舌红少苔,脉细弱或细数。

证候分析:肾开窍于耳,肾精亏损,不能上奉于耳,则见耳鸣、耳聋;肾主骨生髓,脑为髓之海,齿为骨之余,肾元亏损,髓海空虚,则头晕眼花、发脱齿摇;肾主水,肾气不固,则夜尿频多;腰为肾之府,肾虚则腰膝酸软;肾阴不足,虚火内扰心神,则虚烦失眠;舌红少苔、脉细弱或细数皆为精血不足之象。

治法:补肾填精,滋阴潜阳。

方药:耳聋左慈丸加减。方用六味地黄丸滋阴补肾,磁石重镇潜阳,五味子收敛固精,佐以石菖蒲通利耳窍。临证时,亦可选用杞菊地黄丸或左归丸等加减;若偏于肾阳虚,治宜温补肾阳,可选用右归丸或肾气丸加减。

6.气血亏虚

证候表现:耳鸣,耳聋,每遇疲劳之后加重,或见倦怠乏力,声低气怯,面色无华,食欲不振,脘腹胀满,大便溏薄,心悸,失眠,舌质淡红,苔薄白,脉细弱。

证候分析:脾失健运,气血生化之源不足,耳窍失养,则耳鸣、耳聋;气虚则倦怠乏力、声低气怯,血虚则面色无华;脾虚失运,则食少、腹胀、便溏;血虚心神失养,则心悸、失眠;舌质淡红、苔薄白、脉细弱皆为气血不足之象。

治法:健脾益气,养血通窍。

方药:归脾汤加减。方中以党参、黄芪、白术、甘草健脾益气;当归、龙眼肉养血;酸枣仁、茯神、远志养心安神;佐木香理气,使补而不滞;生姜、大枣调和营卫。诸药合用,既能益气,又能养血。临证时,若以气虚为主者,亦可用益气聪明汤加减。

(二)针灸疗法

(1)体针:局部取穴与远端辨证取穴相结合,局部可取耳门、听宫、听会、翳风为主,每次选取2穴。风热侵袭者,可加外关、合谷、曲池、大椎;肝火上扰者,可加太冲、丘墟、中渚;痰火郁结者,可加丰隆、大椎;气滞血瘀者,可加膈俞、血海;肾精亏损者,加肾俞、关元;气血亏虚者,加足三里、气海、脾俞。实证用泻法,虚证用补法,或不论虚实,皆用平补平泻法,每日针刺1次。

(2)耳针:针刺内耳、肾、肝、神门、皮质下等耳穴,中等刺激,留针20分钟左右;亦可用王不留行籽贴压这些耳穴,反复按压,以调理脏腑功能。

(3)穴位注射:选用听宫、翳风、完骨、耳门等穴,针刺得气后注入药液,药物可选用当归注射液、丹参注射液、维生素B_{12}注射液等,每次每穴注入$0.5\sim1$ mL。

(三)按摩疗法

(1)按摩耳轮:以两手按耳轮,一上一下摩擦之,每次做15分钟左右。

(2)鸣天鼓:两手掌心紧贴两耳,两手食指、中指、无名指、小指横按在两侧枕部,两中指相接触,将两食指翘起,叠在中指上面,用力滑下叩击脑后枕部,即可闻及洪亮清晰之声如击鼓,先左手24次,再右手24次,最后两手同时叩击48次。本法具有疏通经络、运行气血的作用。

(3)鼓膜按摩法:以食指(或中指)置于外耳道口,轻轻捺按,两侧各捺按15~30次,每日3次。本法具有引动气血流通的作用。

(四)其他疗法

(1)穴位敷贴:用吴茱萸、乌头尖、大黄三味为末,温水调和,敷贴于涌泉穴,有引火下行的作用,适用于肝火、痰火、虚火上扰所致耳鸣、耳聋。

(2)穴位电磁场疗法:用马蹄形电磁铁贴在耳部的耳门、听宫、听会、翳风等穴上,采用间断磁场(每秒 20 次,平均强度为 0.13 T),每耳治疗时间为 30 分钟,每日 1 次,10 次为 1 个疗程。此法是运用电磁原理在耳部造成磁场,通过经络穴位对磁场磁性的感应而疏通气血,调整脏腑功能,祛邪复聪。

(3)食疗:石菖蒲 60 g,猪肾 1 对,葱白 1 握,粳米少许,以水煮菖蒲,取汁去渣,入猪肾、葱白、粳米同煮,调味,空腹食。本方有补益气血、行气通窍之功,可辅助治疗各类耳鸣、耳聋。

【预防与调护】

(1)耳鸣、耳聋是多种疾病的常见症状,积极防治引起耳鸣、耳聋的各种疾病是防治耳鸣、耳聋的关键。

(2)怡情养性,保持心情舒畅;注意饮食有节,起居有常;避免噪声刺激。

(3)避免使用耳毒性药物,如氨基糖苷类抗生素、袢利尿剂(如速尿、利尿酸)等,若因病情需要必须使用,应严密监测听力变化。

(4)晚上睡前用热水洗脚,有引火归原作用,有助于减轻耳鸣症状。

第七节 耳面瘫

耳面瘫是指因耳部脉络闭阻所致的以口眼㖞斜为主要特征的疾病。本病好发于成年人,以单侧面瘫为多见。西医学的周围性面瘫可参考本病进行辨证施治。

【病因病机】

1.风邪阻络

若风邪犯耳,闭阻三阳脉络,导致面部筋脉弛缓失用,发为面瘫;风邪常可兼夹寒、热、痰等邪气共同致病。

2.气虚血瘀

若平素体弱,或患病日久而迁延不愈,气血不足,气虚则血运无力,血瘀滞于耳部脉络,筋脉失于荣养,弛缓失用,而成面瘫。

【诊断】

1.诊断要点

(1)病史:可有面部受风或受凉史,或无明显诱因。

(2)临床表现:面瘫常突然发生,额弛睛露,额部皱纹消失,鼻唇沟变浅,人中沟、口角㖞斜,偏向健侧。

(3)检查:鼓腮漏气,口角下垂,口水外溢,或有耳后完骨部疼痛,可通过镫骨肌反射测定、味觉检查及泪腺分泌检查以定位;通过肌电图、神经电图及神经兴奋性试验以定性。

2.鉴别诊断

本病应与中枢性面瘫相鉴别。

【辨证治疗】

(一)分型论治

1.风邪阻络

证候表现:突然发生单侧口眼㖞斜,面部麻木,或伴完骨部疼痛,头痛拘急,舌质淡红,苔薄白,脉浮。检查时可见外耳及鼓膜正常,完骨部可有轻度压痛。

证候分析:风邪或夹寒、夹热、夹痰,犯及耳窍,闭阻耳部脉络,耳面部筋脉失于气血之濡润,则见患侧面部麻木、筋脉弛缓、口眼㖞斜而偏向健侧;邪气闭阻,不通则痛,则耳后完骨疼痛、头痛拘急;舌质淡红、苔薄白、脉浮是风邪外束之表现。

治法:祛风通络。

方药:牵正散加减。方中白附子辛散,可去头面之风;僵蚕可解络中风痰;全蝎善行,独入肝经,为祛风通络之药。诸药合用,以达祛风通络之目的。临证时,若偏于风热者,可在牵正散的基础上加桑叶、菊花、金银花、连翘等,或与银翘散同用;若有肝经风热,可加天麻、钩藤、菊花、牛膝、地龙等;若风寒夹痰者,可用正容汤加减。

2.气虚血瘀

证候表现:病程日久,单侧口眼㖞斜,表情呆滞,下睑外翻流泪,眼干涩,舌质淡暗,或有瘀点,脉细涩。

证候分析:病程日久则耗伤气血,气为血帅,气虚则血行乏力,经脉失于血气濡润,则见表情呆滞、口眼㖞斜;气虚血弱,眼失所养,则眼干涩;舌质淡暗或有瘀点、脉细涩皆为血瘀之候。

治法:益气活血,化瘀通络。

方药:补阳还五汤加减。方中重用生黄芪补气以活血,用桃仁、红花、归尾、川芎、赤芍、地龙活血以通络。临证时,可加用白附子、僵蚕、全蝎祛风化痰通络。

(二)外治法

敷贴法:将马钱子研粉,每次取 0.3～0.5 g,撒于风湿止痛膏上,敷贴患处,或交替敷贴于下关、颊车、地仓、太阳、阳白、翳风等穴位,每 2～3 日 1 次。

(三)针灸疗法

(1)体针:取太冲、风池、翳风、翳明、阳白、迎香、地仓、合谷、攒竹、太阳、四白、人中、听会、颊车等穴位,采取局部取穴与循经取穴相结合之法,初期用泻法,后期用补法,每日或隔日 1 次,10 次为 1 个疗程。

(2)灸法:灸患处面部穴位,如四白、迎香、地仓、颊车等。

(3)穴位注射:取颊车、下关、地仓、曲池、翳风等穴,每次取 1～2 穴,注入 1～2 mL,每两日 1 次,药物可用丹参注射液、黄芪注射液、维生素 B_1 或维生素 B_{12} 注射液等。

(4)皮肤针(梅花针):用皮肤针在面颊部轻度叩刺,以局部皮肤略有潮红为度。常用穴位如阳白、太阳、四白、地仓、颊车、合谷等,每日 1 次或隔日 1 次。

(5)耳穴贴压:主穴取面颊、肝、口、眼、皮质下;配穴选肾上腺、脾、枕、额。主、配穴各选 2～3 穴,用王不留行籽贴压,嘱患者每日自行压耳穴 3 次,3～5 日换压另一侧,注意用力适度,防止损伤耳郭皮肤。

(四)其他疗法

(1)按摩:颜面局部按摩,以行气活血,祛邪正容。

(2)理疗:患者可配合超短波理疗。

(3)手术:对于保守治疗无效者,可施行面神经减压术、筋膜悬吊术、神经移植术等。

【预防与调护】

(1)调畅情志,加强体育锻炼,提高机体抵抗力。

(2)因眼睑不能闭合,要对患眼进行防护,可戴眼罩或用纱布遮盖。

(3)每日可自己按摩患侧,以免日久面部肌肉萎缩。

(4)积极治疗原发病。

第八节　鼻　疔

鼻疔是发生在鼻尖、鼻翼及鼻前庭部位的疖肿,以局部红肿疼痛、呈粟粒状突起、坚硬、有脓点为特征。本病一般可数日内自行破溃,排出脓液而愈,若因邪毒壅盛、正气虚弱,或处理不当,邪毒内陷,可转为疔疮走黄的重症。西医学的鼻疖可参考本病进行辨证施治。

【病因病机】

1.邪毒外袭,火毒上攻

因挖鼻、拔鼻毛损伤鼻窍肌肤或毛根,风热邪毒乘机而入,内犯于肺,郁而化火,内外邪毒壅聚鼻窍而致病;或因恣食膏粱厚味、辛辣刺激之品,肺胃积热,以致火毒结聚,循经上犯鼻窍而为病。

2.邪毒炽盛,内陷营血

邪毒久恋,火毒势猛,正气虚弱;或早期失治、误治,或处理不当,导致邪毒内窜,入犯营血;如火毒太盛,正不胜邪,邪毒内陷心包,而成疔疮走黄之危症。

【诊断】

1.诊断要点

(1)病史:多有挖鼻或拔鼻毛损伤肌肤病史,糖尿病患者易患本病。

(2)临床表现:病初起,单侧鼻部红肿疼痛,或麻或痒,逐渐疼痛加剧,触痛明显,成脓时有跳痛;病情重者,可引起同侧上唇、面部、下睑等处肿胀;全身伴有发热、头痛、便秘、周身不适等症状。

(3)检查:可见鼻前庭或鼻尖、鼻翼处呈丘状隆起,周围发红、发硬,成熟后,顶有黄白色脓点;如疔疮走黄,则见疮头紫暗,顶陷无脓,根脚散漫,鼻肿如瓶,病侧眼睑、结膜水肿,眼球突出、固定,甚至失明等。

2.鉴别诊断

本病应注意与鼻疳等相鉴别。

【辨证治疗】

(一)分型论治

1.邪毒外袭,火毒上攻

证候表现:疾病初起,外鼻部局限性潮红,或麻或痒,继则渐次隆起,状如粟粒,渐长如椒目,周围发硬,焮热微痛,根脚坚硬,若钉钉之状;3~5日后,疮顶现黄白色脓点,顶高根软;一般全身症状不显,或伴头痛、憎寒、壮热、全身不适等症,舌质红,苔白或黄,脉数。

证候分析:邪毒外袭,火毒上攻鼻窍,蒸灼肌肤,气血凝滞,聚集不散而成疔疮,则见局部红肿疼痛;热毒久聚,肌肤被灼,热胜肉腐则为脓;热毒壅盛,正邪相搏,则见憎寒、壮热;邪毒上扰则头痛;舌质红、苔白或黄、脉数皆为热盛之表现。

治法:疏风清热,解毒消肿。

方药:五味消毒饮加味。方中金银花、野菊花、紫背天葵子清热解毒;蒲公英、紫花地丁苦寒泻热消肿。临证时,若疼痛较甚者,加当归尾、赤芍、牡丹皮以助活血止痛;若脓成不溃者,加穿山甲、皂角刺以助消肿溃脓;若恶寒、发热者,加连翘、荆芥、防风以疏风解表;若病情严重者,可合用黄连解毒汤加减。

2. 邪毒炽盛,内陷营血

证候表现:疮头紫暗,顶陷无脓,根脚散漫,鼻肿如瓶,目胞合缝,局部红肿灼痛,头痛,可伴有高热、烦躁、呕恶、神昏谵语、痉厥、口渴、便秘等症,舌质红绛,苔厚黄燥,脉洪数。

证候分析:火毒壅盛,蒸灼鼻窍,则见红肿剧痛、鼻肿如瓶、目胞合缝;火毒势猛,正不胜邪,致邪毒内陷,则见疮头紫暗、顶陷无脓;毒入营血,犯及心包,内扰心神,则见高热、头痛、恶心、呕吐、烦躁不安、神昏谵语、痉厥等重症;舌质红绛、苔厚黄燥、脉洪数均为邪热火毒之表现。

治法:泻热解毒,清营凉血。

方药:黄连解毒汤合犀角地黄汤加减。黄连解毒汤泻火解毒,犀角地黄汤清营凉血,二方合用,可苦寒泻热,凉血解毒。临证时,如出现神昏谵语者,可加服安宫牛黄丸、至宝丹或紫雪丹,以清心开窍,镇痉息风;若病程日久,气阴耗伤,脉象虚弱者,宜用生脉散,以补益气阴。

(二)外治法

(1)外敷:初起脓未成者,可用内服中药渣再煎,以纱布蘸汤,热敷患处;或用紫金锭、四黄散等水调涂敷患处;亦可用野菊花、仙人掌、鱼腥草、芙蓉叶、苦地胆等捣烂外敷患处。

(2)排脓:脓成顶软者,可在局部消毒后,用尖刀片挑破脓头,以镊子夹出脓头或用吸引器头吸出脓栓,注意切开时不可切及周围浸润部分,并且忌挤压。

(三)点刺放血

取同侧耳尖、耳背或耳垂,用三棱针点刺放血;或在少商、商阳、中冲等处点刺放血,以泻热解毒。

【预防与调护】

(1)禁忌一切挤压、触碰、挑刺、灸法及早期切开引流,以免诸经火毒相搏,脓毒扩散,入侵营血,内犯心包,引起疔疮走黄之危症。

(2)注意休息,忌食辛辣刺激、肥甘厚腻之品,多吃蔬菜、水果,多饮水,保持大便通畅。

(3)戒除挖鼻及拔鼻毛恶习,积极治疗各种鼻病,保持鼻部清洁,以防染毒。

(4)锻炼身体,加强营养,提高机体抗病能力。

(5)患有消渴病者,应积极进行治疗。

第九节 伤风鼻塞

伤风鼻塞是因感受风邪所致的以鼻塞、流涕、喷嚏为主要症状的鼻病,俗称"伤风"或"感冒",四季均可发病,但以冬、春二季为多见。西医学的急性鼻炎可参考本病进行辨证施治。

【病因病机】

1. 风寒犯鼻

若腠理疏松,卫气不固,则风寒之邪可乘机外袭,致皮毛受邪,肺失宣肃,风寒上犯,壅塞鼻窍而为病。

2. 风热犯鼻

风热之邪从口鼻而入,首先犯肺;或因风寒之邪化热犯肺,致肺气不宣,风热上犯鼻窍,鼻失宣畅而为病。

【诊断】

1. 诊断要点

(1)病史:发病前多有受凉或疲劳史。

(2)临床表现:初起有鼻痒、灼热感,或有喷嚏、鼻塞、流水样鼻涕;随着病情发展,鼻塞渐重,清涕渐呈黏黄涕,嗅觉减退,语声重浊,全身或有周身不适、发热、恶风、头痛等表现,小儿全身症状较重,可有高热、惊厥,常伴有消化道症状,如呕吐、腹泻等。

(3)检查:鼻黏膜充血肿胀,鼻腔内有较多鼻涕,初期为水样,后期渐转为黏性。

2. 鉴别诊断

本病应与时行感冒、鼻衄、呼吸道急性传染病前驱期等相鉴别。

【辨证治疗】

(一)分型论治

1. 风寒犯鼻

证候表现:鼻塞声重,喷嚏频作,流涕清稀,头痛,恶寒发热,舌淡红,苔薄白,脉浮紧。检查时可见鼻黏膜淡红肿胀,鼻内积有清稀涕液。

证候分析:风寒外袭,肺失宣肃,邪壅鼻窍,则见鼻塞声重、鼻黏膜淡红肿胀;风寒袭表,正气抗争,驱邪外出,则喷嚏频作;肺失肃降,水道不利,则流涕清稀;风寒束表,卫阳被郁,营卫失调,则见恶寒发热、头痛;舌质淡红、苔薄白、脉浮紧均为外感风寒之表现。

治法:疏风解表,散寒通窍。

方药:通窍汤加减。方中以麻黄、防风、羌活、藁本疏风散寒解表;川芎、白芷、细辛疏风散寒通窍;升麻、葛根解表升阳;苍术发汗行湿助阳;甘草调和药性。临证时,亦可用荆防败毒散、葱豉汤等加减。

2. 风热犯鼻

证候表现:鼻塞较重,鼻流黏稠黄涕,鼻痒气热,喷嚏时作,发热,头痛,微恶风,口渴,咽痛,咳嗽痰黄,舌质红,苔薄黄,脉浮数。检查时可见鼻黏膜色红肿胀,鼻内有黄涕。

证候分析:风热外袭,上扰鼻窍,肺失清肃,则见鼻塞较重、鼻黏膜色红肿胀、鼻流黏稠黄涕、鼻痒气热、喷嚏时作;风热犯肺,肺气不宣,则咳嗽痰黄;发热、微恶风、头痛、口渴、咽痛、舌质红、苔薄黄、脉浮数均为风热犯肺之表现。

治法:疏风清热,宣肺通窍。

方药:银翘散加减。方中金银花、连翘疏风清热,消肿通窍;薄荷、荆芥、牛蒡子、淡竹叶、桔梗、淡豆豉助主药疏风清热,宣肺通窍;芦根生津护阴,以解口渴;甘草调和药性而解毒。临证时,若伴头痛较甚者,加蔓荆子、菊花以清利头目;咽部红肿疼痛者,加板蓝根、射干以清热解毒利咽;伴咳嗽痰黄者,加前胡、瓜蒌以宣肺止咳化痰。本型方药亦可选用桑菊饮加减。

(二)外治法

(1)滴鼻:用芳香通窍类的中药滴鼻剂滴鼻,以改善通气引流。

(2)吹药、塞药法:可用苍耳子散,或辛夷花、薄荷适量,研末,每用少许吹入鼻内,也可绵裹塞入鼻内。

(3)蒸汽或雾化吸入:用内服中药蒸汽或薄荷、辛夷煎煮之蒸汽熏鼻;亦可用疏风解表、芳香通窍的中药煎煮过滤后,行超声雾化吸入。

(三)针灸疗法

取穴:鼻塞者,取迎香、印堂;头痛、发热者,取太阳、风池、合谷、曲池。方法:针刺,强刺激,留针10~15分钟;或做穴位按摩,每日1次。

【预防与调护】

(1)适当休息,多饮水,清淡饮食,疏通大便。

(2)鼻塞时,勿强力擤鼻,以防邪毒窜入耳窍,引发耳疾。

(3)锻炼身体,适当参加户外运动,以增强机体抵抗力。

(4)感冒流行期间应减少出入公共场所,注意居室通风。

第十节 鼻 渊

鼻渊是以鼻流浊涕、量多不止为主要特征的鼻病,临床上常伴有头痛、鼻塞、嗅觉减退等症状,是鼻科的常见病、多发病之一。本病有虚证与实证之分,实证起病急,病程短;虚证病程长,缠绵难愈。西医学的急、慢性鼻窦炎可参考本病进行辨证施治。

【病因病机】

1.肺经风热

起居不慎,冷暖失调,风热袭表伤肺,或风寒外袭,邪壅肺系,肺失清肃,致邪聚鼻窍而为病。

2.胆腑郁热

胆为刚腑,内寄相火,其气上通脑,若情志不遂,恚怒失节,疏泄失职,气郁化火,胆火循经上犯,移热于脑,损及鼻窍,迫津下渗为涕,发为鼻渊。

3.脾胃湿热

饮食失节,过食肥甘煎炒、醇酒厚味,内酿湿热,郁困脾胃,致湿热邪毒循经熏蒸鼻窍而发为本病。

4.肺气虚寒

久病失治,病后失养,或治不得法,致肺脏虚损,肺虚鼻窍失于温煦;卫阳不固,易为邪犯,正虚托邪无力,致邪滞鼻窍而发为本病。

5.脾气虚弱

久病失养,或过劳思虑过度,损及脾胃,致脾胃虚弱,而气血精微化生不足,鼻窍失养,邪浊久困鼻窍,脾虚运化失职,湿浊上泛,困聚鼻窍,致涕多不止,发为鼻渊。

【诊断】

1.诊断要点

(1)病史:可有伤风鼻塞病史或反复发作史。

(2)临床表现:本病以脓涕量多为主要症状,常同时伴有鼻塞及嗅觉减退,可发于一侧,也可发于双侧;部分患者可伴有明显的头痛,头痛的部位常局限于前额、鼻根部或颌面部、头顶部等。

(3)检查:鼻腔检查时可见鼻黏膜红肿,尤以中鼻甲及中鼻道为甚;或鼻黏膜淡红,中鼻甲肥大或呈息肉样变,中鼻道、嗅沟、下鼻道或后鼻孔可见脓涕;前额部、颌面部或鼻根部可有红肿及压痛。上颌窦穿刺冲洗可了解窦内有无脓液及其性质、量、气味等。鼻旁窦X线或CT检查常可显示鼻旁窦腔模糊、密度增高及混浊,或可见液平面等阳性表现。

2.鉴别诊断

本病应注意与鼻窒相鉴别。

【辨证治疗】

(一)分型论治

1.肺经风热

证候表现:间歇性或持续性鼻塞,鼻涕量多而白黏或黄稠,嗅觉减退,头痛,可兼有发热畏风,汗出,或咳嗽痰多,舌质红,舌苔薄白,脉浮数。检查时可见鼻黏膜充血肿胀,尤以中鼻甲为甚,中鼻道或嗅沟可见黏性或脓性分泌物,头额、眉棱或颌面部有叩痛或压痛。

证候分析:风热外邪侵袭,壅塞肺系,肺失清肃,邪聚鼻窍,燔灼黏膜,则见鼻甲充血肿大、鼻塞不通、鼻涕增多;邪壅肺系,肺失宣畅,则嗅觉减退、头晕、头痛;风热内郁,气血壅阻,上困鼻窍,则前额、颌面部疼痛;外邪侵袭,则发热畏风、汗出;舌红苔白、脉浮数皆为风热在表之表现。

治法:疏风散邪,宣肺通窍。

方药:银翘散加减。方中金银花、连翘辛凉透邪,解毒清热;荆芥、薄荷、牛蒡子、淡豆豉辛凉宣散,解表祛邪;桔梗、甘草宣肺气,祛痰排脓。临证时,若鼻涕量多者,可加蒲公英、鱼腥草、瓜蒌等;若鼻塞甚者,可加苍耳子、辛夷等;若鼻涕带血者,可加白茅根、仙鹤草、茜草等;若头痛者,可加柴胡、藁本、菊花等。

2.胆腑郁热

证候表现:鼻涕脓浊、量多,色黄或黄绿,或有腥臭味,有间歇性或持续性鼻塞,嗅觉减退,头痛剧烈,可兼有烦躁易怒、口苦、咽干、目眩、耳鸣、耳聋、寐少梦多、小便黄赤等全身症状,舌质红,舌苔黄或腻,脉弦数。检查时可见鼻黏膜充血肿胀,中鼻道、嗅沟或鼻底可见黏性或脓性分泌物,头额、眉棱或颌面部可有叩痛或压痛。

证候分析:肝胆湿热,上蒸鼻窍,燔灼气血,熏腐黏膜,则见鼻涕脓稠或黄绿、量多,鼻黏膜充血肿胀,鼻道见脓性分泌物;胆火上攻头目,清窍不利,则头痛剧烈、目赤、耳鸣、耳聋、口苦咽干;胆热内郁,扰乱神明,则失眠多梦、急躁易怒;舌质红、苔黄或腻、脉弦数皆为胆经火热之象。

治法:清泻胆热,利湿通窍。

方药:龙胆泻肝汤加减。方中柴胡、龙胆草、黄芩、栀子清肝泻火;泽泻、车前子、木通清热利湿;生地黄、当归滋阴养血,以防过用苦寒伤正;甘草调和诸药。临证时,若鼻塞甚者,可加苍耳子、辛夷、薄荷等;若头痛甚者,可加菊花、蔓荆子。

3. 脾胃湿热

证候表现:鼻塞重而持续,鼻涕黄浊而量多,嗅觉减退,头昏、头闷或重胀,倦怠乏力,胸脘痞闷,纳呆食少,小便黄赤,舌质红,苔黄腻,脉滑数。检查时可见鼻黏膜红肿,尤以中鼻甲更甚,中鼻道、嗅沟或鼻底可见黏性或脓性分泌物,颌面、额头或眉棱骨有压痛。

证候分析:脾胃湿热循经上蒸鼻窍,腐膜成脓,则见鼻涕黄浊、量多;湿热滞鼻,壅阻脉络,湿胜则肿,热盛则红,则见鼻黏膜红肿甚,鼻塞重而持续;湿热上蒸,蒙闭清窍,则头昏闷重,或局部有压痛、叩痛等;湿热蕴结脾胃,受纳运化失职,则胸脘痞闷、倦怠乏力、食少纳呆;小便黄赤、舌红、苔黄腻、脉滑数皆为湿热之征。

治法:清热利湿,化浊通窍。

方药:甘露消毒丹加减。方中藿香、石菖蒲、白豆蔻、薄荷芳香化浊,行气醒脾;滑石、茵陈、黄芩、连翘、木通清热利湿;辅以贝母、射干止咳利咽。临证时,若鼻塞甚者,可加苍耳子、辛夷等;若头痛者,可加白芷、川芎、菊花等;若鼻涕带血者,可加仙鹤草、白茅根、鱼腥草、蒲公英等。

4. 肺气虚寒

证候表现:鼻塞或重或轻,鼻涕黏白,稍遇风冷则鼻塞加重、鼻涕增多、喷嚏时作,嗅觉减退,头昏头胀,气短乏力,语声低微,面色苍白,自汗,畏寒,咳嗽痰多,舌质淡,苔薄白,脉缓弱。检查时可见鼻黏膜淡红肿胀,中鼻甲肥大或呈息肉样变,中鼻道可见黏性分泌物。

证候分析:肺气虚弱,无力托邪,邪滞鼻窍,则鼻塞涕多、头昏;肺气虚弱,卫表不固,腠理疏松,外邪易侵,则见稍遇风冷则鼻塞加重、鼻涕增多、喷嚏时作、鼻甲肿大、分泌物增多等;肺气虚不能宣发卫气,则自汗、畏寒、咳嗽痰多;肺气不足,则气短乏力、语声低微、嗅觉减退、面色苍白;舌质淡、苔薄白、脉弱无力皆为肺气虚寒之象。

治法:温补肺脏,益气通窍。

方药:温肺止流丹加减。方中细辛、荆芥疏散风寒;人参、甘草、诃子补肺敛气;桔梗、鱼脑石除涕。临床应用时,可加辛夷花、苍耳子、白芷以芳香通窍;若头额冷痛者,可加羌活、白芷、川芎等;若畏寒肢冷、遇寒加重者,可加防风、桂枝等;若鼻涕多者,可加半夏、陈皮、薏苡仁等;若喷嚏、流清涕者,可加黄芪、白术、防风等。

5. 脾气虚弱

证候表现:鼻涕白黏或黄稠、量多,嗅觉减退,鼻塞较重,食少纳呆,腹胀便溏,肢困乏力,面色萎黄,头昏重或闷胀,舌淡胖,苔薄白,脉细弱。检查时可见鼻黏膜淡红,中鼻甲肥大或息肉样变,中鼻道、嗅沟或鼻底可见黏性或脓性分泌物。

证候分析:脾气虚弱,健运失职,湿浊上犯,停聚鼻窍,则见鼻塞涕多、嗅觉减退、鼻甲肿大;脾虚湿邪困阻,则食少纳呆、脘腹胀满、便溏;面色萎黄、头昏重或头胀、舌淡胖、苔薄白、脉弱无力皆为脾气虚弱之象。

治法:健脾利湿,益气通窍。

方药:参苓白术散加减。方中人参、白术、茯苓、甘草为四君子汤,可补脾益气;山药、扁豆、薏苡仁、砂仁健脾渗湿,芳香醒脾;桔梗开宣肺气,祛痰排脓。临证时,若鼻涕脓稠、量多者,可加陈皮、半夏、枳壳、瓜蒌等;若鼻塞甚者,可加苍耳子、辛夷;若涕中带血者,可加白茅根、仙鹤草等。

(二)外治法

(1)滴鼻法:用芳香通窍的药物滴剂滴入鼻内,以疏通鼻窍,利于引流,如鼻炎滴剂、1%麻黄素滴鼻剂等。

(2)药液熏洗法:用芳香通窍、行气活血的药物,如苍耳子散、辛夷散、川芎茶调散等煎出药液,倒入合适的容器中,先用鼻吸入蒸汽,反复多次,待药液温度合适后做鼻腔冲洗,每日早、晚各1次,7日为1个疗程。

(3)鼻旁窦穿刺冲洗法:鼻旁窦穿刺冲洗法用于上颌窦,穿刺冲洗后,注入清热解毒排脓的中药液,如鱼腥草注射液等,每周1次。

(4)置换法:用负压吸引法使清热解毒排脓的药液(如鱼腥草注射液等)进入鼻旁窦,并将鼻旁窦内的脓液置换出来,以达到治疗的目的。

(5)理疗:本病可配合局部超短波或红外线等物理治疗。

(6)手术治疗:病久经保守治疗无效者,可采用手术治疗。

(三)针灸疗法

(1)针刺疗法:主穴选迎香、攒竹、上星、口禾髎、印堂、阳白等;配穴选合谷、列缺、足三里、三阴交等。每次选主穴和配穴各1～2穴,每日针刺1次,7～10日为1个疗程,手法以捻转补法为主,留针20分钟。

(2)艾灸法:主穴选悬颅、前顶、迎香、四白、上星;配穴选足三里、三阴交、肺俞、脾俞、肾俞、命门。每次选取主穴及配穴各1～2穴,悬灸20分钟,灸至患者焮热、皮肤潮红为度,7～10日为1个疗程。

(3)穴位按摩:可选取迎香、合谷进行自我按摩,每次5～10分钟,每日1～2次,或用两手大鱼际沿两侧迎香穴上、下按摩至发热,每日数次。

【预防与调护】

(1)及时彻底治疗伤风鼻塞及邻近器官的疾病。

(2)注意保持鼻腔通畅,或可让患者做低头运动,以利于窦内分泌物排出。

(3)忌用力擤鼻,以免鼻腔分泌物通过咽鼓管进入中耳腔,发生耳病。

(4)积极防治牙病,预防牙病导致的鼻渊。

(5)锻炼身体,增强体质,提高机体抵抗力。

第十一节 鼻 鼽

鼻鼽是突然和反复发作的以鼻痒、打喷嚏、流清涕、鼻塞等为主要特征的鼻病。本病无性别、年龄、地域差异,可常年性发病,亦可呈季节性发作,或可诱发哮喘,为耳鼻咽喉科常见病和多发病。西医学的变应性鼻炎、血管运动性鼻炎、嗜酸细胞增多性非变应性鼻炎等疾病可参考本病进行辨证施治。

【病因病机】

1. 肺气虚寒,卫表不固

若肺气虚弱,卫表不固,则腠理疏松,风寒外邪易乘虚而入,邪聚鼻窍,邪正相搏,肺气不宣,津液停聚,遂致鼻鼽。

2. 脾气虚弱,化生不足

若脾气虚弱,化生不足,鼻窍失养,风寒、风热或不洁异气从口鼻侵袭,停聚鼻窍而发为鼻鼽。

3. 肾阳不足,温煦失职

若肾阳不足,则摄纳无权,气不归元,温煦失职,腠理、鼻窍失于温煦,则外邪、异气易侵,发为鼻鼽。

4. 肺经伏热,上犯鼻窍

若肺有郁热,肃降失职,邪热上犯鼻窍,亦可发为鼻鼽。

【诊断】

1. 诊断要点

(1)病史:本病可呈常年性发病,也可为季节性发病,部分患者可有过敏史及家族史。

(2)临床表现:发作时主要表现为鼻痒、喷嚏频频、清涕如水、鼻塞,呈阵发性,具有突然发作和反复发作的特点;缓解期大多数无症状,少数有鼻塞等。

(3)检查:在发作期,鼻黏膜多为灰白或淡蓝色,亦可充血色红,鼻甲肿大,鼻道有较多水样分泌物;在间歇期,以上特征不明显。多数患者鼻分泌物涂片可见较多嗜酸性粒细胞,部分患者变应原皮肤试验阳性,特异性 IgE 抗体阳性。

2. 鉴别诊断

本病须与伤风鼻塞鉴别。

【辨证治疗】

(一)分型论治

1. 肺气虚寒,卫表不固

证候表现:鼻痒,喷嚏频频,清涕如水,鼻塞,嗅觉减退,畏风怕冷,气短懒言,语声低怯,自汗,面色苍白,或有咳喘无力,舌质淡,苔薄白,脉虚弱。检查时可见下鼻甲肿大光滑,鼻黏膜淡白或灰白,鼻道可见水样分泌物。

证候分析:肺气虚弱,鼻窍失养,外邪从口鼻侵袭,凝聚鼻窍,则见鼻塞、鼻痒、下鼻甲肿大、黏膜淡白、喷嚏频频而突发、清涕如水、嗅觉减退;肺气虚弱,不能宣发卫气于肌表,则自汗、畏风怕冷、面色苍白;肺气虚,则气短懒言、语声低怯、咳喘无力、舌质淡、苔薄白、脉虚弱。

治法:补益肺气,固表护卫。

方药:玉屏风散加减。方中防风走表而祛风邪,合黄芪、白术,则祛邪而不伤正,固表而不留邪。临证时,若鼻痒如蚁行者,可加僵蚕、蝉蜕;若喷嚏、清涕、语声低怯者,可加人参、茯苓、山药;若腰膝酸软者,可加枸杞子、制何首乌;若畏风怕冷、清涕如水者,可加桂枝、干姜、大枣等。

2.脾气虚弱,化生不足

证候表现:鼻塞,鼻痒,清涕连连,喷嚏突发,面色萎黄无华,消瘦,食少纳呆,腹胀便溏,四肢倦怠乏力,少气懒言,舌淡胖,边有齿痕,苔薄白,脉弱无力。检查时可见下鼻甲肿大光滑,黏膜淡白或灰白,有水样分泌物。

证候分析:脾气虚弱,化生不足,水湿上犯鼻窍,则见鼻塞、鼻痒、喷嚏频频、清涕连连、下鼻甲肿大、黏膜淡白;脾胃虚弱,受纳、腐熟、输布之功失职,则腹胀便溏、食少纳呆、少气懒言、四肢倦怠乏力、舌质淡、舌体胖、舌边有齿痕、脉弱无力。

治法:益气健脾,温运中阳。

方药:补中益气汤加减。方中人参、黄芪、白术、炙甘草健脾益气;陈皮理气健脾,使补而不滞;当归养血;升麻、柴胡升举中阳。临证时,若腹胀便溏、清涕如水、点滴而下者,可加山药、干姜、砂仁等;若畏风怕冷,遇寒则喷嚏频频者,可加防风、桂枝等;若四肢不温、畏寒腰痛者,可加肉桂、附子、枸杞子。

3.肾阳不足,温煦失职

证候表现:鼻塞,鼻痒,喷嚏频频,清涕量多,面色苍白,形寒肢冷,腰膝冷痛,神疲倦怠,妇人则宫寒不孕,男子则阳痿、遗精,舌质淡,舌苔白,脉沉细无力。局部检查时可见下鼻甲肿大光滑,黏膜淡白,鼻道有水样分泌物。

证候分析:肾阳虚损,温煦失职,外邪及异气易从鼻窍、皮肤肌表入侵,则见鼻塞、鼻痒、喷嚏频频、清涕量多、下鼻甲肿大、黏膜淡白;肾阳虚,则面色苍白、形寒肢冷、腰膝冷痛、神疲倦怠、宫寒不孕、阳痿遗精、舌质淡、舌苔白、脉沉细无力等。

治法:温补肾阳,固肾纳气。

方药:肾气丸加减。方中熟地黄、山茱萸、山药滋补肝肾;牡丹皮、泽泻、茯苓降火渗湿,使补而不滞;配以桂枝、附子温补肾中元阳,意在微微生火,即生肾气也。临证时,若伴喷嚏多、腰膝酸软者,可加枸杞子、菟丝子;若伴喷嚏、清涕,遇寒即甚者,可加黄芪、防风、白术;若伴腹胀、便溏、喷嚏、清涕者,可加白术、黄芪、人参、砂仁等。

4.肺经伏热,上犯鼻窍

证候表现:鼻痒,喷嚏频作,流清涕,鼻塞,常在酷热暑天或由热气诱发,全身或见咳嗽,咽痒,口干,烦热,舌质红,苔白或黄,脉数。检查时可见鼻黏膜色红或暗红,鼻甲肿胀。

证候分析:肺经郁热,肃降失职,邪热上犯鼻窍,则见鼻痒、喷嚏频作、流清涕、鼻塞;肺热上炎,则咳嗽、咽痒;邪热煎熬津液,则口干、烦热;舌质红、苔白或黄、脉数皆为内热之征。

治法:清宣肺热,通利鼻窍。

方药:辛夷清肺饮加减。方中黄芩、栀子、石膏、知母、桑白皮清肺热;辛夷花、枇杷叶、升麻清宣肺气,通利鼻窍;百合、麦冬养阴润肺。诸药合而用之,有清肺热、通鼻窍之功。

(二)外治法

(1)滴鼻法:可选用芳香通窍的药物滴鼻,如葱白滴鼻液、1‰麻黄素滴鼻剂等。

(2)塞鼻法:以细辛膏棉裹塞鼻内。

(3)吹鼻法:将皂角研极细末,吹鼻,亦可用碧云散吹鼻。

(4)嗅法:可用白芷、川芎、细辛、辛夷等共研细末,置于瓶内,时时嗅之。

(三)针灸疗法

(1)体针:主穴可选迎香、印堂、风池、风府、足三里等,配穴可选上星、合谷、口禾髎、肺俞、脾俞、肾俞、三阴交等,每次主穴、配穴各选1~2穴,留针20分钟,每日1次,针用补法,10次为1个疗程。

(2)灸法:可选用足三里、命门、百会、气海、三阴交、涌泉、神阙、上星等穴,悬灸或隔姜灸,每次2~3穴,每穴20分钟,10次为1个疗程。

(3)耳针:可选神门、内分泌、内鼻、肺、脾、肾等耳穴埋针,或以胶布埋压王不留行籽,两耳交替,隔日1次,10次为1个疗程。

(4)穴位注射:可选迎香、合谷、风池等穴,药物可选50%当归注射液、丹参注射液、维生素B_1或胎盘组织液等,每次1穴(双侧),每穴0.5~1 mL,每3日1次,10次为1个疗程。

(5)穴位敷贴:可选独头蒜或生附子捣烂,敷贴涌泉穴,每晚睡前敷,10次为1个疗程;亦可用斑蝥研细粉,每用少许,撒于胶布上,敷贴于印堂穴,约12小时后取去,若出现水疱,切勿弄破,可用注射器抽吸水疱,每周1次,3次为1个疗程。

(四)按摩疗法

患者先将双手大鱼际摩擦至热,贴于鼻梁两侧,自鼻根至迎香穴反复摩擦至发热;或以两手中指于鼻梁两边按摩20~30次,令表里俱热,早、晚各1次;再由攒竹向太阳穴推按至热,每日2~3次。患者亦可用手掌根自行沿膀胱经之肾俞、气海俞、关元俞,由上到下,按摩至发热为度,每日1~2次;或于每晚睡前按摩足底涌泉穴至发热,并辅以按摩两侧足三里、三阴交等。

【预防与调护】

(1)保持环境清洁卫生,避免或减少粉尘、花粉等刺激。

(2)有过敏史之患者,应避免接触或服用易引起机体过敏反应之食物、药物,如鱼虾、海鲜、羽毛、兽毛、蚕丝等。

(3)锻炼身体,增强体质,忌食寒凉生冷之品。

第十二节　鼻　槁

鼻槁是以鼻内干燥、黏膜萎缩,甚或鼻腔宽大为特征的慢性鼻病。西医学的干燥性鼻炎、萎缩性鼻炎等可参考本病进行辨证施治。

【病因病机】

1.燥邪犯肺

气候干燥,或多尘、干燥、高温的工作环境,燥热过盛,致使燥热伤肺,循经上灼鼻窍,鼻窍失养,津液耗伤,发为鼻槁。

2. 肺肾阴虚

过食辛热伤津之品,或久病阴虚,肺阴不足,津液不能上输于鼻,鼻失滋养,甚则肺虚及肾,肺肾阴虚,虚火上炎,灼伤鼻窍黏膜,致使鼻干、黏膜枯萎。

3. 脾气虚弱

久病体弱,或饮食不节,劳倦过度,损伤脾胃,致脾胃虚弱,气血精微生化不足,鼻失气血滋养而为病;若脾不化湿,湿蕴化热,湿热上蒸,熏灼鼻窍黏膜,致鼻干肌萎。

【诊断】

1. 病史

患者可有慢性鼻病史,或接触有害粉尘、气体史。

2. 临床表现

鼻内干燥,有鼻出血、鼻塞,甚则嗅觉减退或丧失,鼻气腥臭。

3. 检查

鼻黏膜干燥、萎缩,鼻甲缩小(尤以下鼻甲为甚),鼻腔宽大,可见大量灰绿色脓痂覆盖。

【辨证治疗】

(一)分型论治

1. 燥邪犯肺

证候表现:鼻内干燥,灼热疼痛,涕痂带血,咽痒干咳,舌尖红,苔薄黄少津,脉细数。检查时可见鼻黏膜充血干燥,或有痂块。

证候分析:燥热袭肺,耗伤津液,鼻窍黏膜失养,则见鼻内干燥、灼热疼痛、鼻黏膜干燥;燥热伤络,则涕痂带血;燥热伤肺,肺失清肃,则咽痒干咳;舌尖红、苔薄黄少津、脉细数皆为燥热伤肺之表现。

治法:清燥润肺,生津润鼻。

方药:清燥救肺汤加减。方中以桑叶、石膏清宣肺经燥热;麦冬、人参、阿胶、火麻仁养阴生津润燥;杏仁、枇杷叶宣肺散邪;甘草调和药性。临证时,若伴鼻衄者,可加白茅根、茜草根等凉血止血。

2. 肺肾阴虚

证候表现:鼻干较甚,鼻衄,嗅觉减退,咽干燥,干咳少痰,或带血丝,腰膝酸软,手足心热,舌红少苔,脉细数。检查时可见鼻黏膜色红糜烂,鼻甲萎缩,涕痂秽浊,鼻气恶臭。

证候分析:肺肾阴虚,津不上承,鼻失滋养,虚火上炎,灼伤鼻窍黏膜,则见鼻干较甚、鼻衄、嗅觉减退、涕痂秽浊、鼻黏膜红干、鼻甲萎缩、鼻气恶臭;阴虚肺燥,则干咳少痰;血络受损,则痰中带血丝;肾阴不足,腰膝失养,虚火内盛,则腰膝酸软、手足心热;舌红少苔、脉细数皆为肺肾阴虚之表现。

治法:滋补肺肾,润燥养鼻。

方药:百合固金汤加减。方中以熟地黄、生地黄、百合、麦冬、玄参滋养肺肾之阴,生津润燥;白芍、当归养血益阴;贝母、桔梗清肺而利咽喉;甘草调和诸药。临证时,若伴鼻衄者,加白茅根、旱莲草、藕节凉血止血;伴腰膝酸软者,加牛膝、杜仲补肾强腰;若肺阴虚明显者,亦可选用养阴清肺汤加减。

3.脾气虚弱

证候表现:鼻内干燥,鼻涕黄绿腥臭,头痛头昏,嗅觉失灵,常伴纳差,腹胀,倦怠乏力,面色萎黄,唇舌色淡,脉缓弱。检查时可见鼻黏膜暗淡,干萎较甚,鼻腔宽大,涕痂积留。

证候分析:脾胃虚弱,气血生化不足,水谷精微不能上输,鼻失滋养,则见鼻内干燥、黏膜色淡、干萎较甚、鼻腔宽大;脾虚湿盛,湿蕴化热,熏蒸鼻窍,则鼻涕黄绿腥臭、涕痂积留;脾虚气弱,清阳不升,鼻失温养,则头痛头昏、嗅觉减退;纳差、腹胀、倦怠乏力、面色萎黄、唇舌色淡、脉缓弱皆为脾气虚弱之表现。

治法:健脾益气,祛湿排脓。

方药:补中益气汤加减。补中益气汤可健脾益气,升清降浊,濡养鼻窍。临证时,鼻涕黄绿腥臭,痂皮量多者,加生薏苡仁、土茯苓、鱼腥草以清热利湿排脓;纳差、腹胀者,加砂仁、麦芽助脾运化。

本病属慢性疾患,若久病不愈,易夹瘀,在辨证用药时,可酌加活血化瘀之品,如丹参、当归尾、鸡血藤、桃仁、红花、赤芍、水蛭、穿山甲、土鳖虫之类,以助活血通络,化瘀生肌;若嗅觉不灵者,可加辛夷花、苍耳子、鹅不食草、薄荷等以宣发肺气,芳香通窍;若涕痂腥秽者,可加藿香、佩兰芳香化浊。

(二)外治法

(1)鼻腔冲洗:用中药煎水冲洗鼻腔,以清除鼻内痂块,减少鼻腔臭气,每日1~2次。

(2)滴鼻:宜用滋养润燥药物滴鼻,如用蜂蜜、芝麻油加冰片少许滴鼻,每日2~3次,或用石蜡油、复方薄荷油等滴鼻。

(3)蒸汽及超声雾化吸入:可用内服中药再煎,或用清热解毒排脓中药煎水,或用鱼腥草注射液,做蒸汽或超声雾化吸入,每日1~2次。

(4)下鼻甲注射:可选用当归注射液或丹参注射液做双下鼻甲注射,每侧1 mL,每3~5日注射1次。

(5)吹鼻法:用鱼脑石散等吹鼻内,每日2~3次。

(三)针灸疗法

(1)耳针:取内鼻、肺、脾、肾、内分泌等耳穴进行针刺,或用王不留行籽贴压。

(2)体针:取迎香、口禾髎、足三里、三阴交、肺俞、脾俞等穴,中弱刺激,留针,10次为1个疗程。

(3)艾灸:取百会、足三里、迎香、肺俞等穴,悬灸至局部发热,呈现红晕为止,每日或隔日1次。

【预防与调护】

(1)保持鼻腔清洁湿润,及时清除积留涕痂。

(2)禁用血管收缩剂滴鼻。

(3)加强营养,多食蔬菜、水果及豆类食品,忌食辛辣燥热之物,戒烟酒。

(4)积极防治全身各种慢性疾病,防治各种鼻病。

(5)加强卫生管理,注意劳动保护,改善生活与工作环境,减少粉尘吸入;对高温、多粉尘的环境,要采取降温、除尘通风、空气加湿等措施。

第十三节　鼻　窒

鼻窒是以经常性鼻塞为主要特征的慢性鼻病,任何年龄均可发生。西医学的慢性鼻炎等疾病可参考本病进行辨证施治。

【病因病机】

1.肺经蕴热,壅塞鼻窍

伤风鼻塞、鼻渊等失于调治或反复发作,迁延不愈,邪热伏肺,久蕴不去,致邪热壅结鼻窍,鼻失宣通,气息出入受阻而为病。

2.肺脾气虚,邪滞鼻窍

久病体弱,耗伤肺卫之气,致使肺气虚弱,邪毒留滞鼻窍而为病;或饮食不节,劳倦过度,病后失养,损伤脾胃,致脾胃虚弱,运化失健,湿浊滞留鼻窍而为病。

3.邪毒久留,血瘀鼻窍

伤风鼻塞失治,或外邪屡犯鼻窍,邪毒久留不去,壅阻鼻窍脉络,致气血运行不畅而为病。

【诊断】

1.诊断要点

(1)病史:可有伤风鼻塞、鼻渊等鼻病反复发作史。

(2)临床表现:以鼻塞为主要症状,鼻塞呈间歇性或交替性。病变较重者,可呈持续性鼻塞、鼻涕少,久病者可有嗅觉减退。

(3)检查:初期鼻黏膜色红或暗红,下鼻甲肿胀,表面光滑,触之柔软,弹性好,对血管收缩剂敏感。久病者可见鼻黏膜为暗红色,下鼻甲肥大,呈桑葚状或结节状,触之有硬实感,弹性差,对血管收缩剂不敏感。

2.鉴别诊断

本病应与鼻渊、鼻息肉等所致鼻塞相鉴别。

【辨证治疗】

(一)分型论治

1.肺经蕴热,壅塞鼻窍

证候表现:鼻塞时轻时重,或呈交替性鼻塞,鼻涕色黄量少,鼻气灼热,常有口干、咳嗽痰黄,舌尖红,苔薄黄,脉数。检查时可见鼻黏膜充血,下鼻甲肿胀,表面光滑、柔软、有弹性。

证候分析:肺经蕴热,熏灼鼻窍,则见鼻甲肿胀、鼻塞、涕黄量少、鼻气灼热;口干、咳嗽痰黄、舌质红、苔薄黄、脉数皆为肺经蕴热之征。

治法:清热散邪,宣肺通窍。

方药:黄芩汤加减。方中黄芩、栀子、桑白皮、甘草清泻肺热而解毒;连翘、薄荷、荆芥穗疏风清热通鼻窍;赤芍清热凉血;麦冬清热养阴;桔梗清肺热,载诸药直达病所。全方有清热泻肺、宣通鼻窍之功。

2. 肺脾气虚,邪滞鼻窍

证候表现:鼻塞时轻时重,或呈交替性,涕白而黏,遇寒冷时症状加重,可伴有倦怠乏力,少气懒言,恶风自汗,咳嗽痰白,易患感冒,纳差便溏,头重头昏,舌淡苔白,脉浮无力或缓弱。检查时可见鼻黏膜及鼻甲淡红肿胀。

证候分析:肺脾气虚,卫外不固,邪滞鼻窍,则见鼻塞不通;阳气偏盛时则症状轻,阴气盛时则症状重,则见鼻塞时轻时重;肺脾气虚,卫阳不固,不能抵御外寒,则恶风自汗、遇寒时症状加重;证属虚寒,则鼻黏膜肿胀、色淡红,流涕白黏;肺不布津,聚而生痰,肺气上逆,则咳嗽痰稀;脾虚运化失常,则饮食欠佳、大便时溏;少气懒言、倦怠乏力、舌淡苔白、脉浮无力或缓弱皆为气虚之征。

治法:补益肺脾,散邪通窍。

方药:以肺气虚为主者,可用温肺止流丹加味。方中细辛、荆芥疏散风寒;人参、甘草、诃子补肺敛气;桔梗、鱼脑石散结除涕;加用五味子、白术、黄芪以补气益肺脾。若以脾气虚为主者,可用补中益气汤加减,以健脾益气,升清化湿。临证时,若易患感冒或遇风冷则鼻塞加重者,可合用玉屏风散以益气固表。

3. 邪毒久留,血瘀鼻窍

证候表现:鼻塞较甚或持续不减,鼻涕黏黄或黏白,语声重浊,或有头胀、头痛,耳闭重听,嗅觉减退,舌质暗红或有瘀点,脉弦涩。检查时可见鼻黏膜暗红肥厚,鼻甲肥大质硬,表面凹凸不平,呈桑葚状。

证候分析:鼻窒日久,邪毒久留鼻窍,气血瘀阻,则见鼻甲暗红、肥厚,鼻塞声重;邪浊蒙闭清窍,则头胀、头痛,耳闭重听;舌质暗红或有瘀点、脉弦涩皆为气滞血瘀之征。

治法:行气活血,化瘀通窍。

方药:通窍活血汤加减。方中桃仁、红花、赤芍、川芎活血化瘀,疏通血脉;麝香(可用人工麝香代替)、老葱通阳开窍;黄酒温通血脉。诸药合用,有行气活血、化瘀通窍之功。临证时,若鼻塞甚、嗅觉迟钝者,可加辛夷花、白芷、石菖蒲、丝瓜络;头胀痛、耳闭重听者,可加柴胡、蔓荆子、菊花以清利头目。

(二)外治法

(1)滴鼻:可用芳香通窍的中药滴鼻剂滴鼻。

(2)吹鼻:用碧云散、鱼脑石散、苍耳子散等吹鼻内,或用棉裹塞鼻内。

(3)超声雾化:可用中药煎煮液,或用柴胡注射液、当归注射液、丹参注射液等做超声雾化喷鼻。

(4)下鼻甲注射:对鼻甲肥大者,可选用复方丹参注射液、当归注射液、川芎注射液、黄芪注射液等做下鼻甲注射,每次每侧注射 1～2 mL,5～7 日 1 次,5 次为 1 个疗程。

(5)下鼻甲部分切除术:对鼻甲肥大、硬实,诸法不效者,可行下鼻甲部分切除术。

(三)针灸疗法

(1)体针:主穴取迎香、鼻通、印堂,配穴取百合、风池、太阳、合谷、足三里,每次取主穴加配穴 2～3 个,针刺,辨证施用补泻手法。

(2)耳针:取鼻、内鼻、肺、脾、内分泌、皮质下等耳穴,用耳针进行针刺,或用王不留籽贴压耳穴。

（3）艾灸：对于肺脾气虚、气血瘀阻证者，取迎香、人中、印堂、百会、肺俞、脾俞、足三里等穴，温灸。

（四）其他疗法

超短波理疗：将电极置于鼻翼两侧，以微热量照射 20 分钟，每日 1 次，10 次为 1 个疗程。本病也可配合激光、冷冻或微波、射频等治疗。

【预防与调护】

（1）锻炼身体，增强体质，避免受风、受凉，积极防治伤风鼻塞。

（2）戒除烟酒，注意饮食卫生和环境保护，避免粉尘长期刺激。

（3）避免局部长期使用血管收缩类西药滴鼻；鼻塞重时，不可强行擤鼻，以免邪毒入耳。

第十四节　喉　痹

喉痹是以咽部红肿疼痛或异物感不适为主要特征的咽部疾病。西医学的急、慢性咽炎可参考本病进行辨证施治。

【病因病机】

1. 外邪侵袭，上犯咽喉

气候骤变，起居不慎，肺卫失固，易为风邪所中。风邪多夹寒、夹热，风热外邪乘虚侵袭，邪从口鼻侵犯人体，壅塞肺系，致肺气闭郁，失其宣畅之机，邪毒停聚于咽，则发为喉痹；风寒之邪外袭，外束肌表，卫阳被郁遏，不得宣泄，寒邪客于肺系，壅结于咽，亦可发为喉痹。

2. 肺胃热盛，上攻咽喉

邪热外袭，内传肺胃；或过食辛热煎炒醇酒之类，肺胃蕴热，复感外邪，致内外邪热搏结，循经上蒸咽喉而为病。

3. 肺肾阴虚，虚火上炎

温热病后，或劳伤过度，耗伤肺肾阴液，使咽喉失于滋养，加之阴虚则虚火亢盛，虚火上炎，灼于咽喉，发为喉痹。

4. 脾胃虚弱，咽喉失养

因思虑过度，劳伤脾胃，或饮食不节，或久病伤脾，致脾胃受损，水谷精微生化不足，津不上承，咽喉失养，则发为喉痹。

5. 脾肾阳虚，咽失温煦

因于房劳过度，或操劳过甚，或久病误治，或过用寒凉之品，以致脾肾阳虚，肾阳虚则虚阳浮越，上扰咽喉；或脾肾阳气亏损，失去温运固摄功能，寒邪凝闭，阳气无以上布于咽而为病。

6. 痰凝血瘀，结聚咽喉

饮食不节，脾失运化，水湿停聚为痰，凝结咽喉；或喉痹反复发作，余邪滞留于咽，久则经脉瘀滞，咽喉气血壅滞而为病。

【诊断】

1.诊断要点

(1)病史:可有外感病史,或反复发作史。

(2)临床表现:急性起病者多表现为以咽部疼痛为主,吞咽时咽痛加重;病久者则可出现咽干、咽痒、咽部微痛及灼热感、咽喉异物阻塞感等咽喉不适。

(3)检查:咽黏膜充血、肿胀,咽后壁或见脓点;或见咽黏膜肥厚增生,咽后壁有颗粒状隆起;或见咽黏膜干燥。

2.鉴别诊断

本病须与乳蛾、喉痈等病相鉴别。

【辨证治疗】

(一)分型论治

1.外邪侵袭,上犯咽喉

证候表现:主症为咽部疼痛,吞咽不利。偏于风热者,咽痛较剧,吞咽时痛增,发热,恶风,头痛,咳嗽,痰黄稠,舌苔薄黄,脉浮数,检查时可见咽部黏膜充血、肿胀,咽后壁淋巴滤泡红肿,颌下淋巴结肿大压痛;偏于风寒者,咽痛较轻,伴恶寒,发热,身痛,咳嗽痰稀,舌质淡红,脉浮紧。

证候分析:风热外邪侵袭,客于肺系,结聚于咽,则见咽部疼痛、吞咽时痛增、咳嗽、痰黄稠;恶风发热、头痛、舌苔薄黄、脉浮数皆为风热表证之表现。若风寒外袭,卫阳被郁遏,不得宣泄,邪不外达,凝聚于咽,则咽痛不适、吞咽不利;寒邪束表,营卫失和,则恶寒、发热,身疼痛,头痛无汗,咳嗽痰稀;舌质淡、苔薄白、脉浮紧为风寒表证之表现。

治法:疏风散邪,宣肺利咽。

方药:风热外袭者,用银翘散加减。方中金银花、连翘辛凉透邪,清热利咽;荆芥、薄荷、淡豆豉、牛蒡子辛凉疏散,解表利咽;芦根、竹叶生津止渴;桔梗、甘草宣肺利咽。临证时,若咳嗽、咽痛、痰稠者,可加杏仁、紫菀、款冬花、枳壳、瓜蒌;若咽痛较剧、汤水难咽者,可加板蓝根、蒲公英、野菊花等;若大便燥结者,可加大黄、玄明粉等。

风寒外袭者,可用六味汤加减。方中荆芥、防风、薄荷疏散风邪;桔梗、甘草宣肺利咽;僵蚕祛痰利咽。临证时,若咳嗽痰多者,可加苏叶、杏仁、前胡;若鼻塞、流涕者,可加苍耳子、辛夷、白芷。

2.肺胃热盛,上攻咽喉

证候表现:咽部疼痛较剧,吞咽困难,发热,口渴喜饮,口气臭秽,大便燥结,小便短赤,舌质红,舌苔黄,脉洪数。检查时可见咽部黏膜充血肿胀明显,咽后壁淋巴滤泡红肿,颌下臖核。

证候分析:热毒壅盛传里,火热燔灼咽喉,则咽部疼痛较剧,吞咽困难;火热内炽,则发热、口渴喜饮、口气臭秽、大便燥结、小便短赤;火热邪毒结于颌下,则见颌下臖核,压痛明显;舌质红、舌苔黄、脉洪数皆为里热之征。

治法:清热解毒,利咽消肿。

方药:清咽利膈汤加减。方中荆芥、防风、薄荷疏风散邪;金银花、连翘、栀子、黄芩、黄连泻火解毒;桔梗、甘草、牛蒡子、玄参利咽消肿止痛;生大黄、玄明粉通便泻热。临证时,咳嗽痰黄、颌下肿核疼痛者,可加射干、瓜蒌仁、夏枯草;高热者,可加水牛角、大青叶;如有白腐或伪膜者,可加蒲公英、马勃等。

3.肺肾阴虚,虚火上炎

证候表现:咽部干燥,灼热疼痛不适,午后较重,或咽部有异物感,干咳痰少而稠,或痰中带血,午后潮热,盗汗颧红,手足心热,舌红少津,脉细数。检查时可见咽部黏膜潮红,咽后壁淋巴滤泡增生,或咽部黏膜干燥少津。

证候分析:阴虚津少,虚火上炎,则见咽中不适、微痛、干痒、灼热感、异物感;午后阳明经气旺,阴分受克制,则症状更重;肺阴不足,肃降失职,肺气上逆,则干咳痰少而稠;虚火炼津,气郁不舒,疏泄不畅,则见珠状颗粒,甚则成片;虚火久灼,咽喉失于濡养,则黏膜干燥而萎缩;潮热、盗汗、颧红、手足心热、舌红少津、脉细数皆为阴虚火旺之征。

治法:滋养阴液,降火利咽。

方药:以肺阴虚为主者,用养阴清肺汤加减。临证时,喉底颗粒增多者,可加桔梗、香附、郁金、合欢花等行气活血、解郁散结。

以肾阴虚为主者,用六味地黄丸加减。临证时,若咽喉微红、干燥焮热较重、大便秘结者,此为虚火旺盛,宜加强降火之力,用知柏地黄汤加减。

4.脾胃虚弱,咽喉失养

证候表现:咽喉不利,或有痰黏着感,咽燥微痛,口干而不欲饮,或喜热饮,易恶心作呕,或时有呃逆、反酸,若受凉、疲倦、多言则症状加重,平素容易感冒,倦怠乏力,短气懒言,动则汗出,胃纳欠佳,或腹胀,大便不调,舌质淡红,边有齿印,苔薄白,脉细弱。检查时可见咽黏膜淡红或微肿,淋巴滤泡增生,可呈扁平状或融合成片,或有少许分泌物附着。

证候分析:脾胃虚弱,运化失职,津液不能上达于咽,咽部脉络失其濡养,气血运行不畅,则见咽喉不利、咽燥微痛、口干而不欲饮,或喜热饮;脾胃气虚,水湿不运,聚而生痰,阻滞咽部,则咽部有痰黏着感、黏膜淡红或微肿、淋巴滤泡增生;气机失调,胃气上逆,则易恶心作呕、呃逆等;容易感冒、倦怠乏力、短气懒言、动则汗出、胃纳欠佳、腹胀、大便不调、舌质淡红、边有齿印、苔薄白、脉细弱均为脾胃虚弱之征。

治法:益气健脾,升清利咽。

方药:补中益气汤加减。临证时,若咽部脉络充血较明显,咽喉黏膜肥厚者,可加丹参、川芎、郁金以活血行气利咽;痰黏者,可加贝母、香附、枳壳以理气化痰、散结利咽;咽干较甚、苔干少津者,可加玄参、麦冬、沙参、百合等以利咽生津;易恶心、呕吐、呃逆者,可加法半夏、厚朴、佛手等以和胃降逆;若纳差、腹胀便溏、苔腻者,可加砂仁、藿香、茯苓、生薏苡仁等以健脾利湿、降浊利咽。

5.脾肾阳虚,咽失温煦

证候表现:咽部有异物感,咽喉不利,痰涎稀白,面色苍白,形寒肢冷,腰膝冷痛,腹胀纳呆,下利清谷,舌质淡嫩,舌体胖,苔白,脉沉细弱。检查时可见咽部黏膜淡红,咽后壁有清稀痰涎。

证候分析:脾肾阳虚,阴寒内生,咽喉失于温煦,则咽部有异物感、痰涎增多、黏膜淡红;脾阳虚,则腹胀纳呆、下利清谷;肾阳虚,则形寒肢冷、腰膝冷痛;面色苍白、舌质淡嫩、舌体胖、苔白、脉沉细弱均为阳虚之征。

治法:补益脾肾,温阳利咽。

方药:附子理中丸加减。方中人参、白术益气健脾;干姜、附子温补脾肾之阳气;甘草调和诸药。临证时,若腰膝酸软、冷痛者,可加枸杞子、熟地黄、山茱萸、制何首乌等;若咽部不适、痰涎清稀而量多者,可加半夏、陈皮、茯苓等;若腹胀纳呆者,可加砂仁、木香等。

6.痰凝血瘀,结聚咽喉

证候表现:咽部有异物感、痰黏着感、灼热感,或咽微痛,痰黏难咳,咽干但不欲饮,易恶心、呕吐,胸闷不适,舌质暗红,或有瘀斑、瘀点,苔白或微黄,脉弦滑。检查时可见咽黏膜暗淡或暗红,咽后壁滤泡增多或融合成片,咽侧索肥厚。

证候分析:喉痹反复发作不愈,邪毒久滞,虚火久蒸,炼津成痰;气机阻滞,气血不和,痰浊内生,邪毒与痰、瘀搏结于咽喉,则咽有异物感、痰黏着感、灼热感,微痛不适,易恶心、呕吐,咽喉滤泡增多,咽侧索肥厚;气机不畅,则胸闷不适;舌质暗红或有瘀斑、瘀点为内有瘀血之象;脉弦滑为痰湿之征。

治法:化痰散结,祛瘀利咽。

方药:贝母瓜蒌散加赤芍、牡丹皮、桃仁。方中贝母、瓜蒌清热化痰润肺;橘红理气化痰;桔梗宣利肺气、清利咽喉;茯苓健脾利湿;加赤芍、牡丹皮、桃仁以活血祛瘀散结。临证时,若咽部不适,咳嗽痰黏者,可加杏仁、紫菀、款冬花、半夏等;若咽部刺痛、有异物感、胸胁胀闷者,可加香附、枳壳、郁金等。

(二)外治法

(1)含漱:以清热利咽之中药煎水漱口,有清热解毒、防止邪毒侵袭和滞留咽喉的作用,如金银花、连翘、薄荷、甘草煎汤漱口,或桔梗、甘草、菊花等煎汤漱口。

(2)吹喉:将中药制成粉剂,直接吹喷于咽喉患部,以清热止痛利咽,如西瓜霜、喉风散等。

(3)含服:将中药制成丸或片剂,进行含服,以清热生津利咽,如银黄含片、六神丸、草珊瑚含片等,每日3～4次,每次1～2片。

(4)蒸汽或雾化吸入:可用内服之中药煎水,装入保温杯中,趁热吸入药物蒸汽;亦可用中药药液置入超声雾化器中,进行雾化吸入,如丹参注射液、川芎注射液,或用金银花、连翘、板蓝根、野菊花、蒲公英等煎水过滤后的药液。

(三)针灸疗法

(1)体针:可选用合谷、内庭、曲池、足三里、肺俞、太溪、照海等为主穴,以尺泽、内关、复溜、列缺等为配穴,每次主穴、配穴可各选2～3穴,根据病情,可用补法或泻法,每日1次,5～10次为1个疗程。

(2)灸法:灸法主要用于虚证,可选合谷、足三里、肺俞等穴,悬灸或隔姜灸,每次2～3穴,每穴20分钟,10次为1个疗程。

(3)耳针:可选咽喉、肺、心、肾上腺、神门等埋针,或用胶布埋压王不留行籽、六神丸,两耳交替使用,隔日1次,5～10次为1个疗程。

(4)穴位注射:可选人迎、扶突、水突等穴,用丹参注射液、川芎注射液或维生素B_1等,每次注射1穴(双侧),每穴注射0.5～1 mL,每隔3日1次,5～10次为1个疗程。

(四)其他疗法

(1)按摩:于喉结旁开1～2寸,用食指、中指、无名指沿纵向平行线上下反复轻轻揉按,每次10～20分钟,10次为1个疗程;亦可沿颈部第1～7颈椎棘突旁开1～3寸按摩。

（2）导引（吞金津、玉液法）：每日晨起或夜卧时盘腿静坐，全身放松，排除杂念，双目微闭，舌抵上腭数分钟，然后叩齿 36 下，搅海（舌在口中搅动）36 下，口中即可生出津液，再鼓腮含漱 9 次，并用意念送至脐下丹田。

（3）烙治法：咽后壁淋巴滤泡增多者，可用烙治法，也可配合射频、激光、微波等治疗。

【预防与调护】

（1）饮食有节，起居有常，忌过食辛辣及肥甘厚味。

（2）注意保暖防寒，改善环境，减少空气污染。

（3）加强体育锻炼，戒除烟酒。

（4）积极治疗邻近器官的疾病，以防诱发本病，如伤风鼻塞、鼻窒、鼻渊等。

第十五节 乳 蛾

乳蛾是以咽喉两侧喉核（即腭扁桃体）红肿疼痛、形似乳头、状如蚕蛾为主要表现的喉病，发生于一侧的称单乳蛾，发生于双侧的称双乳蛾。乳蛾临床主要分为急乳蛾、慢乳蛾和石蛾。本病反复发作，缠绵难愈，可引起喉痈、耳胀、喉痹、喉关痈等局部并发症，以及低热、痹病、水肿、心悸、怔忡等全身性并发症。西医学所说的急、慢性扁桃体炎可参考本病进行辨证施治。

【病因病机】

1. 风热侵袭

风热邪毒从口鼻侵袭肺系，结聚喉核；或肺经风热循经上犯咽喉，气血壅滞与邪毒互结喉核，发为乳蛾。

2. 肺胃热盛

外邪入里化热，致肺胃热盛，火毒上攻，灼腐喉核；或过食辛辣醇酒，致脾胃蕴热，热毒上攻喉核，发为乳蛾。

3. 肺肾阴虚

邪毒滞留，灼伤阴液；或热病后肺肾阴亏，虚火上炎，与余邪结聚喉核而发为乳蛾。

4. 脾胃虚弱

素体脾胃虚弱，气血化生不足，津不上承，喉核失养；或脾胃虚弱，湿浊内生，结聚喉核而发为乳蛾。

5. 痰瘀互结

余邪滞留，气机阻滞，痰浊内生，日久气滞血瘀，痰瘀互结，脉络闭阻，发为乳蛾。

【诊断】

1. 诊断要点

（1）病史：常有受凉、疲劳、外感病史或反复发作病史。

（2）临床表现：急骤起病者，咽喉疼痛剧烈，吞咽困难，疼痛连及耳窍；全身有畏寒、发热、头痛、乏力、纳差、便秘等；小儿可有高热、抽搐、呕吐、嗜睡等。本病迁延日久者，咽部可有干痒不适、异物感，或咽痛、发热反复发作，伴有乏力、低热、头痛等。

（3）检查：急骤起病者，咽部肌膜红肿，连及喉关，喉核表面可有黄白色脓点，甚至腐脓连成片，覆盖整个喉核表面，易拭去，颌下有臖核；迁延日久者，可见喉关、喉核暗红，喉核表面凹凸不平，挤压喉核有白色腐物自喉核隐窝口溢出，颌下有臖核。

2. 鉴别诊断

本病应与喉痹、白喉、喉核肿瘤等鉴别。

【辨证治疗】

（一）分型证治

1. 风热外袭

证候表现：初起咽喉干燥、灼热，疼痛逐渐加重，吞咽时明显，全身可见头痛、发热、微恶风、咳嗽，舌质红，苔薄黄，脉浮数。检查时可见喉核红肿，连及喉关，喉核表面有黄白色腐物。

证候分析：风热邪毒搏结于咽喉，蒸灼喉核，气血壅滞，脉络不通，则见咽喉干燥、灼热、疼痛，喉核红肿；疾病初起，火热不盛，则喉核表面黄白色腐物少；头痛、发热、微恶风、咳嗽、舌质红、苔薄黄、脉浮数均为风热在表之表现。

治法：疏风清热，利咽消肿。

方药：银翘散加减。

2. 肺胃热盛

证候表现：咽喉疼痛剧烈，可连及耳窍，吞咽困难，痰涎较多，全身可见高热，口渴引饮，咳嗽痰黄黏稠，口臭，腹胀，便秘溲黄，舌质红，苔黄厚，脉洪大而数。检查时可见喉核红肿，有黄白色脓点，甚至成片，覆盖喉核表面，颌下有臖核。

证候分析：肺胃热盛，上攻咽喉，则见喉核红肿、咽痛剧烈、连及耳窍、吞咽困难；火毒炽盛，化腐为脓，则见黄白色脓点，甚至成片；热盛灼津为痰，痰火郁结，则痰涎多，颌下有臖核；胃腑热盛，则有口臭、发热、腹胀；热盛伤津，则口渴引饮、痰黄稠；热结于下，则便秘溲黄；舌质红、苔黄厚、脉洪大而数皆为肺胃热盛之表现。

治法：泻热解毒，利咽消肿。

方药：清咽利膈汤加减。临证时，若咳嗽、痰黄稠者，加瓜蒌、贝母等以清热化痰散结；高热者，可加石膏、天竺黄清热泻火，除痰利咽；喉核腐脓成片者，加马勃、蒲公英等祛腐解毒。

3. 肺肾阴虚

证候表现：咽部干燥，微痒微痛，吞咽不利，午后加重，全身见午后颧红，手足心热，失眠多梦，或干咳少痰，耳鸣眼花，腰膝酸软，舌质干红少苔，脉细数。检查时可见喉核肥大或干瘪，表面不平、潮红，挤压喉核有黄白色腐物溢出。

证候分析：肺肾阴虚，津不上承，虚火上扰，余邪滞留，则咽喉干燥、微痒微痛、吞咽不利、午后加重；虚火灼腐喉核，气血不畅，则喉核肿大，隐窝口有黄白色腐物；午后颧红、手足心热、失眠多梦、干咳少痰、耳鸣眼花、腰膝酸软、舌质干红少苔、脉细数等均为阴虚火旺之表现。

治法：滋养肺肾，清利咽喉。

方药：百合固金汤加减。方中百合、生地黄、熟地黄、玄参滋养肺肾，清热利咽生津；当归、芍药养血和阴；贝母、桔梗清肺利咽；甘草调和诸药。诸药合用，共奏滋养肺肾之阴，降火清利咽喉之功。临证时，偏于肺阴虚者，可选用养阴清肺汤加减；偏于肾阴虚者，可选用六味地黄丸加减。

4.脾胃虚弱

证候表现:咽部干痒不适,时感异物阻塞,咳嗽痰白,胸脘痞闷,恶心呕吐,口淡不渴,大便不实,舌质淡,苔白腻,脉缓弱。检查时可见喉核淡红、肥大,溢脓白黏。

证候分析:脾气虚弱,清阳不升,喉核失养,则咽部干痒不适,时有梗阻感;清阳不升,气机不利,则咳嗽、胸脘痞闷、恶心呕吐;脾虚湿困,则喉核淡红、肥大,溢脓白黏;口淡不渴、大便不实、舌质淡、苔白腻、脉缓弱均为脾虚湿困之表现。

治法:健脾和胃,祛湿利咽。

方药:六君子汤加减。本方可健脾胃,祛痰湿。临证时,可加厚朴、枳壳以宣畅气机,祛湿利咽;喉核肿大不消者,加浙贝母、生牡蛎以软坚散结。

5.痰瘀互结

证候表现:咽部干涩不适,或刺痛、胀痛,痰黏难咳,迁延不愈,全身表现不明显,舌质暗,有瘀点,苔白腻,脉细涩。检查时可见喉关暗红,喉核肥大质韧,表面凹凸不平。

证候分析:久病入络,气血不畅,气滞血瘀,咽喉失养,则咽部干涩不适、刺痛胀痛、喉关暗红;病变日久,余邪滞留为痰,与瘀血结聚于喉核,则痰黏难咳,喉核肥大、质韧,表面凹凸不平;舌质暗、有瘀点、苔白腻、脉细涩均为痰瘀阻滞脉络之表现。

治法:活血化瘀,祛痰利咽。

方药:会厌逐瘀汤合二陈汤加减。前方中桃仁、红花、当归、赤芍、生地黄活血祛瘀;柴胡、枳壳行气理气;桔梗、甘草、玄参清利咽喉;配合二陈汤,可祛痰利咽。临证时,若喉核暗红,久不消者,加昆布、莪术以散结;复感热邪,溢脓黄稠者,加黄芩、蒲公英、车前子以清热泻火。

(二)外治法

(1)**含漱**:用金银花、甘草、桔梗适量,或荆芥、菊花适量,煎水含漱,每日数次。

(2)**吹药**:选择清热解毒、利咽消肿之中药,研为细粉,吹喉核患处,如冰硼散、锡类散等,每日数次。

(3)**含服**:选用清热解毒之中药含片、丸剂含服,如六神丸、喉症丸等。

(4)**雾化吸入**:将鱼腥草注射液或清热解毒之中药煎水,取煎出液,过滤后置于雾化器内做雾化吸入,每日1~2次。

(5)**啄治**:以扁桃体弯刀在扁桃体隐窝开口处做雀啄动作,使刀尖刺入扁桃体组织浅层,每侧4~5下,伴少量出血,以吐血2~3口为度,每2~3日1次,5~6次为1个疗程。

(6)**烙法**:喉核肿大,反复发作频繁者,可进行烙治,也可采用手术摘除。

(三)针灸疗法

(1)**体针**:实热证者,取合谷、内庭、曲池,配天突、少泽、鱼际等,每次2~4穴,针刺用泻法。虚证者,取太溪、鱼际、三阴交、足三里等,平补平泻,留针20~30分钟,每日1次。

(2)**耳针**:实热证者,选扁桃体、咽喉、肺、胃、肾上腺等耳穴,强刺激,留针10~20分钟,每日1次,也可埋针于扁桃体穴。虚证者,选咽喉、肾上腺、皮质下、脾、肾等耳穴,用王不留行籽贴压,每日刺激2~3次即可。

(3)**刺血**:喉核红肿疼痛、高热者,可点刺扁桃体、耳尖等穴放血,或点刺少商、商阳穴放血,也可点刺耳背静脉放血,每穴放血2~3滴,每日1次。

(4)**穴位注射**:实热证者,选曲池、孔最、天突等穴,每次取一侧穴位,可注射双黄连注射液、鱼腥草注射液或柴胡注射液等,注射 2 mL;虚证者,选脾俞、肩井、孔最、天突等穴,注射 10％ 葡萄糖注射液 2 mL;两侧穴位交替。

【预防与调护】

(1)锻炼身体,增强体质,减少本病发作。

(2)饮食有节,少食辛辣厚味之品,以免脾胃蕴热;起居有常,按时作息,以免虚火内生。

(3)急性发作时,应及时彻底治疗,以免迁延日久,缠绵难愈,或引起他病。

(4)注意口腔卫生,及时治疗邻近组织病变。

第十六节 喉 喑

喉喑是以声音不扬,甚至嘶哑失音为主要特征的喉部疾病。本病在小儿及成人均可发生, 成人往往与职业用声有关;发生于小儿时则症状较重,甚至可发展为急喉风。西医学的急性喉 炎、慢性喉炎、声带小结、声带息肉等疾病可参考本病进行辨证施治。

【病因病机】

1.风寒袭肺

风寒外袭,壅遏肺系,肺气失宣,气机不利,风寒客于喉窍,阻滞脉络,致喉窍郁闭,开合不 利,发为喉喑。

2.风热犯肺

风热外袭,内伤于肺,肺失清肃,邪热上蒸,壅结于喉窍,致喉窍壅闭,开合不利,发为喉喑。

3.痰热壅肺

肺胃积热,复感风热,内外邪热胶结,灼津为痰,痰热壅肺,肺失宣降,致喉窍阻闭,开合不 利,发为喉喑。小儿脏腑娇弱,喉窍较窄,患有本病时,易导致气道闭阻,发为急喉风。

4.肺肾阴虚

素体虚弱,燥热伤肺,过劳伤肾,或久病失养,以致肺肾阴亏,肺津无以上布,肾液无以上 承,喉窍失滋,声户失健;又或阴虚生内热,虚火上炎,熏灼喉窍,致声户开合不利,发为喉喑。

5.肺脾气虚

素体虚弱,过度用嗓,耗气太过;或久病失调,劳倦太过,肺脾气虚,喉窍失养,气虚无力鼓 动声户,致声户开合不利,发为喉喑。

6.血瘀痰凝

患病日久,邪滞喉窍,阻闭喉窍脉络;或用嗓太过,耗气伤阴,喉窍脉络受阻,经气郁滞不 畅,气滞则血瘀痰凝,结聚喉窍,致声带肿胀或形成小结、息肉,则喉喑缠绵难愈。

【诊断】

1.诊断要点

(1)病史:多有受凉感冒或过度用声史,或声音嘶哑反复发作史。

(2)临床表现:以声音嘶哑、咽喉不适为主要症状。病变新久不同,新病者,发病较急,声音 不扬,嘶哑甚或失音,咳嗽,喉内痰多,兼有外感症状;日久者,病程较长,声音不扬,甚至嘶哑或失音,干咳,喉内痰黏不适。

(3)检查:病初起,局部检查时可见喉黏膜弥漫性充血、肿胀,声带亦可充血肿胀,声门闭合不全。病久者,喉黏膜弥漫性充血肥厚,声带呈粉红色,边缘变钝;或喉黏膜干燥、变薄,声带亦变薄;或喉黏膜色淡不红,声带松弛无力;或声带边缘见小结或息肉。

2.鉴别诊断

本病应与白喉、舌瘖、喉癣、喉瘤、喉癌等相鉴别。

【辨证治疗】

(一)分型论治

1.风寒袭肺

证候表现:卒然声音不扬,甚则嘶哑,喉微痛或微痒,咳嗽声重,发热恶寒,头身痛,无汗,鼻塞,流清涕,口不渴,舌苔薄白,脉浮紧。检查时可见喉黏膜微红肿,声门闭合不全。

证候分析:风寒外袭,壅遏肺气,肺气不宣,寒邪客结喉窍,致声户开合不利,则见卒然声音不扬,甚则嘶哑;寒邪在喉,凝闭气血,则喉窍黏膜微红肿、声门闭合不全、喉微痛不适;风邪袭喉,则喉痒、咳嗽;风寒郁肺,肺气上逆,则咳嗽声重;寒邪犯鼻,则鼻塞、流清涕;风寒外束,卫阳被郁,不得宣泄,则见恶寒、发热、无汗、头身痛、口不渴等风寒表证之表现;舌苔薄白、脉浮紧皆为风寒在表之征。

治法:疏风散寒,利喉开音。

方药:三拗汤加味。方中以麻黄疏散风寒;杏仁宣降肺气,助麻黄宣肺散寒;甘草利喉止痛,调和诸药。临证时,可加半夏、僵蚕、生姜散寒祛痰,石菖蒲利窍开音。

2.风热犯肺

证候表现:声音不扬,甚则嘶哑,喉痛不适,干痒而咳,发热,微恶寒,头痛,舌边微红,苔薄黄,脉浮数。检查时可见喉窍黏膜及声带红肿,声门闭合不全。

证候分析:风热犯肺,壅遏肺气,肺失清肃,热邪壅结喉窍,开合不利,则声音不扬,甚则嘶哑,喉痛不适,喉窍黏膜及声带红肿;风热壅肺,肺失宣降,则喉干痒而咳;风热外袭,正邪交争,则发热、恶寒;风邪上受,则头痛;舌边微红、苔薄白、脉浮数皆为风热在表之表现。

治法:疏风清热,利喉开音。

方药:疏风清热汤加味。方中以荆芥、防风祛风解表;金银花、连翘、黄芩、赤芍清热消肿;玄参、浙贝母、天花粉、桑白皮清肺化痰;牛蒡子、桔梗、甘草散结解毒,清利咽喉。临证时,可加蝉蜕、木蝴蝶疏散风热,利喉开音;若痰黏难出者,可加瓜蒌皮、杏仁以清热化痰。

3.痰热壅肺

证候表现:声音嘶哑,甚则失音,咽喉痛甚,咳嗽痰黄,壮热口渴,大便秘结,舌质红,苔黄厚,脉洪数。检查时可见喉窍黏膜及室带、声带充血,深红肿胀,声带上有黄白色分泌物附着,闭合不全。

证候分析:肺胃积热,复感风热,内外邪热互结,炼津为痰,痰热壅阻喉窍,致声户开合不利,则声音嘶哑,甚则失音;痰热壅阻喉窍脉络,则咽喉痛甚,喉窍黏膜及室带、声带充血肿胀;肺胃热盛于里,则壮热口渴、大便秘结;舌质红、苔黄厚、脉洪数皆为里热炽盛之征。

治法:泻热涤痰,利喉开音。

方药:清咽利膈汤加减。方中以大黄、玄明粉通便泻热;栀子、连翘、黄芩、金银花、黄连泻火解毒;桔梗、甘草、牛蒡子、薄荷、玄参清利咽喉。临证时,服药后大便通畅者,可去大黄、玄明粉,加蝉蜕、木蝴蝶以利喉开音;若痰涎多者,可加贝母、天竺黄、瓜蒌、竹茹以清热化痰。

4. 肺肾阴虚

证候表现:声音嘶哑日久,咽喉干涩微痛,喉痒,干咳,痰少而黏,时时清嗓,下午明显,可兼有颧红唇赤、头晕耳鸣、虚烦少寐、腰膝酸软、手足心热等,舌红少津,脉细数。检查时可见喉窍黏膜及室带、声带微红肿、声带边缘肥厚,或喉窍和声带黏膜干燥、变薄,声门闭合不全。

证候分析:肺肾阴虚,喉失濡养,致声户失健,开合不利,则声嘶日久难愈;阴虚生内热,虚火上炎,则喉窍黏膜及室带、声带微红肿,咽喉干涩微痛,或喉窍及声带黏膜干燥、变薄;虚火炼痰,则干咳痰黏;颧红唇赤、头晕耳鸣、虚烦少寐、腰膝酸软、手足心热、舌红少津、脉细数均为阴虚火旺之征。

治法:滋阴降火,利喉开音。

方药:百合固金汤加味。方中以百合、生地黄、熟地黄滋养肺肾;麦冬、玄参滋阴生津,降火利喉;当归、白芍养血益阴;桔梗、甘草、贝母化痰利喉。临证时,可加木蝴蝶、蝉蜕利喉开音;若虚火旺者,加黄柏、知母以降火坚阴;若是以咽喉干痒、咳嗽、焮热感为主的阴虚肺燥之证,宜用甘露饮生津润燥。

5. 肺脾气虚

证候表现:声嘶日久,语音低沉,高音费力,不能持久,劳则加重,上午症状明显,可兼有少气懒言、倦怠乏力、纳呆便溏、面色萎黄等,舌体胖,有齿痕,苔白,脉细弱。检查时可见喉黏膜色淡不红,声带肿胀或不肿胀,松弛无力,声门闭合不全。

证候分析:肺脾气虚,喉窍失养,鼓动声户无力,则声带松弛无力、语音低沉、高音费力、不能持久;劳则耗气,则遇劳加重;上午阳气未盛,则上午症状明显;少气懒言、倦怠乏力、纳呆便溏、面色萎黄、舌体胖、有齿痕、苔白、脉细弱均为肺脾气虚之表现。

治法:补益肺脾,益气开音。

方药:补中益气汤加味。补中益气汤可补益肺脾之气,养喉益声。临证时,可加诃子收敛肺气、利喉开音,加石菖蒲通窍开音;若声带肿胀、湿重痰多者,可加半夏、茯苓、扁豆以祛湿除痰,消肿开音。

6. 血瘀痰凝

证候表现:声嘶日久,说话费力,喉内有异物感或痰黏着感,常需清嗓,胸闷不舒,舌质暗或有瘀点,苔薄白或薄黄,脉细涩。检查时可见喉窍黏膜及室带、声带、杓间暗红肥厚,或声带边缘有小结及息肉突起,常有黏液黏附。

证候分析:邪滞喉窍,脉络日久,经气郁滞不畅,气滞血瘀痰凝,结聚喉窍,则声带暗滞,或有小结、息肉;声户开合不利,则声嘶难愈,讲话费力;血瘀痰凝,黏附声带,则喉内有异物感、痰黏着感;胸闷不舒是气滞之征;舌质暗滞、脉细涩为血瘀之候。

治法:活血化痰,利喉开音。

方药:会厌逐瘀汤加减。方中以当归、赤芍、红花、桃仁、生地黄活血祛瘀;枳壳、柴胡疏肝理气,行气散瘀;桔梗、甘草、玄参宣肺化痰,利喉开音。临证时,若痰多者,可加贝母、瓜蒌仁、海浮石化痰散结。

(二)外治法

(1)含服:选用具有清利咽喉的中药制剂含服,使咽喉清利,有助于消肿止痛开音,如复方草珊瑚含片、西瓜霜润喉片、玄麦甘桔含片等。

(2)蒸汽或超声雾化吸入:根据不同证型,选用不同的中药水煎,如风寒袭肺者用紫苏叶、香薷、蝉蜕等;风热犯肺或痰热壅肺者用柴胡、葛根、黄芩、生甘草、桔梗、薄荷等;肺肾阴虚者用乌梅、绿茶、甘草、薄荷等。取煎出液做蒸汽吸入或超声雾化吸入,每次 15 分钟,每日 2 次。

(3)喉头滴药:可用板蓝根注射液、鱼腥草注射液、双黄连注射液等做喉头滴入,使药液直达喉腔,每次 1 mL,每日或隔日 1 次,适用于喉喑热证。

(4)离子导入疗法:用红花、橘络、乌梅、绿茶、甘草、薄荷等水煎液,做喉局部直流电离子导入治疗,每次 20 分钟,每日 1 次,适用于各证型喉喑。

(5)手术治疗:声带小结或息肉长期不愈者,可行手术摘除。

(三)针灸疗法

(1)体针:可采用局部与远端取穴相结合的方法。喉周选取人迎、水突、廉泉、新廉泉(环甲膜正中点)、开音 1 号(颈前中线,甲状软骨切迹向人迎旁开 1 寸处)、开音 2 号(颈前中线,环状软骨上缘向水突旁开 1 寸处),每次取 2～3 穴。远端取穴:病初起者,可取合谷、少商、商阳、尺泽,每次取 1～2 穴,用泻法;病久者,肺脾气虚可取足三里,肺肾阴虚可取三阴交,用平补平泻法或补法。针刺,每日 1 次,留针 20 分钟。

(2)刺血法:用三棱针刺两手少商、商阳、三商(奇穴,别名大指甲根)等穴,每穴放血 1～2 滴,每日 1 次,用于喉喑热证。

(3)耳针:取咽喉、声带、肺、大肠、神门、内分泌、皮质下、平喘等耳穴,脾虚者加取脾、胃,肾虚者加取肾,每次取 3～4 穴,针刺 20 分钟。病初起,每日 1 次,久病隔日 1 次;也可用王不留行籽贴压,每次选 3～4 穴,每穴按压 1 分钟,每日按压 3～4 次,贴压 3～5 日。

(4)穴位注射:取穴如上述体针穴位,每次选 2～3 穴做穴位注射,药物可用复方丹参注射液、当归注射液、鱼腥草注射液、双黄连注射液等,每次注射 0.5～1 mL 药液,隔日 1 次。

(5)穴位磁疗:取穴如上述体针喉部穴位,每次选 2～3 穴,贴放磁片,或加用电流,每次 20 分钟,每日 1 次。

(6)氦-氖激光穴位照射:取穴如上述体针穴位,每次选 2～3 穴,局部激光直接照射,选择输出功率为 2.5～5 mW,每次每穴照射 5 分钟,每日 1 次。

(四)其他疗法

嗓音矫治,进行发声训练,缓解发声器官的紧张,有助于发声功能状态恢复正常。

【预防与调护】

(1)加强体育锻炼,增强体质,积极防治感冒及鼻腔、鼻旁窦、鼻咽、口腔疾病,防止下行感染。

(2)避免用声过度,节制烟酒,少食辛辣、油煎食品。

(3)避免烟尘及化学气体的刺激。

(4)保持居室内适宜的空气湿度和温度。

第十七节 梅核气

梅核气是以咽部异物感如梅核梗阻,咯之不出,咽之不下为特征的疾病,多发于中年女性。西医学的咽部神经症等可参考本病进行辨证施治。

【病因病机】

1. 肝郁气滞

平素情志抑郁,肝失条达,肝气郁结,气机阻滞,肝气上逆,阻结于咽喉而发病。

2. 痰气互结

由于思虑伤脾,或肝病乘脾,以致脾虚运化失健,津液不得输布,聚湿生痰,痰气互结于咽喉而发病。

【诊断】

1. 诊断要点

(1)病史:可有反复发作史,或心理多敏感、郁闷等。

(2)临床表现:以咽部的异物阻塞感为主要症状,其状或如梅核,或如炙脔,或如贴棉絮,或如虫扰,或如丝如发,或如痰阻,咯之不出,咽之不下,不痛不痒,不碍饮食及呼吸,多于情志不舒、心情郁闷时症状加重。

(3)检查:咽喉各部所见正常,纤维喉镜及食管钡餐或食管镜检查亦无异常发现。

2. 鉴别诊断

本病应注意与喉痹、乳蛾、咽喉或食管肿瘤等器质性疾病相鉴别。

【辨证治疗】

(一)分型论治

1. 肝郁气滞

证候表现:咽喉有异物感,或如梅核,或如肿物,吞之不下,吐之不出,但不碍饮食,患者常有抑郁多疑,胸胁脘腹胀满,心烦易怒,善太息,脉弦。

证候分析:平素情志抑郁,肝气郁结,疏泄失常,气机阻滞,肝气上逆,阻结于咽喉,则咽喉有异物感,状如梅核或肿物;无形气结,则吞之不下,吐之不出,而不碍饮食;肝郁不舒,则多疑、多虑而精神抑郁,心烦易怒而喜太息;肝郁气滞,横逆犯脾,则见胸胁脘腹胀满;脉弦为肝郁之象。

治法:疏肝理气,散结解郁。

方药:逍遥散加减。方中柴胡疏肝解郁;薄荷助柴胡疏肝;当归、白芍养血柔肝;白术、茯苓健脾祛湿;生姜、甘草益气补中。临证时,可加香附、苏梗、绿萼梅以助理气利咽;烦躁易怒、头痛不适、口干者,可加牡丹皮、栀子;失眠者,可加合欢花、酸枣仁、五味子、夜交藤等。

2. 痰气互结

证候表现:咽喉有异物感,自觉喉间多痰,咳吐不爽,或见咳嗽痰白,肢倦纳呆,脘腹胀满,舌淡胖,苔白腻,脉滑。

证候分析:脾主运化,脾虚失健,聚湿生痰,痰阻气机,痰气上逆,结于咽喉,则咽喉有异物感,自觉喉中痰多、咳吐不爽;脾为生痰之源,肺为储痰之器,痰浊阻肺,则咳嗽痰白;脾主肌肉,脾虚则肢倦;脾虚运化失司,则纳呆、脘腹胀满;舌淡胖、苔白腻、脉滑均为脾虚痰聚之候。

治法:健脾化痰,理气散结。

方药:半夏厚朴汤合四君子汤。半夏厚朴汤有行气散结、降逆化痰的作用;四君子汤有健脾益气的作用。两者合用,共奏健脾化痰、理气散结之功。临证时,若精神症状明显、多疑、多虑者,加炙甘草、麦冬、浮小麦;胸闷痰多者,加瓜蒌仁、薤白;纳呆、苔白腻者,加砂仁、陈皮。

痰气互结日久,致使气机不畅,气滞则血瘀,咽喉脉络受阻,亦可见异物堵塞感,持续难消,治宜祛痰活血理气,可用桃红四物汤合二陈汤。方中桃仁、红花、川芎活血祛瘀;当归、生地黄、芍药和血养阴润燥;二陈汤祛湿除痰理气。两方合用,以达祛痰活血理气之目的。临证时,若见病久乏力、面色不华、舌质淡者,可加黄芪、鸡血藤;胸胁不适者,加柴胡、苏梗、枳壳;痰湿盛者,加半夏、瓜蒌等。

(二)外治法

(1)以冰硼散少许,喷于咽部,每日 2～3 次。

(2)咽部注射:先于咽后壁喷少量表面麻醉剂,用注射器抽取维生素 B_{12} 或 2% 利多卡因注射液 1 mL,分 4～5 点注射于咽后壁黏膜下。

(三)针灸疗法

(1)体针:以毫针针刺廉泉穴,针尖向上刺至舌根部,令患者做吞咽动作,至异物感减轻或消失时出针;或取合谷、内关、天突针刺,每日 1 次。

(2)灸法:取膻中、中脘、脾俞,灸 3～5 壮,每日 1 次。

(3)埋线:取天突或膻中做穴位埋线。

(4)耳针:取肝、肺、咽喉、内分泌、肾上腺等耳穴,用王不留行籽贴压,每日揉压数次,以加强刺激。

(四)其他疗法

针对患者的精神因素,在认真详细检查后,耐心解释,进行适当的心理疏导,解除其心理负担,增强其对治疗的信心。

【预防与调护】

(1)保持乐观向上的精神面貌,培养性情开朗、心胸宽阔的性格。

(2)戒除烟酒,禁食肥甘厚味之品。

(3)对待患者认真负责,检查仔细周到,使患者对医生建立起良好的信任感,同时向患者耐心解释本病的特点,使其消除不必要的顾虑,减轻心理负担,以利于康复。

第十八节　急喉风

急喉风是以吸气性呼吸困难为主要特征的急性咽喉疾病。临床上常可出现咽喉红肿疼痛、痰涎壅盛、言语难出、声如拽锯、汤水难下等症状,严重者可发生窒息死亡。西医学的急性喉阻塞可参考本病进行辨证施治。

【病因病机】

1.风热外袭,热毒内困

患者肺胃素有蕴热,复感风热之邪,或时行疫疠之邪侵入人体,风热邪毒引动肺胃之热上升,风火相煽,致内外邪热搏结不散,结聚于咽喉而为病。

2.热毒熏蒸,痰热壅结

火毒炽盛,火动痰生,致痰火邪毒结聚于咽喉而为病。

3.风寒湿浊,凝聚咽喉

禀赋不足,体质虚弱,饮食、针药不宜,致风、寒、湿凝聚于喉而为病。

【诊断】

1.诊断要点

(1)病史:患者多有急性咽喉疾病或咽喉异物、外伤、过敏、肿瘤等病史。

(2)临床表现:吸气性呼吸困难,并伴有吸气期喉鸣、痰涎壅盛、言语难出、汤水难下、声音嘶哑等。

(3)检查:急喉风根据呼吸困难及病情轻重程度,分为四度。

一度:患者安静时无症状,活动或哭闹时出现喉鸣和鼻翼扇动,吸气时天突(胸骨上窝)、缺盆(锁骨上窝)及肋间等处轻度凹陷,称"三凹征"(儿童上腹部软组织也可凹陷,故亦称"四凹征")。

二度:患者安静时亦出现上述呼吸困难表现,活动时加重,但不影响睡眠和进食。

三度:患者呼吸困难明显,喉鸣较响,并因缺氧而呈烦躁不安、自汗、脉数等,"三凹征"或"四凹征"显著。

四度:患者呼吸极度困难,坐卧不安,唇青面黑,额汗如珠,身汗如雨,甚则四肢厥冷,脉沉微欲绝,神昏,濒临窒息。

2.鉴别诊断

吸气性呼吸困难应与呼气性呼吸困难及混合性呼吸困难相鉴别,其鉴别要点见表12-1。

表12-1 三种呼吸困难的鉴别要点

临床表现	吸气性呼吸困难	呼气性呼吸困难	混合性呼吸困难
呼吸深度与频率	吸气运动加强、延长,即吸气深而慢,显示吸入空气有困难	呼吸频率基本不变或减慢,呼气运动增强、延长,显示呼出空气有困难	吸气运动亦稍加强,吸气与呼气均费力,显示空气出入均有困难
"三凹征"及"四凹征"	吸气时明显	无或不明显	以吸气性呼吸困难为主者则有之
呼吸时伴发声音	吸气时有喉鸣音	呼气时有哮鸣音	一般不伴发明显声音
体征	咽喉部有阻塞性病变	肺部有充气不足的体征	肺部有充气过多的体征,可闻及呼吸期哮鸣音

【辨证治疗】

（一）分型论治

1.风热外袭,热毒内困

证候表现:咽喉肿胀疼痛,吞咽不利,继之咽喉紧涩,汤水难下,强饮则呛,言语不清,痰涎壅盛,咽喉堵塞,呼吸困难,全身可见乏力、恶风、发热、头痛,舌质红,苔黄或黄厚,脉数。检查时可见咽喉黏膜呈鲜红色或紫红色,声门区红肿显著。

证候分析:风热邪毒引动诸经积热,壅结于咽喉,则见咽喉红肿胀痛;喉为气息出入之通道,火毒结聚于喉,以致喉腔肿胀、狭窄,则觉咽喉紧涩阻塞、言语不清、呼吸不利;咽为吞咽必经之路,气血凝结于此,则见汤水难下、强饮则呛;恶风、发热、头痛、脉数、舌红苔黄等皆为邪侵卫分,营卫不和,热毒内蕴之表现。

治法:疏风泻热,解毒消肿。

方药:清咽利膈汤加减。方中荆芥、防风、薄荷疏表散邪;栀子、黄芩、连翘、金银花、黄连泻火解毒;桔梗、甘草、牛蒡子、玄参缓解咽喉肿痛;生大黄、玄明粉通便泻热。临证时,若咳甚痰盛者,可加瓜蒌、贝母、竹沥、前胡、百部等清热疏风、祛痰散结之药。

2.热毒熏蒸,痰热壅结

证候表现:咽喉突然肿胀,疼痛难忍,喉中痰鸣,声如拽锯,喘息气粗,声音嘶哑,或言语难出,全身可见憎寒壮热或高热心烦、汗出如雨、口干欲饮、大便秘结、小便短赤,舌质红绛,苔黄或腻,脉数或沉微欲绝。检查时可见咽喉极度红肿,会厌或声门红肿明显,痰涎多,或有腐物,并可见鼻翼扇动,以及天突、缺盆、肋间及上腹部在吸气时出现凹陷。

证候分析:邪毒壅盛,熏灼咽喉,则见咽喉肿胀迅速、疼痛难忍;火为痰之本,火动则痰生,痰涎火毒壅阻喉腔,塞于气道,则见呼吸困难、喘息气粗、痰声如锯、鼻翼扇动;邪客咽喉,声门肿胀,开合不利,则声音嘶哑或言语难出;口干欲饮、大便秘结、小便短赤、舌质红绛、苔黄而腻皆为火毒困结于内所致;烦躁不安、身汗如雨、脉沉微欲绝等是濒临窒息、阴阳离决之表现。

治法:泻热解毒,祛痰开窍。

方药:清瘟败毒散加减。方中以犀角(可用水牛角代替)为主药,结合玄参、生地黄、赤芍、牡丹皮以泻热凉血解毒;黄连、黄芩、栀子、石膏、知母、连翘清热泻火解毒,去气分之热;桔梗、甘草宣通肺气而利咽喉。临证时,若痰涎壅盛者,加大黄、贝母、瓜蒌、葶苈子、竹茹等清热化痰散结,并配合六神丸、雄黄解毒丸、紫雪丹、至宝丹以清热解毒、祛痰开窍;大便秘结者,可加大黄、芒硝以泻热通便。

3.风寒湿浊,凝聚咽喉

证候表现:猝然咽喉憋闷,声音不扬,吞咽不利,呼吸困难或兼有咽喉微痛,全身可见恶寒、发热、头痛、无汗、口不渴等,舌苔白滑,脉浮。检查时可见喉关可无红肿,会厌可明显肿胀,甚至如球状,声门处黏膜苍白水肿,声门开阖不利。

证候分析:素体虚弱,或禀质过敏,风、寒、湿邪乘虚而入,壅阻于肺,肺气失宣,寒邪凝聚于喉,则见咽喉憋闷、吞咽不利、声音不扬;湿邪上犯,结聚喉头,则见会厌及声门黏膜肿胀显著、声门开阖不利;气道受阻,气息出入不利,则吸气困难;寒湿侵犯,卫阳被遏,则恶寒发热、头痛无汗、口不渴;脉浮、舌苔白滑皆为感受寒湿之征。

治法:散寒祛湿,利咽消肿。

方药:六味汤加味。方中荆芥、防风、薄荷祛风解表,辛散风寒;桔梗、甘草、僵蚕宣肺化痰利咽。临证时,可加苏叶以助疏散风寒,加蝉蜕以祛风开音,加茯苓、泽泻以健脾祛湿消肿;恶风无汗者,可加桂枝;痰多者,可加半夏、白前。

(二)外治法

(1)雾化吸入:可用金银花、菊花、薄荷、葱白、藿香等中药适量进行煎煮,并将药液放入雾化器中吸入;亦可加入适量抗生素及激素。

(2)中药离子透入:可用黄芩、栀子、连翘、赤芍、牡丹皮、贝母、天竺黄、大黄等药浓煎后,以离子透入仪将药液从颈前部皮肤导入至喉部病变部位。

(3)吹药:适用于喉关及口咽部病变,如喉风散、西瓜霜等吹喉,每日数次。

(4)含漱:咽部红肿者,可用清热解毒、消肿利咽的中药煎水含漱。

(5)理疗:配合微波治疗仪、超短波治疗仪等对局部进行治疗。

(三)针灸疗法

(1)针刺:取合谷、少商、商阳、尺泽、少泽、曲池、扶突等穴,每次2～3穴,用泻法,不留针;或取少商、商阳点刺出血以泻热。

(2)耳针:选用神门、咽喉、平喘等耳穴针刺,留针15～30分钟,每日1～2次。

(四)其他疗法

(1)气管切开术:根据病因及呼吸困难的程度进行气管切开,及时解除呼吸困难是治疗本病的重要方法。一般来说,一、二度呼吸困难以病因治疗为主,做好气管切开的准备;三度呼吸困难应在严密观察下积极使用药物治疗,随时做好气管切开的准备;若药物治疗未见好转,全身情况较差,或估计短时间内难以消除病因,则应及时进行气管切开;四度呼吸困难宜立即行气管切开,必要时可行紧急气管切开或环甲膜切开术,为进一步处理争取时间。

(2)擒拿及提刮法:根据病情,一、二度呼吸困难者可配合擒拿或提刮法进行治疗。

【预防与调护】

(1)加强锻炼身体,增强体质,积极防治外感,可有效减少急喉风的发生。

(2)密切观察病情变化,做好充分准备,随时进行抢救。

(3)为了避免加重呼吸困难症状,应尽量少活动,多安静休息,并应采取半卧位。

(4)进食或服药应缓缓下咽,以免引起呛咳,如咽喉疼痛,应进冷或温流质、半流质饮食。

(5)气管切开后,应保持套管通畅,将内管定时取出清洗、消毒,一般每4～6小时清洗1次;保持合适的室内温度(22℃左右)、湿度(90%以上),蒸汽吸入,稀释痰液,维持下呼吸道通畅;防止伤口感染,及时换药;注意防止外管脱出,以免发生窒息;拔管前应先堵管1～2个昼夜,待患者呼吸平稳后可拔管,伤口不必缝合,用蝶形纱布将创缘拉拢,数日即可自愈。

(6)忌食辛辣、肥甘、黏腻之物,以免助长火势及滋生痰湿,使病情加重。

(7)戒除烟酒,以免刺激咽喉,加重病情。

第十九节　鼻咽癌

鼻咽癌指发生于鼻咽部的癌肿,临床上以鼻塞、鼻衄、耳鸣、头痛、颈部恶核和颅神经损害为主要症状。鼻咽癌是我国高发肿瘤之一,尤以广东、广西、湖南、福建等省(自治区)发病率较高,男性发病率约为女性的 2～3 倍,40～60 岁为高发年龄组。

【病因病机】

1.气血凝结

情志不遂,悲、怒、忧、思等七情致伤,以致肝气郁结,疏泄失常,气机不宜,肝郁气逆,则气血滞留,瘀阻脉络,日久形成肿块。

2.痰浊结聚

患者素有痰热,又长期受不洁空气、粉尘、化学气体的刺激,热毒蕴肺,肺热煎灼津液而为痰,痰浊困结,阻塞经络而为癌肿;或因七情所伤,肝郁气滞,肝气横逆伤脾,肝脾不和,脾胃升降失常,痰浊内生,痰气互结而为癌肿。

3.火毒困结

长期饮食不节,或常食发霉腐败有毒食物,以致脾胃受伤,热毒蕴积体内,结聚而为癌肿;或因肝郁化火,郁火相凝,痰火互结;或肝胆火旺,火毒循经上逆颅颞,火毒困结而致癌肿。

4.正虚毒滞

禀赋不足,或因年老体弱,导致体内阴阳失调,机体不能适应外界的各种刺激,不能防御六淫邪毒的侵袭,邪毒乘虚而入,客居不去,滞留而为癌肿。

【诊断】

1.诊断要点

(1)病史:详细询问病史,注意患者有无出现不明原因的耳、鼻及眼部症状。

(2)临床表现:早期常无症状或症状不典型,出现症状时很多已属中、晚期。常见临床表现有:①回吸或擤出鼻涕中带血,逐渐出现单侧或双侧鼻塞;②单侧耳鸣,耳内有堵塞感,听力下降;③一侧持续性、部位固定的头痛,晚期头痛剧烈;④出现面部麻木、视昏,甚至失明,复视,眼睑下垂,食入反呛,声嘶,伸舌偏斜等。

(3)检查:鼻咽镜检查时可见鼻咽部有肿块,呈结节状或菜花状隆起新生物,或局部黏膜充血,血管怒张,或一侧咽隐窝饱满。颈部可有恶核,与皮肤粘连。CT 扫描或 MRI 可显示肿块大小及发展方向,鼻咽部或颈淋巴结组织活检可以明确诊断,必要时可反复多次活检。EB 病毒血清学检查可以作为鼻咽癌诊断的辅助指标。

2.鉴别诊断

本病应与鼻咽部病变(鼻咽增生性疾病、萎缩性鼻咽炎、重度炎症、鼻咽结核)及颈部肿块(颈淋巴结炎、颈淋巴结结核、颈部良性肿瘤)等相鉴别。

【辨证治疗】

(一)分型论治

1.气血凝结

证候表现:头痛较甚,跳痛或刺痛,耳内胀闷或耳鸣、耳聋,鼻涕带血,全身或可出现胸胁胀痛,口苦口干,舌质红或暗红,或瘀暗紫斑,舌苔白或黄,脉弦细或涩缓。鼻咽肿块暗红,或有血脉缠绕,触之易出血,颈部或有硬实肿块。

证候分析:由于七情所伤,肝气郁结,疏泄失常,肝郁血逆,而致气血凝滞,瘀阻脉络,日久结聚而为癌肿。气血瘀阻,脉络不通,或癌肿上犯颅脑,则见头痛较甚,跳痛或刺痛。邪毒引动肝胆之火上结耳窍,或因肿块阻塞,气机不利,则耳内胀闷,或有耳鸣、耳聋。气滞血瘀,血不循经,溢于脉外,则鼻涕带血。气血瘀滞脉络,脉络外露,则肿块色暗红,血脉缠绕。肝郁化火,火热搏结于脉络,则鼻咽肿块易出血。肝郁火盛,气机不利,则胸胁胀痛、口苦口干。邪毒循经结聚于颈部,则颈部有硬实肿块。舌质红或暗红,或瘀暗紫斑,脉弦细或涩缓均为气滞血瘀之象。

治法:行气活血,软坚散结,和肝养阴。

方药:丹栀逍遥散加三棱、莪术、穿山甲、昆布、牡蛎等。方中柴胡疏肝解郁;当归、白芍补血养肝;茯苓、白术健脾祛湿;薄荷、生姜疏散条达;炙甘草调和诸药;牡丹皮、栀子清热凉血,祛瘀消肿。本方为疏肝解郁、养阴清热之剂,临证时可配三棱、莪术、穿山甲攻坚散结,昆布、牡蛎软坚散结。

2. 痰浊结聚

证候表现:头痛头重,鼻塞,涕中带血,全身或耳内胀闷,或痰多胸闷,体倦嗜睡,或见心悸,恶心,胃纳差,大便溏,舌质淡暗或淡红,舌体胖或有齿印,舌苔白或厚腻,脉弦滑或细滑。鼻咽肿块色淡红,或有分泌物附着,一般颈部多有肿块,肿块较大。

证候分析:肝气郁结,横逆犯脾,肝脾不和,脾失健运,以致水湿内停,痰浊结聚,阻滞脉络,日久形成肿块;或由于热毒蕴肺,煎熬津液而为痰,痰火互结,阻塞经脉而为癌肿。头为诸阳之会,痰浊蒙闭清窍,清阳之气不升,则见头痛头重、鼻塞不通、耳窍堵塞。脾虚不能统血,则涕中带血。脾虚湿盛,肺不布津,痰湿阻遏阳气,气机不利,则痰多、胸闷不舒,或见心悸、恶心。脾虚湿困,运化失常,水谷精微无以输布,则体倦嗜睡、胃纳差、大便溏。舌质淡胖或有齿印,苔白或黄腻,脉弦滑或细滑均为痰浊内困之象。

治法:祛痰浊,散结聚,和脾胃。

方药:清气化痰丸加鸡内金、党参、山慈菇等。方中半夏、胆南星、瓜蒌仁、杏仁、陈皮行气化痰,祛浊散结;枳实、山慈菇行气消积散结聚;黄芩清肺除热;鸡内金、党参、茯苓健脾和胃。全方有涤痰散结、消散肿块、健脾和胃的作用。

3. 火毒困结

证候表现:头痛剧烈,痰涕带血较多,污秽腥臭,耳鸣,耳聋,或视昏、复视,全身可出现咳嗽痰稠,心烦失眠,口干口苦,小便短赤,大便秘结,舌质红,脉弦滑或弦数。鼻咽癌肿溃烂,或呈菜花状,或颈部有硬实肿块。

证候分析:肝郁日久,化热化火,或热毒蕴结脾胃,火毒亢盛,痰火气血互结,循经上逆颅颞而发为癌肿。火毒上扰清窍,癌肿上犯于头颅,则头痛剧烈、耳鸣、耳聋;火毒与气血搏结,灼腐癌肿而致溃破腐烂;火毒灼伤脉络,则痰涕带血较多、污秽腥臭;癌肿闭阻眼部脉络,故视物不清、复视;癌肿循经转移于颈部,则颈部可见恶核;火毒亢盛,干扰神明,则心烦失眠;火毒困结,煎熬津液,炼津为痰,肺气不宣,则咳嗽痰稠;口干口苦、小便短赤、舌质红、脉滑数等均为火毒壅盛之象。

治法:泻火解毒,疏肝健脾。

方药:柴胡清肝汤加白术、沙参、白茅根、鸡内金等。方中柴胡、当归、川芎、白芍、生地黄疏肝养血;黄芩、栀子、连翘清热泻火;防风、牛蒡子清散邪热;花粉、甘草清热养阴生津;加白术、鸡内金健脾消积散结;沙参、白茅根养阴凉血。全方合用,有清热泻火、疏肝健脾、养阴散结的作用。临证时,如火毒盛极者,可加山豆根、青黛、苦地胆等以苦寒泻热毒。

4.正虚毒滞

证候表现:鼻塞,涕中带血,耳鸣,耳聋,头痛,眩晕,形体瘦弱,全身或可出现盗汗,五心烦热,腰膝酸软,舌红少苔,脉细。鼻咽部肿块隆起,色红或淡红,或血丝缠绕,或有污脓附着,颈部或可扪及恶核。

证候分析:素体虚弱或老年体弱,邪毒乘虚而入,久积而为肿块。癌肿侵犯,伤阴耗气,气血渐衰,则形体瘦弱;邪毒上壅清窍,又因气血不足,不能上荣,则耳鸣、耳聋、头痛、眩晕;盗汗、五心烦热、腰膝酸软、舌红少苔、脉细皆为肝肾阴虚之征。

治法:调和营血,扶正祛邪。

方药:和荣散坚丸加减。方中八珍汤调补气血;陈皮、香附行气散结;花粉、昆布、贝母、夏枯草清热祛痰,软坚散结;红花活血散瘀;升麻、桔梗载诸药上行。全方共奏调和营血、祛邪、散结聚之功。

鼻咽癌各型临床表现均为邪实正虚,但早期往往以邪实为主,晚期则以正虚为主,所以在治疗过程中,或攻补兼施,或先攻后补,或先补后攻,应根据病情灵活施治。除上述辨证分型治疗外,还应根据临床出现的不同症状,加减用药。例如:颈部肿块巨大、痰多者,可加生南星、生半夏等以攻坚逐痰散结;肿块大而硬实者,可加虻虫、土鳖虫、红花、桃仁、泽兰以破血逐瘀散结;头痛剧烈者,可加露蜂房、五灵脂、沉香、木香、蔓荆子、藁本等,亦可配服云南白药,以活血祛瘀,行气止痛;如出现鼻衄或痰中带血等,可加旱莲草、白茅根、仙鹤草、紫珠草、藕节、白及、马勃、阿胶等止血药;如肿物溃烂,腐败而污脓多,可加鱼腥草、马勃、穿山甲、皂角刺等清热利湿排脓之药;若脉络闭阻,出现口眼㖞斜、视一为二、伸舌不正、言语不清、面麻瘫痪等症,可配合牵正散以祛痰止痉,或加地龙干、蝉蜕、蜈蚣、白芍、钩藤等,以通络止痉;年老体弱的鼻咽癌患者,或鼻咽癌后期,伤阴耗气,气血衰败,此时应根据病情变化,配合补虚扶正,以达到扶正祛邪的目的。

(二)鼻咽癌放疗、化疗配合中医辨证治疗

放射治疗或化学药物治疗鼻咽癌,虽然可以大量地杀灭癌细胞,但在这一过程中,也削弱了机体的气、血、津液,影响了脏腑的功能,使全身和局部抵御外邪之能力下降而出现不良反应,因此配合中医辨证治疗,可以调整机体的阴阳、气血、经络和脏腑的生理功能,增强体质,减轻各种不良反应,巩固疗效,更好地预防鼻咽癌的复发和转移。临床上,根据放、化疗后患者所出现的不同症状,分为以下四型。

1.肺胃阴虚

证候表现:口干咽燥,口渴喜饮,或口唇燥裂,鼻干少津,或口烂疼痛,干呕或呃逆,干咳少痰,胃纳欠佳,大便秘结,小便短少,舌红而干,少苔或无苔,脉细数;咽部黏膜充血,干燥少津,咽后壁黏膜干亮,或有脓痰黏附;鼻腔黏膜红干,时有血痂、脓痂;鼻咽黏膜充血、干燥,或有干瘀痂块附着。

证候分析:由于放射治疗直接灼伤唾液腺,津液枯涸,不能濡润口腔黏膜,又由于热盛耗伤肺胃阴液,体内津液耗伤,不能内溉脏腑,外濡腠理、孔窍,则出现口干咽燥、口渴喜饮、口唇燥裂、口烂疼痛等症状;热邪灼伤津液,则时有血丝、血痂。

治法：清肺养胃，润燥生津。

方药：泻白散合沙参麦冬汤加减。泻白散清泻肺热，沙参麦冬汤则甘寒生津；临床亦常用太子参、石斛、葛根、芦根、干地黄、玄参、谷芽、麦冬、山楂肉、神曲、竹茹等药。若口烂疼痛较甚者，为体内津液耗伤，心、脾二经火炽，可配合导赤散以清热利湿。

2. 阴血亏损

证候表现：头晕目眩，面色苍白或萎黄，咽干，鼻干少津，或涕中带血丝，气短乏力，四肢麻木，心悸怔忡，失眠多梦，甚则头发脱落，爪甲无华，口气微腥臭，舌质淡或淡暗，少津，脉细无力；咽部及鼻咽黏膜淡红而干，咽后壁黏膜淡红干亮，或有少许痂块附着；鼻咽部或有少许黄绿色痂块附着。

证候分析：阴血亏损，主要是心脾两虚，由于放、化疗后，心阴受损，阴血暗耗，血液循环不周，不能上荣头面，则头晕目眩、面色苍白或萎黄；脾伤则无以生化精微，生化之源不足，不能上濡五官，则咽干、鼻干少涕或有血丝涕；心脾两虚，则见气短乏力、四肢麻木、心悸怔忡、失眠多梦、发脱爪枯等。

治法：健脾养心，益气补血。

方药：归脾汤加减，临床亦常选用鸡血藤、何首乌、黄精、桑椹、大枣、阿胶等补血药。若头发脱落，爪甲无华，为气血亏虚，精气不足的表现，可用大补元煎加何首乌、菟丝子、补骨脂、黑芝麻等，也可选用十全大补汤。

3. 脾胃失调

证候表现：形体消瘦，胃纳欠佳，厌食，恶心，呕吐或吐酸水，呃逆，心烦，腹胀，腹痛，胸脘痞满，大便溏，舌质淡，苔白厚，脉细弱；咽部或鼻咽黏膜淡红、微干，鼻咽部或见脓涕痂块附着。

证候分析：由于放、化疗后，脾胃受伤，健运失职，水谷不归正化而出现胃纳欠佳、厌食、恶心、呕吐、呃逆等一系列症状；脾虚湿困，湿浊停聚鼻窍，则鼻咽部分泌物较多，有脓涕痂块附着。

治法：健脾益气，和胃止呕。

方药：香砂六君子汤加减。临证时，可加藿香、布渣叶、神曲、麦芽、山楂、鸡内金、竹茹等消食醒胃的药物；若脾虚较甚者，可加北黄芪、吉林参等。

4. 肾精亏损

证候表现：形体消瘦，眩晕耳鸣，听力下降，精神萎靡，口舌干燥，咽干欲饮，腰膝酸软，遗精滑泄，五心烦热或午后潮热，舌红少苔或无苔，脉细弱或细数；检查可见咽黏膜潮红干燥，咽后壁黏膜潮红干亮，鼻咽黏膜潮红，或有血痂或脓痂附着。

证候分析：由于放、化疗，肝肾阴液受伤过甚，阴精亏损，阴虚内热，而致口干津少、咽干欲饮、五心烦热、午后潮热、舌红少苔等一系列表现。肝肾阴虚，则髓海不足，故见眩晕耳鸣、听力下降。

治法：补肾固本，滋阴降火。

方药：六味地黄汤加减。常用的药物还有女贞子、菟丝子、覆盆子、益智仁、胡桃仁、桑寄生、杜仲等。临证时，若阴损及阳，出现形寒肢冷等肾阳虚或阴阳俱虚证之表现者，可加补骨脂、熟附子、肉桂、骨碎补、淫羊藿等温补肾阳药；若阳虚水泛，头面浮肿者，可用真武汤。

(三)其他疗法

(1)涕多、腥臭污秽者,可用鱼腥草注射液、清开灵注射液滴鼻,以解毒排脓;涕中带血或衄血者,可滴 1‰麻黄素滴鼻剂等以止血;鼻咽癌放疗后,鼻咽黏膜萎缩,干燥而痂多者,可用复方薄荷油、鱼腥草注射液或鱼肝油滴鼻。

(2)放射性皮炎,轻者皮肤粗糙、瘙痒,重者起颗粒,皮肤出现增厚、水肿、发红、丘疹,甚则皮损难愈,可外敷三黄软膏;皮损渗液者,可掺珍珠粉,以收敛生肌。

(3)鼻衄者,应按"鼻衄"之外治法处理。

(4)鼻咽癌一经确诊,应根据病情配合放射治疗、化学药物治疗、手术治疗等方法,以提高疗效。

【预防与调护】

(1)注意精神调节,保持心情舒畅,避免忧郁、思虑过度等精神刺激。

(2)注意饮食卫生,避免过食辛辣刺激之品,节制烟酒,忌食有毒、发霉食物。

(3)注意环境卫生,避免有毒致癌物质外溢,加强个人防护。

(4)及早治疗鼻咽疾病,以免迁延日久转化为癌;开展肿瘤普查,争取早期诊断,早期治疗。

附：常用方剂

二画

十灰散（《十药神书》）：大蓟　小蓟　荷叶　侧柏叶　白茅根　茜草根　大黄　栀子　棕榈炭　牡丹皮

十全大补汤（《太平惠民和剂局方》）：人参　肉桂　川芎　地黄　茯苓　白术　炙甘草　黄芪　白芍　当归

人参养荣汤（《太平惠民和剂局方》）：白芍　当归　陈皮　黄芪　桂心　人参　白术　炙甘草　熟地黄　五味子　茯苓　远志　生姜　大枣

八珍汤（《正体类要》）：当归　川芎　白芍　熟地黄　人参　白术　茯苓　甘草

三画

三仁汤（《温病条辨》）：杏仁　飞滑石　白通草　竹叶　白蔻仁　厚朴　生薏苡仁　半夏

三拗汤（《太平惠民和剂局方》）：甘草　麻黄　杏仁　生姜

大定风珠（《温病条辨》）：白芍　干地黄　麦冬　阿胶　生龟甲　生牡蛎　炙甘草　生鳖甲　麻仁　五味子　生鸡子黄

小续命汤（《千金方》）：麻黄　防己　人参　黄芩　桂心　甘草　芍药　川芎　杏仁　附子　防风　生姜

四画

天麻钩藤饮（《杂病证治新义》）：天麻　钩藤　石决明　栀子　黄芩　川牛膝　杜仲　益母草　桑寄生　夜交藤　茯神

五苓散（《伤寒论》）：桂枝　白术　茯苓　猪苓　泽泻

五味消毒饮（《医宗金鉴》）：金银花　野菊花　蒲公英　紫花地丁　紫背天葵

止泪补肝散（《银海精微》）：蒺藜　当归　熟地黄　白芍　川芎　木贼　防风　夏枯草

贝母瓜蒌散（《医学心悟》）：贝母　瓜蒌　天花粉　茯苓　橘红　桔梗

化坚二陈汤（《医宗金鉴》）：陈皮　制半夏　茯苓　生甘草　僵蚕　川黄连

丹栀逍遥散（《内科摘要》）：柴胡　白芍　茯苓　当归　白术　甘草　生姜　薄荷　牡丹皮　栀子

六君子汤（《妇人良方》）：人参　白术　茯苓　炙甘草　陈皮　半夏

六味汤（《喉科秘旨》）：荆芥　防风　桔梗　僵蚕　薄荷　甘草

五画

玉屏风散(《丹溪心法》)：黄芪　白术　防风

正容汤(《审视瑶函》)：羌活　白附子　防风　秦艽　胆南星　僵蚕　制半夏　木瓜　甘草　茯神

甘露饮(《阎氏小儿方论》)：熟地黄　生地黄　天冬　麦冬　枳壳　甘草　茵陈　枇杷叶　石斛　黄芪

甘露消毒丹(《温热经纬》)：白豆蔻　藿香　绵茵陈　滑石　木通　石菖蒲　黄芩　川贝母　射干　薄荷　连翘

左归丸(《景岳全书》)：熟地黄　炒山药　山茱萸　枸杞子　川牛膝　制菟丝子　鹿角胶　龟甲胶

左归饮(《景岳全书》)：熟地黄　山药　枸杞子　山茱萸　茯苓　炙甘草

左金丸(《丹溪心法》)：黄连　吴茱萸

右归丸(饮)(《景岳全书》)：熟地黄　山药　山茱萸　枸杞子　炙甘草　杜仲　肉桂　制附子

石决明散(《普济方》)：石决明　草决明　赤芍　青葙子　麦冬　羌活　栀子　木贼　大黄　荆芥

龙胆泻肝汤(《医方集解》)：龙胆草　生地黄　生石膏　犀角　牛蒡子　板蓝根　知母　玄参　马勃　木通　黄连　焦栀子　黄芩　僵蚕　大青叶　粳米　甘草

归芍红花散(《审视瑶函》)：当归　大黄　栀子仁　黄芩　红花　赤芍　甘草　白芷　防风　生地黄　连翘

归脾汤(《济生方》)：人参　炒白术　黄芪　茯神　龙眼肉　当归　远志　炒酸枣仁　木香　炙甘草　生姜　大枣

四君子汤(《太平惠民和剂局方》)：人参　白术　茯苓　甘草

四顺清凉饮子(《审视瑶函》)：当归身　龙胆草　黄芩　柴胡　羌活　木贼草　川黄连　桑白皮　车前子　生地黄　赤芍　枳壳　炙甘草　熟大黄　防风　川芎

生蒲黄汤(《中医药科六经法要》)：生蒲黄　旱莲草　丹参　荆芥炭　郁金　生地黄　川芎　牡丹皮

仙方活命饮(《校注妇人良方》)：穿山甲　天花粉　甘草　乳香　白芷　赤芍　贝母　防风　没药　炒皂角刺　当归尾　陈皮　金银花

白薇丸(《审视瑶函》)：白薇　石榴皮　白蒺藜　羌活　防风

半夏白术天麻汤(《医学心悟》)：半夏　白术　天麻　茯苓　橘红　甘草　生姜

半夏厚朴汤(《金匮要略》)：半夏　厚朴　茯苓　生姜　苏叶

宁血汤(《中医眼科学》1986年)：仙鹤草　旱莲草　生地黄　栀子炭　白芍　白及　白蔹　侧柏叶　阿胶　白茅根

加味修肝散(《银海精微》)：栀子　薄荷　羌活　荆芥　防风　麻黄　大黄　连翘　黄芩　当归　赤芍　菊花　木贼　桑螵蛸　白蒺藜　川芎　甘草

加减地黄丸(《原机启微》)：熟地黄　生地黄　牛膝　当归　枳壳　杏仁　羌活　防风

加减驻景丸(《银海精微》)：楮实子　菟丝子　枸杞子　车前子　五味子　当归　熟地黄　川椒

六画

托里消毒散(《外科正宗》)：黄芪　皂角刺　金银花　甘草　桔梗　白芷　川芎　当归　白芍　白术　茯苓　人参

地芝丸(《审视瑶函》)：天冬　生地黄　枳壳　菊花

地黄饮(《医宗金鉴》)：生地黄　熟地黄　何首乌　当归　牡丹皮　玄参　白蒺藜　僵蚕　红花　甘草

耳聋左慈丸(《重订广温热论》)：熟地黄　淮山药　山萸肉　牡丹皮　泽泻　茯苓　五味子　磁石　石菖蒲

百合固金汤(《医方集解》引赵蕺庵方)：生地黄　熟地黄　山萸肉　牡丹皮　泽泻　茯苓　五味子　磁石　石菖蒲

当归补血汤(《审视瑶函》)：生地黄　熟地黄　当归身　川芎　牛膝　防风　炙甘草　白术　天冬　薄荷

竹叶泻经汤(《原机启微》)：柴胡　栀子　羌活　升麻　炙甘草　黄芩　黄连　大黄　茯苓　泽泻　赤芍　草决明　车前子　青竹叶

血府逐瘀汤(《医林改错》)：当归　生地黄　桃仁　红花　枳壳　赤芍　柴胡　桔梗　川芎　牛膝　甘草

会厌逐瘀汤(《医林改错》)：桃仁　红花　甘草　桔梗　生地黄　当归　玄参　柴胡　枳壳　赤芍

导赤散(《妇人良方》)：生地黄　木通　竹叶　生甘草梢

防风通圣散(《宣明论方》)：防风　川芎　大黄　赤芍　连翘　麻黄　芒硝　薄荷　当归　滑石　甘草　黑山栀　桔梗　石膏　荆芥　黄芩　生姜

七画

抑阳酒连散(《原机启微》)：独活　生地黄　黄柏　防己　知母　蔓荆子　前胡　甘草　防风　栀子　黄芩　寒水石　羌活　白芷　黄连

苍耳子散(《济生方》)：白芷　薄荷　辛夷花　苍耳子

杞菊地黄丸(《医级》)：枸杞子　菊花　熟地黄　山萸肉　山药　泽泻　牡丹皮　茯苓

辛夷清肺饮(《医宗金鉴》)：辛夷花　生甘草　石膏　知母　栀子　黄芩　枇杷叶　升麻　百合　麦冬

羌活胜风汤(《原机启微》)：柴胡　黄芩　白术　荆芥　枳壳　川芎　防风　羌活　独活　前胡　薄荷　桔梗　白芷　甘草

沙参麦冬汤(《医宗金鉴》)：沙参　麦冬　玉竹　生甘草　桑叶　生扁豆　天花粉

补中益气汤(《脾胃论》)：黄芪　人参　白术　炙甘草　当归　橘皮　升麻　柴胡

补阳还五汤(《医林改错》)：黄芪　当归尾　川芎　赤芍　桃仁　红花　地龙

附子理中丸(《阎氏小儿方论》)：人参　白术　甘草　干姜　附子

驱风散热饮子(《审视瑶函》)：连翘　牛蒡子　羌活　薄荷　大黄　赤芍　防风　当归尾　甘草　山栀仁　川芎

八画

拨云退翳丸(《原机启微》):川芎　菊花　蔓荆子　蝉蜕　蛇蜕　密蒙花　薄荷叶　木贼草　荆芥穗　黄连　白蒺藜　当归　川椒皮　炙甘草　天花粉　地骨皮　楮桃仁

肾气丸(《金匮要略》):干地黄　山药　山茱萸　泽泻　茯苓　牡丹皮　桂枝　炮附子

明目地黄丸(《审视瑶函》):熟地黄　生地黄　山药　泽泻　山茱萸　牡丹皮　柴胡　茯神　当归身　五味子

知柏地黄汤(《医宗金鉴》):山萸肉　淮山药　泽泻　牡丹皮　茯苓　熟地黄　知母　黄柏

和荣散坚丸(《医宗金鉴》):川芎　白芍　当归　茯苓　熟地黄　陈皮　桔梗　香附　白术　人参　炙甘草　海粉　昆布　贝母　升麻　红花　夏枯草

泻白散(《小儿药证直诀》):桑白皮　地骨皮　甘草　粳米

泻肝散(《银海精微》):黑玄参　大黄　黄芩　知母　桔梗　车前子　羌活　龙胆草　当归　芒硝

泻肺饮(《眼科纂要》):石膏　赤芍　黄芩　桑白皮　枳壳　木通　连翘　荆芥　防风　栀子　白芷　羌活　甘草

泻黄散(《小儿药证直诀》):藿香　山栀子仁　石膏　甘草　防风

泽泻汤(《金匮要略》):泽泻　白术

定志丸(《审视瑶函》):远志　菖蒲　党参　茯神

参苓白术散(《太平惠民和剂局方》):炒扁豆　人参　白术　茯苓　陈皮　淮山药　莲子肉　薏苡仁　砂仁　桔梗　炙甘草

驻景丸加减方(《中医眼科六经法要》):菟丝子　楮实子　茺蔚子　枸杞子　车前子　木瓜　寒水石　河车粉　生三七粉　五味子

九画

荆防败毒散(《摄生众妙方》):荆芥　防风　柴胡　前胡　川芎　枳壳　羌活　独活　茯苓　桔梗　甘草

牵正散(《杨氏家藏方》):白附子　僵蚕　全蝎

香砂六君子汤(《医方集解》):人参　茯苓　白术　炙甘草　制半夏　陈皮　木香　砂仁

将军定痛丸(《审视瑶函》):黄芩　僵蚕　陈皮　天麻　桔梗　青礞石　白芷　大黄　半夏　薄荷

养阴清肺汤(《重楼玉钥》):玄参　生甘草　白芍　麦冬　生地黄　薄荷　贝母　牡丹皮

除风清脾饮(《审视瑶函》):陈皮　连翘　防风　知母　元明粉　黄芩　玄参　黄连　荆芥穗　大黄　桔梗　生地黄

除湿汤(《眼科纂要》):连翘　滑石　车前子　枳壳　黄芩　黄连　木通　甘草　陈皮　荆芥　防风　茯苓

十画

真武汤（《伤寒论》）：茯苓　白芍　白术　生姜　附子

桃红四物汤（《医宗金鉴》）：桃仁　红花　川芎　当归　熟地黄　白芍

柴胡清肝汤（《医宗金鉴》）：生地黄　当归　赤芍　川芎　柴胡　黄芩　栀子　天花粉　防风　牛蒡子　连翘　甘草

柴胡舒肝散（《景岳全书》）：柴胡　白芍　枳壳　甘草　香附　川芎　陈皮

逍遥散（《太平惠民和剂局方》）：柴胡　白芍　茯苓　当归　白术　薄荷　生姜

益气聪明汤（《证治准绳》）：黄芪　人参　升麻　葛根　蔓荆子　白芍　黄柏　甘草

涤痰汤（《济生方》）：半夏　胆南星　橘红　枳实　茯苓　人参　菖蒲　竹茹　甘草

通气散（《医林改错》）：柴胡　川芎　香附

通窍汤（《古今医鉴》）：麻黄　白芷　防风　羌活　藁本　细辛　川芎　升麻　葛根　苍术　川椒　甘草

通窍活血汤（《医林改错》）：桃仁　红花　赤芍　川芎　老葱　麝香　红枣　黄酒

桑白皮汤（《审视瑶函》）：桑白皮　泽泻　黑玄参　甘草　麦冬　黄芩　菊花　旋覆花　白茯苓　桔梗

桑菊饮（《温病条辨》）：桑叶　菊花　桔梗　连翘　杏仁　薄荷　芦根　甘草

十一画

黄芩汤（《医宗金鉴》）：黄芩　栀子　桑白皮　麦冬　赤芍　桔梗　薄荷　甘草　荆芥穗　连翘

黄连温胆汤（《六因条辨》）：黄连　法半夏　陈皮　茯苓　甘草　枳壳　竹茹

黄连解毒汤（《外台秘要》引崔氏方）：黄连　黄柏　黄芩　山栀子

银花解毒汤（《疡科心得集》）：金银花　紫花地丁　犀角　赤茯苓　连翘　牡丹皮　黄连　夏枯草

银翘散（《温病条辨》）：金银花　连翘　薄荷　淡豆豉　荆芥穗　牛蒡子　桔梗　甘草　淡竹叶　芦根

清气化痰丸（录自《医方考》）：陈皮　制半夏　杏仁　枳实　黄芩　瓜蒌仁　茯苓　胆南星

清胃汤（《审视瑶函》）：黄芩　黄连　栀子　石膏　防风　荆芥穗　连翘　陈皮　当归尾　苏子　枳壳　甘草

清胃散（《兰室秘藏》）：当归身　黄连　生地黄　牡丹皮　升麻

清咽利膈汤（《外科正宗》）：连翘　栀子　黄芩　薄荷　牛蒡子　防风　荆芥　玄明粉　金银花　玄参　大黄　桔梗　黄连　甘草

清脾散（《审视瑶函》）：薄荷叶　升麻　山栀子仁　赤芍　枳壳　黄芩　广陈皮　藿香叶　防风　石膏　甘草

清瘟败毒散（《疫疹一得》）：石膏　生地黄　玄参　竹叶　犀角　黄连　栀子　桔梗　黄芩　知母　赤芍　连翘　牡丹皮　甘草

清燥救肺汤（《医门法律》）：冬桑叶　石膏　胡麻仁　麦冬　阿胶　人参　甘草　杏仁

枇杷叶

绿风羚羊饮(《医宗金鉴》):黑参 防风 茯苓 知母 黄芩 细辛 桔梗 羚羊角 车前子 大黄

十二画

温肺止流丹(《辨证录》):人参 荆芥 细辛 诃子 甘草 桔梗 鱼脑石

滋阴降火汤(《审视瑶函》):知母 黄柏 麦冬 生地黄 熟地黄 当归 川芎 白芍 黄芩

滋阴退翳汤(《眼科临床笔记》):知母 生地黄 玄参 麦冬 蒺藜 菊花 木贼 菟丝子 蝉蜕 青葙子 甘草

犀角地黄汤(《备急千金要方》):犀角 生地黄 赤芍 牡丹皮

疏风清热汤(《中医喉科学讲义》):荆芥 防风 牛蒡子 甘草 金银花 连翘 桑白皮 赤芍 桔梗 黄芩 天花粉 玄参 浙贝母

十三画

新制柴连汤(《眼科纂要》):柴胡 川黄连 黄芩 赤芍 蔓荆子 山栀子 木通 荆芥 防风 龙胆草 甘草

参考文献

[1] 廖品正.中医眼科学[M].上海：上海科学技术出版社,1986.
[2] 王德鑑.中医耳鼻咽喉科学[M].上海：上海科学技术出版社,1986.
[3] 曾庆华.中医眼科学[M].北京：中国中医药出版社,2003.
[4] 詹宇坚.中医五官科学[M].北京：人民卫生出版社,2005.
[5] 丁淑华.中医五官科学[M].北京：中国中医药出版社,2006.
[6] 王世贞.中医耳鼻咽喉科学[M].北京：中国中医药出版社,2007.
[7] 黄选兆,汪吉宝,孔维佳.实用耳鼻咽喉头颈外科学[M].北京：人民卫生出版社,2008.
[8] 赵堪兴,杨培增.眼科学[M].北京：人民卫生出版社,2013.
[9] 田勇泉.耳鼻咽喉头颈外科学[M].北京：人民卫生出版社,2013.

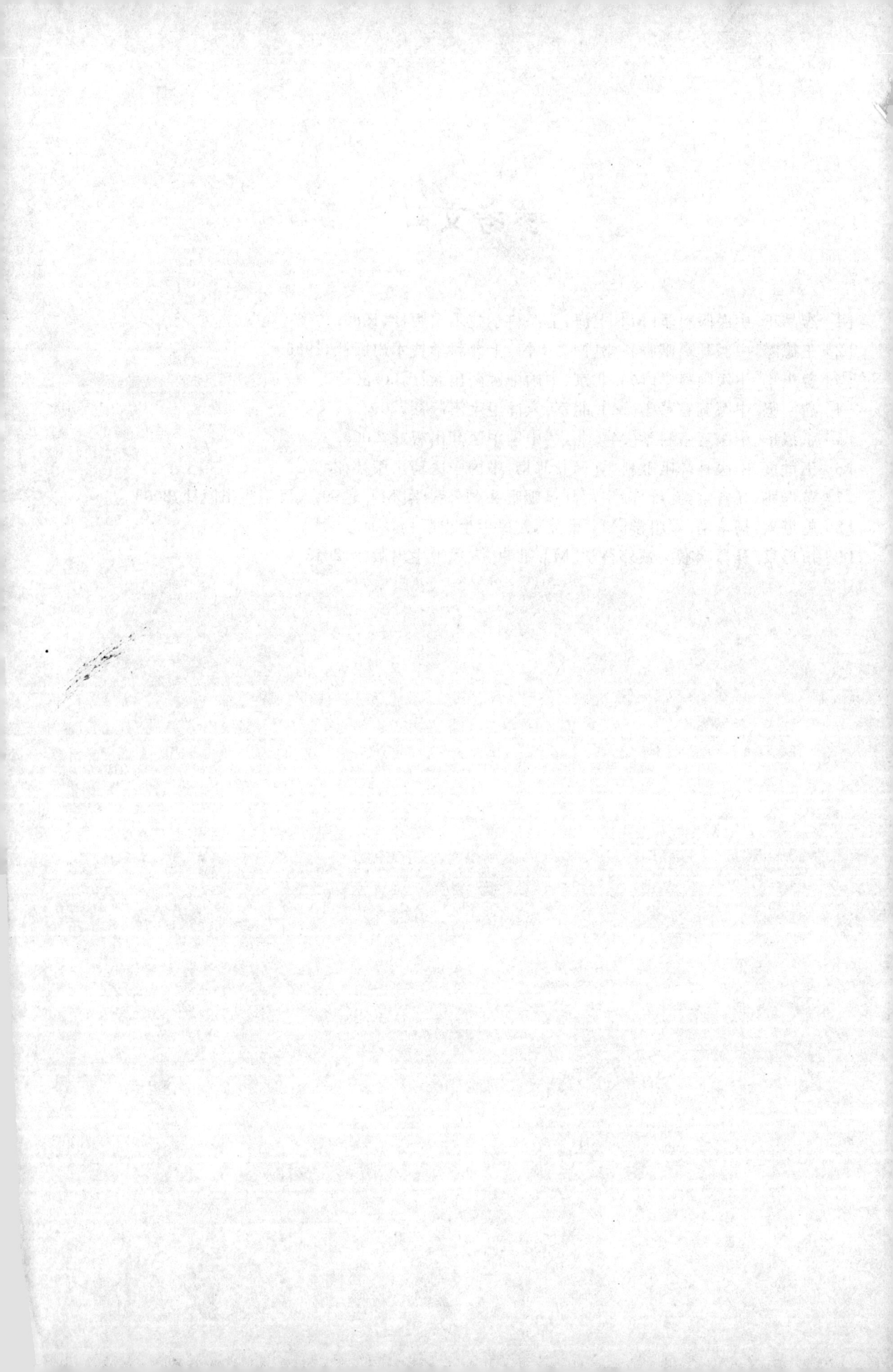